普通高等教育“十五”国家级规划教材
新世纪全国高等中医药院校规划教材
配套教学用书

正常人体解剖学习题集

主　编　严振国（上海中医药大学）
副主编　邵水金（上海中医药大学）
白丽敏（北京中医药大学）
李　强（山东中医药大学）
杨茂有（长春中医学院）

中国中医药出版社
·北　京·

图书在版编目（CIP）数据

正常人体解剖学习题集/严振国主编. —北京：中国中医药出版社，2003.8（2019.8重印）
普通高等教育“十五”国家级规划教材配套教学用书
ISBN 978-7-80156-473-3

Ⅰ. 正…　Ⅱ. 严…　Ⅲ. 人体解剖学-中医学院-习题　Ⅳ.R322-44

中国版本图书馆 CIP 数据核字（2003）第 049748 号

中国中医药出版社出版

发行者：中国中医药出版社
（北京经济技术开发区科创十三街31号院二区8号楼　电话：64405750　邮编：100176）
（邮购联系电话：84042153　64065413）
印刷者：赵县文教彩印厂
经销者：新华书店总店北京发行所
开　本：850×1168毫米　16开
字　数：328千字
印　张：13.5
版　次：2003年8月第1版
印　次：2019年8月第21次印刷
书　号：ISBN 978-7-80156-473-3
定　价：39.00元
如有质量问题，请与出版社发行部调换。（010 64405510）

普通高等教育"十五"国家级规划教材
新世纪全国高等中医药院校规划教材
配套教学用书

《正常人体解剖学习题集》编委会

主　编　严振国（上海中医药大学）

副主编　邵水金（上海中医药大学）
白丽敏（北京中医药大学）
李　强（山东中医药大学）
杨茂有（长春中医学院）

编　委　（以姓氏笔画为序）
丁伯海（浙江中医学院）
王野成（长春中医学院）
申国明（安徽中医学院）
田新红（河南中医学院）
白　娟（辽宁中医学院）
关建军（陕西中医学院）
刘红菊（上海中医药大学）
李亚东（黑龙江中医药大学）
宋世安（天津中医学院）
何铭森（上海中医药大学）
张作涛（贵阳中医学院）
张文光（福建中医学院）
张连洪（辽宁中医学院）
高书亮（江西中医学院）
游言文（河南中医学院）
梁明康（广西中医学院）
路权云（甘肃中医学院）

前　言

为了全面贯彻国家的教育方针和科教兴国战略，深化教育教学改革，全面推进素质教育，培养符合新世纪中医药事业发展要求的创新人才，在全国中医药高等教育学会、全国高等中医药教材建设研究会组织编写的“普通高等教育‘十五’国家级规划教材（中医药类）、新世纪全国高等中医药院校规划教材(第一版)”（习称“七版教材”）出版后，我们组织原教材编委会编写了与上述规划教材配套的教学用书——习题集，目的是使学生对已学过的知识，以习题形式进行复习、巩固、强化，也为学生自我测试学习效果、参加考试提供便利。

本套习题集与已出版的46门规划教材配套，所命习题范围与现行全国高等中医药院校本科教学大纲一致，与上述规划教材一致。习题覆盖规划教材的全部知识点，对必须熟悉、掌握的“三基”知识和重点内容以变换题型的方法予以强化。内容编排与相应教材的章、节一致，方便学生同步练习，也便于与教材配套复习。题型与各院校各学科现行考试题型一致，同时注意涵盖国家执业医师资格考试题型。命题要求科学、严谨、规范，注意提高学生分析问题、解决问题的能力，临床课程更重视临床能力的培养。为方便学生全面测试学习效果，每章节后均附有参考答案和答案分析。“答案分析”可使学生不仅“知其然”，而且“知其所以然”，使学生对教材内容加深理解，强化已学知识，进一步提高认知能力。

书末附有模拟试卷，分本科A、B试卷和硕士研究生入学考试模拟试卷，有“普通、较难、难”三个水准，便于学生对自己学习效果的自我测试，同时可提高应考能力。

本套习题集供高等中医药院校本科生、成人教育学生、执业医师资格考试人员及其他学习中医药人员与教材配套学习和应考复习使用。学习者通过对上述教材的学习和本套习题集的习题练习，可全面掌握各学科的知识和技能，顺利通过课程考试和执业医师考试，为从事中医药工作打下坚实的基础。

由于考试命题是一项科学性、规范化要求很高的工作，随着教材和教学内容的不断更新与发展，恳请各高等中医药院校师生在使用本套习题集时，不断总结经验，提出宝贵的修改意见，以使本套习题集不断修订提高，更好地适应本科教学和各种考试的需要。

编者

2003年5月

编写说明

本《习题集》是与新世纪全国高等中医药院校教材《正常人体解剖学》相配套的教学用书。习题范围与新世纪教材的教学大纲、教材内容保持一致。读者对象是高等中医药院校本科生、中医药成人教育学生、中医执业医师资格考试人员及其他学习中医药人员。编写本书的目的是使学生对已学过的知识，以习题形式进行复习、巩固、强化，也为学生应考提供便利。

本书共分十章，由运动、消化、呼吸、泌尿、生殖、循环、内分泌、感觉器、神经等系统及模拟试卷组成。每一章分为选择题和非选择题两部分，选择题包括 A_1 型题、A_2 型题和 X 型题，非选择题包括填空题、名词解释、简答题和论述题。习题的答案均附于相应章节末，供读者参考。

由于我们的水平所限，书中不足之处在所难免，敬请诸位同道及广大读者批评指正，以便将来修订。

上海中医药大学教授、博士后导师：严振国

2003 年 5 月于上海

题 型 说 明

一、选择题

（一）A_1 型题：即肯定的单个最佳选择题，每题由 1 个以肯定形式表述的题干和 5 个备选答案组成。这 5 个备选答案中只有 1 个是最佳的或最恰当的，其他 4 个均为干扰答案。例如：

1. 颈椎的特征（　　）

A. 有横突孔　B. 有肋凹　C. 棘突呈板状　D. 第二颈椎无椎体

E. 每个颈椎均有椎体钩（钩状突）

（答案为：A）

2. 位于颅中窝的是（　　）

A. 颈静脉孔　B. 垂体窝　C. 舌下神经管　D. 内耳门　E. 筛孔

（答案为：B）

（二）A_2 型题：即否定的单个最佳选择题，每题由 1 个以否定形式表述的题干和 5 个备选答案组成。这 5 个备选答案中只有 1 个是最佳的或最恰当的，其他 4 个均为干扰答案。例如：

3. 腕关节的组成中，下列哪项是错误的（　　）

A. 舟骨　B. 月骨　C. 三角骨　D. 尺骨下端　E. 桡骨下端

（答案为：D）

4. 围成胸廓上口的结构中，下列哪项是错误的（　　）

A. 第一胸椎　B. 锁骨　C. 胸骨柄上缘　D. 第一肋骨　E. 第一肋软骨

（答案为：B）

（三）X 型题：每题由 1 个题干和 5 个备选答案组成。要求从备选答案中选择 2 个以上正确答案，多选或少选均为错误。例如：

5. 下列哪些骨属于长骨（　　）

A. 指骨　B. 肩胛骨　C. 腕骨　D. 肱骨　E. 腓骨

（答案为：ADE）

6. 肱骨上端的结构有（　　）

A. 肱骨小头　B. 大结节　C. 鹰嘴窝　D. 小结节　E. 结节间沟

（答案为：BDE）

二、非选择题

（一）填空题：题干因命题者有意留空的1个或多个空格而成为一不完整的概念或表述。要求应试者将适当的文字填入空格内，使题干成为一个完整的概念或表述。例如：

7. 腕骨排成两列，每列4块。由桡侧向尺侧，近侧列依次为__________、__________、__________和__________。

（答案为：手舟骨　月骨　三角骨　豌豆骨）

8. 髋骨由__________、__________和__________构成。

（答案为：髂骨　耻骨　坐骨）

（二）名词解释：每题就是一个名词或专业术语，要求应试者对此进行简要说明或解释。例如：

9. 翼点

（答案为：在颞窝内，为额、顶、颞、蝶四骨的会合处，称为翼点，其内面有脑膜中动脉前支经过，此处骨折，容易损伤该动脉，引起颅内血肿。）

10. 胸骨角

（答案为：胸骨体与胸骨柄相接处形成突向前方的横行隆起，称为胸骨角。位于皮下，活体上可以明显触知，其两侧连接第二肋软骨。此角是计数肋顺序的骨性标志。）

（三）简答题：包括简释、直接回答、简要叙述、判断说明。

11. 试述颈、胸、腰椎的主要区别。

（答案：略）

（四）论述题：就某一问题进行论述。要求应试者解答时，做到要点明确、论述合理。

12. 肱骨干在三角肌止点以上和以下骨折时，骨折的近段和远段将如何移位？为什么？

（答案：略）

目　录

第一章　运动系统

第一节　骨　　学

习题

一、选择题

(一) A_1 型题

1. 关于骨的构造，正确的是（　　）
   A. 由骨密质和骨松质构成
   B. 由骨密质、骨松质和骨髓腔构成
   C. 由骨质、骨髓、骨膜构成
   D. 由长骨、短骨、扁骨和不规则骨构成
   E. 以上均不对
2. 成人红骨髓位于（　　）
   A. 长骨的骨髓腔
   B. 骨松质
   C. 骨密质
   D. 含气的空腔内
   E. 血管内
3. 成人骨折后，骨的修复靠（　　）
   A. 骺软骨　B. 骨膜　C. 骨髓
   D. 骨密质　E. 骨松质
4. 哪个是短骨（　　）
   A. 椎骨　B. 枕骨　C. 髌骨
   D. 距骨　E. 指骨
5. 手舟骨属于（　　）
   A. 长骨　B. 短骨
   C. 扁骨　D. 不规则骨
   E. 籽骨
6. 老年人的骨较易发生骨折的原因是（　　）
   A. 有机质含量相对较多
   B. 无机质含量相对较多
   C. 有机质和无机质含量均较少
   D. 骨松质较多
   E. 以上都不是
7. 幼儿骨韧性较大的最直接原因是（　　）
   A. 此时骨尚未发育成熟
   B. 含软骨较多
   C. 含有机质较多
   D. 骨松质较多
   E. 骨密质较多
8. 躯干骨包括（　　）
   A. 颅骨、椎骨、胸骨、肋骨
   B. 颅骨、椎骨、骨盆
   C. 椎骨、胸骨、肋骨、尾骨
   D. 椎骨、骶骨、尾骨、胸骨、肋
   E. 颅骨、椎骨、骶骨、尾骨
9. 幼儿时期躯干骨的总数为（　　）
   A.26 块　B.34 块　C.51 块
   D.58 块　E.63 块
10. 颈椎的最主要特征是（　　）
    A. 椎体较小　B. 棘突分叉
    C. 有横突孔　D. 关节突呈额状位
    E. 椎孔较小
11. 具有齿突的椎骨是（　　）
    A. 寰椎　B. 枢椎　C. 隆椎
    D. 胸椎　E. 骶骨
12. 椎骨（　　）
    A. 颈椎 8 块
    B. 椎弓在前，椎体在后
    C. 椎弓与椎体围成椎间孔
    D. 椎弓与椎体连结的部分较宽

E. 椎体是支持体重的主要部分

13. 屈颈时，在后正中线上最明显的隆起是由哪个椎骨的棘突形成的（　　）

A. 第1颈椎　　B. 第2颈椎

C. 第6颈椎　　D. 第7颈椎

E. 第1胸椎

14. 关于枢椎的叙述，哪项正确（　　）

A. 仅有一对关节面

B. 没有横突孔

C. 是一个典型的颈椎

D. 有一个从椎体向上突的齿突

E. 与颅骨相关节

15. 通过横突孔的是（　　）

A. 脊神经　B. 颈内动脉

C. 颈内静脉　D. 迷走神经

E. 以上都不对

16. 胸椎的最具有特征性的结构特点是（　　）

A. 椎体呈短圆柱状

B. 椎孔较大

C. 椎体侧面和横突尖端的前面有与肋相连接的关节面

D. 棘突伸向后下方

E. 椎下切迹较椎上切迹更深

17. 骶骨（　　）

A. 略呈三角形，底向上

B. 底的后缘向外突称岬

C. 下端的尖称骶管裂孔

D. 裂孔和下端称骶角

E. 内有椎管

18. 典型腰椎最主要的特征是（　　）

A. 椎体的水平切面呈肾形

B. 椎孔较小

C. 横突粗长

D. 关节突的形态可允许脊柱作屈、伸和侧方运动

E. 棘突为水平向后的长方形骨板

19. 胸骨角是由两部分骨的相连接处形成的，它们是（　　）

A. 胸骨体与剑突

B. 胸骨柄与胸骨体

C. 剑突与肋弓

D. 胸骨柄与锁骨

E. 胸骨柄与第一肋

20. 属于肩胛骨上的结构是（　　）

A. 三角肌粗隆　　B. 喙突

C. 冠突　　D. 齿突

E. 茎突

21. 锁骨（　　）

A. 外侧2/3凸向前

B. 下面平滑、上面粗糙

C. 内侧端与胸骨角相连

D. 外侧端与肩胛骨喙突相连

E. 全长均可于皮下摸到

22. 第1对肋（　　）

A. 内面近下缘处有肋沟

B. 分为内、外两面和上、下两缘

C. 与胸骨柄之间连结为软骨连结

D. 其肋软骨与胸骨柄借胸肋关节相连

E. 在体表较易触摸到

23. 与胸骨外侧缘相连的肋是（　　）

A. 第1～6对　　B. 第1～7对

C. 第2～7对　　D. 第2～8对

E. 第1～10对

24. 肩部最高的骨性标志是（　　）

A. 锁骨　　B. 肩峰　　C. 喙突

D. 肱骨头　E. 关节盂

25. 肱骨（　　）

A. 外科颈易发生骨折

B. 肱骨干骨折易损伤尺神经

C. 内上髁骨折易损伤桡神经

D. 下端前面有鹰嘴窝

E. 肱骨小头外侧有肱骨滑车

26. 肱骨内上髁（　　）

A. 活体不能触及

B. 位于桡骨头的外侧

C. 前方有尺神经沟

D. 与尺骨相关节

E. 以上都不对

27. 桡骨（　　）

A. 位于前臂内侧

B. 下端比上端细小称桡骨头

C. 下端内侧面有关节面称桡切迹

D. 下端外侧向下的突出称桡骨茎突

E. 桡骨头上端凹面称环状关节面

28. 与桡骨头相关节的是（　　）

A. 尺骨头　　B. 肱骨小头

C. 肱骨滑车　　D. 肱骨鹰嘴窝

E. 腕骨近侧列

29. 尺骨（　　）

A. 位于前臂外侧部

B. 上端粗大前面有滑车

C. 冠突外侧的关节面是桡切迹

D. 尺骨上端称尺骨头

E. 尺骨头向上的突起称尺骨茎突

30. 在下列各组短骨中，属于近侧列腕骨的是（　　）

A. 头状骨和月骨

B. 钩骨和大多角骨

C. 豌豆骨和三角骨

D. 小多角骨和手舟骨

E. 豌豆骨和钩骨

31. 臀肌粗隆位于（　　）

A. 髋骨　　B. 坐骨　　C. 胫骨

D. 股骨　　E. 肱骨

32. 股骨（　　）

A. 股骨体稍向后凸

B. 体的前面有粗线

C. 下端有两个膨大的内、外侧髁

D. 下端后面有臀肌粗隆

E. 上端的外侧有大结节

33. 人体最大最结实的骨是（　　）

A. 肱骨　　B. 髋骨　　C. 胫骨

D. 股骨　　E. 腓骨

34. 坐骨结节（　　）

A. 是坐骨与耻骨连接处

B. 向后伸延为坐骨大切迹

C. 位于坐骨体的前份

D. 是大、小骨盆分界线中的一标志

E. 有骶结节韧带附着

35. 小转子位于（　　）

A. 肱骨头前下方

B. 肱骨头外下方

C. 股骨上端下内侧

D. 股骨下端内侧

E. 胫骨上端

36. 膝关节充分伸直时，与髌骨后面相对的骨是（　　）

A. 股骨　　B. 股骨和胫骨

C. 胫骨　　D. 胫骨和腓骨

E. 股骨、胫骨和腓骨

37. 一 12 岁少年，其下肢骨应该是（　　）

A.31 块　　B.33 块　　C.62 块

D.64 块　　E.66 块

38. 与距骨形成关节的是（　　）

A. 腓骨头关节面

B. 外踝关节面

C. 胫、腓骨下端关节面

D. 跟骨

E. 足舟骨

39. 内踝是下述哪一骨的一部分（　　）

A. 股骨　　B. 髂骨　　C. 腓骨

D. 胫骨　　E. 非上述各骨

40. 关于颅骨的描述，哪项正确（　　）

A. 内耳道向外通外耳道

B. 眶是由面颅围成的

C. 上、中、下鼻甲都是筛骨的一部

分

D. 骨性鼻中隔由上颌骨的垂直板和犁骨组成

E. 以上都不对

41. 乳突是哪块骨的一部分（　　）

A. 蝶骨　B. 颞骨　C. 枕骨

D. 筛骨　E. 颧骨

42. 属于脑颅骨的是（　　）

A. 泪骨　B. 筛骨　C. 腭骨

D. 鼻骨　E. 颧骨

43. 属于面颅骨的是（　　）

A. 筛骨　B. 顶骨　C. 额骨

D. 颞骨　E. 上颌骨

44. 有鼻旁窦的骨是（　　）

A. 额骨、顶骨　B. 蝶骨、筛骨

C. 上颌骨、颞骨　D. 颞骨、额骨

E. 鼻骨、蝶骨

45. 属于下颌骨的结构是（　　）

A. 下颌窝　B. 下颌头

C. 棘孔　D. 关节结节

E. 眶下孔

46. 开口于中鼻道的是（　　）

A. 额窦、筛窦后小房

B. 筛窦中、后小房

C. 筛窦前、中小房

D. 额窦、蝶窦

E. 上颌窦、蝶窦

47. 开口于上鼻道的是（　　）

A. 上颌窦　B. 额窦

C. 筛窦前小房　D. 蝶窦

E. 筛窦后小房

48. 开口于蝶筛隐窝的是（　　）

A. 上颌窦　B. 额窦

C. 筛窦中小房　D. 蝶窦

E. 筛窦后小房

49. 蝶窦开口于（　　）

A. 上鼻道　B. 上鼻甲的后上方

C. 中鼻道　D. 下鼻道

E. 以上都不是

50. 形成冠状缝的是（　　）

A. 顶骨与顶骨　B. 额骨与顶骨

C. 颞骨与顶骨　D. 蝶骨与顶骨

E. 枕骨与颞骨

51. 形成人字缝的是（　　）

A. 额骨与颞骨　B. 顶骨与顶骨

C. 枕骨与顶骨　D. 额骨与顶骨

E. 顶骨与颞骨

52. 形成矢状缝的是（　　）

A. 额骨与顶骨　B. 枕骨与顶骨

C. 顶骨与顶骨　D. 额骨与颞骨

E. 顶骨与颞骨

53. 颅前窝中有（　　）

A. 圆孔　B. 卵圆孔　C. 筛板

D. 垂体窝　E. 无上述结构

54. 穿行卵圆孔的是（　　）

A. 下颌神经　B. 上颌神经

C. 脑膜中动脉　D. 椎动脉

E. 嗅神经

55. 颅后窝内有（　　）

A. 蝶骨体　B. 脑膜中动脉沟

C. 圆孔　D. 筛孔

E. 以上都不是

56. 通过枕骨大孔有（　　）

A. 颈内动脉　B. 基底动脉

C. 颈内静脉　D. 椎动脉

E. 舌下神经

57. 围成闭孔的骨是（　　）

A. 髋骨与坐骨

B. 坐骨与耻骨

C. 耻骨与髂骨

D. 髂骨、坐骨和耻骨

E. 坐骨与坐骨

58. 前囟的闭合时间是（　　）

A. 出生前

B. 出生后三个月左右

C. 出生后一岁半左右

D. 出生后三至四岁

E. 青春期

59. 颏孔位于（　　）

A. 下颌骨　　B. 上颌骨

C. 蝶骨　　D. 额骨

E. 颞骨

60. 颅底内面能见到的是（　　）

A. 下颌窝　　B. 枕髁

C. 茎乳孔　　D. 圆孔

E. 枕外隆凸

61. 颅底外面能见到的是（　　）

A. 枕髁　　B. 垂体窝

C. 圆孔　　D. 视神经管

E. 内耳门

62. 颅底内、外面都能见到的是（　　）

A. 圆孔　　B. 卵圆孔

C. 茎乳孔　　D. 脑膜中动脉沟

E. 垂体窝

63. 骨性鼻中隔（　　）

A. 把鼻腔分成上、下两半

B. 由筛骨和蝶骨构成

C. 由筛骨和犁骨构成

D. 由蝶骨和犁骨构成

E. 由犁骨构成

64. 翼点（　　）

A. 由额、顶、颧、蝶骨汇合成

B. 由顶、蝶、额、枕骨汇合成

C. 由枕、蝶、额、颞骨汇合成

D. 由额、顶、颞、蝶骨汇合成

E. 由枕、顶、颞、额骨汇合成

（二）A_2 型题

65. 关于骨髓的描述，哪一项是错误的（　　）

A. 骨髓均能造血

B. 成人的长骨骨髓腔内都是黄骨髓

C. 幼儿只有红骨髓

D. 终生保存红骨髓的骨有椎骨、髂骨和胸骨等

E. 黄骨髓可以转化为红骨髓

66. 下列骨都是扁骨，哪一块除外（　　）

A. 顶骨　　B. 肩胛骨　　C. 颞骨

D. 肋骨　　E. 胸骨

67. 第七颈椎的特点，哪一项是错误的（　　）

A. 其横突孔内有椎动脉通过

B. 棘突末端变厚且不分叉

C. 棘突特长

D. 该棘突皮下易触及

E. 又名隆椎

68. 关于骶骨的描述，哪一项是错误的（　　）

A. 由 5 个骶椎融合而成

B. 其底向下，尖向上

C. 有骶前孔及骶后孔与骶管相通

D. 骶管裂孔是麻醉穿刺部位

E. 骶管与椎管相通

69. 有关胸骨角的描述，哪一项是错误的（　　）

A. 为胸骨体与胸骨柄连结处

B. 向后平对第 4 胸椎体下缘

C. 其侧方与第 2 肋软骨相连

D. 位于颈静脉切迹上方

E. 为一突向前方的横行隆起

70. 属于肋的结构，哪一项是错误的（　　）

A. 肋沟　　B. 肋头

C. 肋结节　　D. 颈静脉切迹

E. 肋角

71. 属于肱骨的结构，哪一项是错误的（　　）

A. 冠突窝　　B. 解剖颈

C. 滑车切迹　　D. 鹰嘴窝

E. 桡神经沟

72. 有关尺骨的说法，何者错误

(　　)

A. 属长骨

B. 位于桡骨的外侧

C. 下端不参与组成桡腕关节

D. 尺骨头与桡骨的尺切迹相关节

E. 有一个茎突

73. 属于尺骨上的结构，哪一项是错误的（　　）

A. 滑车　B. 滑车切迹

C. 鹰嘴　D. 桡切迹

E. 冠突

74. 关于桡骨的描述，哪一项错误（　　）

A. 桡骨体呈三棱柱形

B. 环状关节面与尺骨的桡切迹相关节

C. 桡骨头与肱骨小头相关节

D. 桡骨下端有腕关节面与腕骨相关节

E. 桡骨上有桡切迹

75. 有关髋骨的描述，哪一项是错误的（　　）

A. 髋骨外侧有髋臼，其关节面与股骨头相关节

B. 成人的髋骨是由髂骨、耻骨、坐骨融合而成

C. 组成幼儿髋骨的三块骨头借软骨相连

D. 髋骨前下方有一闭孔

E. 髋骨属于不规则骨

76. 属于髂骨上的结构，哪一项是错误的（　　）

A. 髂结节　B. 闭孔　C. 髂嵴

D. 髂窝　E. 髂骨翼

77. 有关腓骨的说法，哪一项是错误的（　　）

A. 属长骨

B. 腓骨头与股骨外侧髁后下方的关节面相关节

C. 下端有外踝

D. 下端参与组成距小腿关节

E. 位于胫骨的外侧

78. 哪块骨不是脑颅骨（　　）

A. 额骨　B. 蝶骨　C. 筛骨

D. 鼻骨　E. 颞骨

79. 下列各骨中的含气小房，哪项不属于鼻旁窦（　　）

A. 颞骨　B. 筛骨　C. 蝶骨

D. 额骨　E. 上颌骨

80. 下列描述，哪一项是错误的（　　）

A. 胸骨角平对第2肋

B. 锁骨参与胸廓的构成

C. 肩胛骨上缘的外侧角一指状突起为喙突

D. 颅盖骨是扁骨

E. 长骨有一体两端

81. 下列各骨中，不属于长骨的是（　　）

A. 桡骨　B. 指骨　C. 肱骨

D. 肋骨　E. 跖骨

82. 典型的颈椎具备的特点，哪一项是错误的（　　）

A. 有横突孔

B. 第7颈椎棘突末端不分叉

C. 第1颈椎由前弓、后弓及两个侧块构成

D. 第2颈椎有齿突

E. 两侧各有一对上、下肋凹

（三）X型题

83. 骨的构造包括（　　）

A. 骨质　B. 骨髓

C. 骨膜　D. 关节软骨

E. 出入骨的神经和血管

84. 成人206块骨包括哪几类（　　）

A. 颅骨　B. 躯干骨

C. 四肢骨　D. 牙齿

E. 听小骨

85. 下列哪些骨属于长骨（　　）

A. 锁骨　　B. 肩胛骨

C. 腕骨　　D. 肱骨

E. 腓骨

86. 属于扁骨的骨有（　　）

A. 上颌骨　　B. 顶骨

C. 胸骨　　D. 肋骨

E. 椎骨

87. 关于骨髓的描述，正确的有（　　）

A. 充填于长骨骨髓腔内

B. 充填于松质腔隙内

C. 为柔软而富有血液的组织

D. 常在髂嵴等处穿刺抽取骨髓，检查骨髓的造血情况

E. 成人长骨骨髓腔内为红骨髓

88. 成人骨的特点有（　　）

A. 有机质占 1/3

B. 无机质占 1/3

C. 有机质占 2/3

D. 无机质占 2/3

E. 骨髓腔内含有红骨髓

89. 关于椎骨的描述，正确的有（　　）

A. 上位椎骨下关节突与下位椎骨上关节突构成关节突关节

B. 有神经和血管通过椎间孔

C. 椎管内容纳脊髓和脊神经根等

D. 第 1 颈椎称为枢椎

E. 第 2 颈椎称为寰椎

90. 颈椎的主要特征有（　　）

A. 椎体较小

B. 横突上无横突孔

C. 第 1 颈椎无椎体

D. 第 2 颈椎椎体有齿突向上突起

E. 第 7 颈椎棘突最长，是计数椎骨数目和针灸取穴的标志

91. 关于胸椎的描述，正确的有（　　）

A. 横突上没有横突孔

B. 椎体侧面有肋凹

C. 棘突伸向后下并互相呈叠瓦状

D. 椎体最大

E. 横突尖端前面有肋凹

92. 关于腰椎的描述，正确的有（　　）

A. 椎体肥厚而大

B. 椎体侧面有肋凹

C. 棘突有分叉

D. 棘突呈板状平直伸向后方

E. 临床上常在第 4、5 腰椎间进行腰椎穿刺术

93. 关于骶骨的描述，正确的有（　　）

A. 骶骨岬为女性骨盆测量的重要标志

B. 骶角是寻找骶管裂孔的重要骨性标志

C. 骶后孔相当于八髎穴的位置

D. 骶前、后孔与骶管相通

E. 骶管内无脊髓，仅有马尾通过

94. 关于肋的描述，正确的有（　　）

A. 由肋骨和肋软骨构成

B. 肋头与胸椎体肋凹相关节

C. 肋结节与胸椎横突肋凹相关节

D. 肋沟位于肋体内面近上缘处

E. 第 2 肋软骨平对胸骨角

95. 胸骨的结构有（　　）

A. 剑突　　B. 颈静脉切迹

C. 胸骨角　D. 肋弓

E. 胸骨下角

96. 在躯干体表可摸到的骨性标志有（　　）

A. 肋骨　　B. 棘突

C. 骶骨岬　D. 颈静脉切迹

E. 骶角

97. 下列哪些骨不属于上肢带骨（　）

A. 胸椎　B. 肋骨　C. 肩胛骨

D. 胸骨　E. 锁骨

98. 属于肩胛骨上的结构是（　）

A. 三角肌粗隆　B. 肩峰

C. 关节盂　D. 喙突

E. 冠突

99. 关于肩胛骨的描述，正确的有（　）

A. 是三角形的扁骨

B. 前面紧贴第 2~7 肋骨

C. 肩峰为最向外突出的部分

D. 喙突与肱骨头相关节

E. 喙突与肩胛冈相连

100. 属于肱骨上的结构是（　）

A. 滑车　B. 冠突

C. 三角肌粗隆　D. 鹰嘴

E. 内上髁

101. 属于桡骨上的结构是（　）

A. 桡切迹　B. 桡神经沟

C. 尺切迹　D. 尺神经沟

E. 环状关节面

102. 属于尺骨上的结构是（　）

A. 鹰嘴　B. 冠突

C. 桡切迹　D. 滑车切迹

E. 尺切迹

103. 关于锁骨的描述，正确的有（　）

A. 内侧 2/3 凸向后

B. 外侧 1/3 凸向前

C. 内侧端与胸骨角相连接

D. 外侧端与肩峰相连接

E. 全长于皮下均可摸到

104. 关于肱骨的描述，正确的有（　）

A. 鹰嘴窝在肱骨滑车的后上方

B. 内上髁前面有尺神经沟

C. 肱骨体后面有桡神经沟

D. 肱骨下端外侧有肱骨滑车

E. 肱骨上端与肱骨体交界处称为外科颈

105. 关于桡骨的描述，正确的有（　）

A. 位于前臂内侧部

B. 桡骨头上面的关节凹与肱骨小头相关节

C. 桡骨头的周缘，有环状关节面与尺骨相关节

D. 桡骨下端的关节面与腕骨相关节

E. 桡骨茎突为桡骨下端内侧份向下的突起

106. 关于尺骨的描述，正确的有（　）

A. 位于前臂的内侧部

B. 滑车切迹上方的突起称冠突

C. 滑车切迹下方的突起称为鹰嘴

D. 尺骨茎突为尺骨头后内侧向下的突起

E. 滑车切迹与肱骨滑车相关节

107. 近侧列腕骨有（　）

A. 月骨　B. 三角骨　C. 钩骨

D. 豌豆骨　E. 手舟骨

108. 远侧列腕骨有（　）

A. 大多角骨　B. 豌豆骨

C. 小多角骨　D. 头状骨

E. 钩骨

109. 在上肢体表能触及的骨性标志有（　）

A. 尺骨茎突　B. 桡骨头

C. 桡骨茎突　D. 尺骨头

E. 桡骨粗隆

110. 下列哪些骨不属于下肢带骨（　）

A. 髋骨　　B. 骶骨　　C. 尾骨

D. 股骨　　E. 髌骨

111. 关于髋骨的描述，正确的有（　　）

A. 由髂、耻、坐骨构成

B. 坐骨和耻骨围成坐骨大孔

C. 三骨融合处，外侧的深窝叫髋臼

D. 髂嵴为穿刺抽取骨髓的常用部位之一

E. 髋骨外侧面的浅窝为髂窝

112. 髋骨在活体上能触及的骨性标志有（　　）

A. 髂前上棘　　B. 坐骨棘

C. 坐骨结节　　D. 耻骨结节

E. 髂嵴

113. 胫骨的结构有（　　）

A. 内侧髁　　B. 外侧髁

C. 内踝　　D. 外踝

E. 胫骨粗隆

114. 腓骨的结构有（　　）

A. 腓骨头　　B. 内踝

C. 外踝　　D. 腓骨颈

E. 外侧髁

115. 下列哪些骨属于跗骨（　　）

A. 距骨　　B. 楔骨　　C. 跖骨

D. 骰骨　　E. 趾骨

116. 在下肢体表能摸到的骨性标志有（　　）

A. 大转子　　B. 坐骨结节

C. 内踝　　D. 腓骨头

E. 髌骨

117. 成对的脑颅骨有（　　）

A. 额骨　　B. 顶骨　　C. 枕骨

D. 颞骨　　E. 筛骨

118. 成对的面颅骨有（　　）

A. 上颌骨　　B. 下颌骨

C. 鼻骨　　D. 颧骨

E. 腭骨

119. 关于下颌骨的描述，正确的有（　　）

A. 分为一体二支

B. 下颌支的前突称为冠突

C. 下颌孔与颏孔不相通

D. 下颌支的后突称为下颌头

E. 张口时在颧弓下可触及下颌头

120. 开口于中鼻道的鼻旁窦有（　　）

A. 上颌窦

B. 筛窦前、中小房

C. 筛窦后小房

D. 蝶窦

E. 额窦

121. 翼点是下列哪些骨的会合处（　　）

A. 颞骨　　B. 蝶骨　　C. 顶骨

D. 枕骨　　E. 额骨

122. 下列哪些结构通入眼眶（　　）

A. 眶下裂　　B. 筛孔

C. 眶上裂　　D. 视神经管

E. 鼻泪管

123. 颅面部可触及的骨性标志有（　　）

A. 下颌头　　B. 乳突　　C. 颧弓

D. 茎突　　E. 枕内隆凸

124. 属于脑颅骨的是（　　）

A. 蝶骨　　B. 筛骨　　C. 鼻骨

D. 上颌骨　E. 枕骨

125. 属于面颅骨的是（　　）

A. 腭骨　　B. 下鼻甲

C. 听小骨　D. 舌骨

E. 蝶骨

126. 属于颅前窝的结构是（　　）

A. 视神经管　　B. 筛孔

C. 筛板　　D. 圆孔

E. 棘孔

127. 属于颅中窝的结构是（　　）

A. 视神经管　　B. 内耳门

C. 圆孔　　　D. 棘孔

E. 颈静脉孔

128. 属于颅后窝的结构是（　）

A. 枕骨大孔　B. 枕内隆凸

C. 内耳门　　D. 舌下神经管

E. 颈静脉孔

129. 颅底内面能见到的是（　）

A. 垂体窝　　B. 棘孔

C. 筛孔　　　D. 舌下神经管

E. 圆孔

130. 颅底外面能见到的是（　）

A. 圆孔　　　B. 卵圆孔

C. 棘孔　　　D. 内耳门

E. 茎乳孔

131. 颅前面能见到的是（　）

A. 颏孔　B. 棘孔　C. 眶下孔

D. 圆孔　E. 眶上切迹

132. 颅底内面、外面都能见到的是（　）

A. 茎乳孔　　B. 颈静脉孔

C. 圆孔　　　D. 棘孔

E. 枕骨大孔

133. 颅底内面、外面都能见到的是（　）

A. 棘孔　　　B. 颈静脉孔

C. 枕骨大孔　D. 卵圆孔

E. 圆孔

二、非选择题

（一）填空题

134. 运动系统由________、________、________三部分组成。

135. 成人有骨 206 块，按其配布位置可分成________、________、________、________。按骨的形态可分为________、________、________、________四种。

136. 骨髓充填于________和________内，可分为具有________功能的________和缺________功能的________两种。

137. 矢状面是将人体纵切为________两部分的切面。横切面将人体切成________两部分，额状面是将人体纵切为________两部分的切面。

138. 胸骨柄与体之间向前微凸的角称为________，两侧接________，该角作为________标志。

139. 骶骨中央有一纵贯全长的三棱形管道，称为________，向上与________延续，向下开口形成________。骶管裂孔两侧有向下突出的________。骶骨前面略凹平滑，称骨盆面，有 4 对________，后面粗糙不平，称背面，有 4 对________。

140. 脑颅共有 8 块，计有________、________、________、________各 1 块；________、________各 2 块。

141. 骨由________、________、________等三部分构成，骨的理化特性是由________和________两种成分所决定的。

142. 第 1 颈椎又称寰椎，呈环状，由________、________及两个________构成。其主要特征是________；第 2 颈椎又称枢椎，其椎体上面长有________；第 7 颈椎又称隆椎，其棘突________。

143. 肱骨上端的结构有________、________、________、________、________、________等。

144. 尺骨下端有一圆形膨大称________，其周缘有平滑的面称________。尺骨下端尚有细小突起称________。

145. 每个椎骨都由________、________及由椎弓伸出的________个突起构成。

146. 肋共有________对，由________和________组成。肋体内面近下缘处有________，此处有________和________走行。

147. 腕骨排成两列，每列 4 块。由桡侧向尺侧，近侧列依次为________、

________、________和________；远侧列依次为________、________、________和________。

148. 髋骨由________骨、________骨和________骨构成。

149. 股骨为人体最长的骨，其上端的主要形态结构是具有________、________、________和________。

150. 跗骨7块，分别是________、________、________、________、________、________和________。

151. 颅中窝蝶骨体的两侧，从前向后外有________孔、________孔和________孔。

152. 四对鼻旁窦包括________、________、________和________

153. 举出颅骨6个重要骨性标志：________、________、________、________、________、________。

154. 举出上肢骨6个重要骨性标志：________、________、________、________、________、________。

155. 举出下肢骨6个重要骨性标志：________、________、________、________、________、________。

156. 椎孔是由________和________围成，各椎骨的椎孔连接起来构成椎管，并容纳________。

（二）名词解释

157. 含气骨

158. 骺线

159. 骨髓

160. 内、外板和板障

161. 椎间孔

162. 椎孔和椎管

163. 横突孔

164. 翼点

165. 胸骨角

166. 肩胛冈和肩峰

167. 三角肌粗隆和桡神经沟

168. 髋臼

169. 囟

170. 鼻旁窦

（三）简答题

171. 运动系统由哪几个部分组成？有哪些主要功能？

172. 骨按其形态可分哪类？若按其部位又可分哪几类？

173. 试述颈、胸、腰椎的主要区别。

174. 胸骨位于何处？分哪几个部分？胸骨角在临床上有什么意义？

175. 请叙述肩胛骨的位置、形态和结构名称。

176. 请叙述肱骨的位置、形态和主要结构名称。

177. 下肢骨分哪两类，包括哪些骨？

178. 请叙述股骨的位置、形态和主要结构名称。

179. 颅骨分哪几部分？分别包括哪些骨？

180. 颅底内面分哪几部分？分别有哪些主要的孔裂？

181. 试述成人椎骨的数量及各部椎骨的主要特征。

182. 哪些颅骨中有鼻旁窦？这些鼻旁窦分别开口在何处？

（四）论述题

183. 椎骨分哪几类？它们具有哪些共同形态？

184. 试述颅底内面的一般形态结构。

185. 肱骨干在三角肌止点以上和以下骨折时，骨折的近段和远段将如何移位？为什么？

186. 股骨干骨折时，骨折的近段和远段将如何移位？为什么？

答案

一、选择题

（一）A_1 型题

1.C 2.B 3.B 4.D 5.B
6.B 7.C 8.D 9.D 10.C
11.B 12.E 13.D 14.D 15.E
16.C 17.A 18.E 19.B 20.B
21.E 22.C 23.B 24.B 25.A
26.E 27.D 28.B 29.C 30.C
31.D 32.C 33.D 34.E 35.C
36.A 37.E 38.C 39.D 40.E
41.B 42.B 43.E 44.B 45.B
46.C 47.E 48.D 49.B 50.B
51.C 52.C 53.C 54.A 55.E
56.D 57.B 58.C 59.A 60.D
61.A 62.B 63.C 64.D

（二）A_2 题

65.A 66.C 67.A 68.B 69.D
70.D 71.C 72.B 73.A 74.E
75.E 76.B 77.B 78.D 79.A
80.B 81.D 82.E

（三）X 型题

83.ABCDE 84.ABCE 85.ADE
86.BCD 87.ABCD 88.AD
89.ABC 90.ACDE 91.ABCE
92.ADE 93.ABCDE 94.ABCE
95.ABC 96.ABDE 97.ABD
98.BCD 99.ABC 100.ACE
101.CE 102.ABCD 103.DE
104.ACE 105.BCD 106.ADE
107.ABDE 108.ACDE 109.ABC
110.BCDE 111.ACD 112.ACDE
113.ABCE 114.ACD 115.ABD
116.ABCDE 117.BD 118.ACDE
119.ABDE 120.ABE 121.ABCE
122.ACDE 123.ABC 124.ABE
125.ABD 126.BC 127.ACD
128.ABCDE 129.ABCDE 130.BCE
131.ACE 132.BDE 133.ABCD

二、非选择题

（一）填空题

134. 骨　骨连结　骨骼肌

135. 躯干骨　颅骨　上肢骨　下肢骨　长骨　短骨　扁骨　不规则骨

136. 骨髓腔　骨松质网眼　造血　红骨髓　造血　黄骨髓

137. 左右　上下　前后

138. 胸骨角　第 2 肋软骨　计数肋骨的

139. 骶管　椎管　骶管裂孔　骶角　骶前孔　骶后孔

140. 额骨　枕骨　蝶骨　筛骨　顶骨　颞骨

141. 骨质　骨髓　骨膜　有机质　无机质

142. 前弓　后弓　侧块　无椎体　齿突　最长

143. 肱骨头　解剖颈　大结节　小结节　结节间沟　外科颈

144. 尺骨头　环状关节面　尺骨茎突

145. 椎体　椎弓　七

146. 12对　肋骨　肋软骨　肋沟　肋间血管　神经

147. 手舟骨　月骨　三角骨　豌豆骨　大多角骨　小多角骨　头状骨　钩骨

148. 髂　坐　耻

149. 股骨头　股骨颈　大转子　小转子

150. 距骨　跟骨　骰骨　足舟骨　内侧楔骨　中间楔骨　外侧楔骨

151. 圆　卵圆　棘

152. 额窦　上颌窦　筛窦　蝶窦

153. 下颌头　下颌角　颧弓　乳突　枕外隆凸　眉弓

154. 肩峰　肩胛骨下角　肱骨内上髁　肱骨外上髁　尺骨鹰嘴　桡骨头

155. 髂前上棘　髂嵴　坐骨结节　股骨大转子　胫骨粗隆　内踝

156. 椎体后面　椎弓　脊髓

（二）名词解释

157. 有些不规则骨的内部具有含气的空腔，并借孔与外界相通，这些骨称为含气骨，如上颌骨、额骨、筛骨和蝶骨。

158. 成年后骺软骨已骨化，骨干与骺之间互相愈合，其骨化的愈合处呈一粗线状。即为骺线，此线表示骨的长度再也不增长了。

159. 骨髓位于骨髓腔和骨松质的空隙中，是一种柔软而富有血液的组织，可分为红骨髓和黄骨髓两种，前者有造血功能；后者含脂肪组织失去造血功能。

160. 指颅盖骨的内、外两层密质，分别称为内板和外板。内板较薄而脆，易破折，故又名玻璃样板。内、外板之间的松质称为板障。

161. 椎骨叠连时，上位椎骨的下切迹和下位椎骨的上切迹之间的孔，称为椎间孔，孔内有相应的脊神经及血管通过。

162. 椎弓与椎体围成的孔，称为椎孔。全部椎骨的椎孔共同串连成一条管，称为椎管，内容纳脊髓及其被膜等结构。

163. 颈椎横突的根部有一圆孔，称为横突孔。有椎动脉通过。在颈椎横突上面有一深沟称为脊神经沟，是脊神经通过的地方。

164. 在颞窝内，由额、顶、颞、蝶四骨的会合处，称翼点，其内面有脑膜中动脉前支经过，此处骨折，容易损伤该动脉，引起颅内血肿。

165. 胸骨体与胸骨柄相接处形成突向前方的横行隆起，称胸骨角。位于皮下，活体上可以明显触知，其两侧连接第 2 肋软骨。此角是计算肋顺序的骨性标志。

166. 肩胛骨后面上部有一由内侧向外侧逐渐高起的堤状隆起，称为肩胛冈。冈的外侧端扁平向外突出，称为肩峰，是重要的骨性标志。

167. 肱骨体外侧面的中部有一粗糙隆起，称为三角肌粗隆，是三角肌的附着处。在三角肌粗隆的后下方，有一条由内后上方走向外前下方，略呈螺旋形的浅沟，称为桡神经沟，有同名神经和肱深动脉通过。

168. 髋骨的外侧面有一圆形深窝，称为髋臼，是由髂骨、坐骨和耻骨三者的软骨骨化后融合而成。依此为标志，分为上部的髂骨、前下部的耻骨及后下部的坐骨三部分。

169. 新生儿颅骨在多骨相接处，骨化未完毕，仍为结缔组织膜封闭，称为囟。最大的囟在矢状缝的前端呈菱形称前囟；在矢状缝与人字缝相交处，有三角形的后囟。

170. 鼻旁窦为含气骨内的含气腔，额骨内有额窦，上颌骨内有上颌窦，蝶骨内有蝶窦，筛骨内有筛窦，均位于鼻腔附近，都与鼻腔相通。额窦、上颌窦、筛窦前、中小房开口于中鼻道，筛窦后小房开口上鼻道，蝶窦开口于蝶筛隐窝。

（三）简答题

171. 运动系统由骨、骨连结和骨骼肌三部分组成。

运动系统有运动功能，除此之外，骨骼和附诸表面的肌肉共同维持人体的外形，并形成体腔的壁，以支持、保护脏器，协助内部器官的功能活动。骨的突起、凹陷和肌肉的轮廓等，在临床上可以作为确定体内血管、神经的走行、内脏器官的位置、形态、大小以及针灸取穴的体表标志。

172. 骨按其形态可分为长骨、短骨、扁骨和不规则骨。骨按其部位又可分为颅骨、躯干骨和四肢骨。其中四肢骨又可分为上肢骨和下肢骨。

173. 颈椎都有横突孔。胸椎椎体侧面和横突尖端的前面，都有与肋骨相关节的肋凹。腰椎无横突孔，无肋凹，其椎体较大，棘突为一长方形骨板，呈矢状位，水平伸向后。

174. 胸骨是一块扁骨，位于胸前部正中。胸骨可分为三部。胸骨上部较宽，称为胸骨柄；胸骨中部呈长方形，称为胸骨体；胸骨的下端为一形状不定的薄骨片，称为剑突。

胸骨角位于胸骨柄与胸骨体相接处的前方，呈横行的骨性隆起，在体表可以触知。胸骨角平对第2肋，在临床上可以作为计数肋的重要标志。

175. 肩胛骨属于上肢带骨，位于胸廓的后外侧上份，介于第2~7肋骨之间，为三角形的扁骨，其底朝上，尖向下，有三缘、三角及两面。

三缘：内侧缘靠近脊柱，又名脊柱缘；外侧缘，又称腋缘；上缘外侧份有一弯曲的指状突起，称喙突。

三角：内上方的角称上角，又名内侧角；下方的角称下角；外侧角的外侧面有梨形的关节面，称关节盂，与肱骨头相关节。

两面：肩胛骨的前面为一大的浅窝，朝向肋骨。后面稍隆凸，近上部有一由内侧向外侧逐渐高起的骨嵴，称肩胛冈，冈的外侧端称肩峰。肩胛冈上方的窝称冈上窝，其下方的窝称冈下窝。

176. 肱骨属于长骨，位于臂部，可分为一体和两端。

肱骨上端膨大，有半球形的关节面，称肱骨头，与肩胛骨的关节盂构成肩关节。肱骨头前下方的隆起称小结节。小结节外侧的隆起称大结节。大、小结节之间的沟称结节间沟，有肱二头肌的长头腱通过。肱骨上端与肱骨体交界处的稍细部分称外科颈。

肱骨体外侧中部有一粗糙隆起，称三角肌粗隆。在三角肌粗隆的后下方，有一条由内后上方斜向外前下方的浅沟，称为桡神经沟，有桡神经通过。

肱骨下端前后略扁，其内侧的关节面为肱骨滑车；外侧的关节面称肱骨小头；在肱骨小头外上方的突起，称为外上髁；而在肱骨滑车内上方的突起则称为内上髁；内上髁的后下方有一浅沟，称尺神经沟；肱骨下端后面，在肱骨滑车的上方有一深窝，称鹰嘴窝。

177. 下肢骨分为下肢带骨和自由下肢骨两类。下肢带骨即为髋骨；它是由上部的髂骨、后下部的坐骨和前下部的耻骨至成年时融合而成。自由下肢骨包括股骨、髌骨、胫骨、腓骨、跗骨、跖骨和趾骨。

178. 股骨属于长骨，位于大腿部，是人体最长的骨，可分为一体和上、下两端。

股骨上端有球形的股骨头，与髋臼相关节。股骨头外下狭细的部分称股骨颈。股骨颈与股骨体交界处有两个隆起，其中在上外侧的方形隆起称大转子，在下内侧的隆起称小转子。

股骨体稍微凸向前，其后面有纵行的骨嵴称粗线。粗线向上外延续为臀肌粗隆。

股骨下端有两个膨大，其内侧者称内侧髁，外侧者称外侧髁。髁的前面、后面和下面都有关节面。两髁之间的凹陷称髁间窝。

179. 颅骨可分为脑颅骨和面颅骨。脑颅骨共有8块，即额骨、枕骨、蝶骨、筛骨各一块；顶骨、颞骨各两块。面颅骨共有15块，即上颌骨、鼻骨、颧骨、泪骨、下鼻甲、腭骨各两块；犁骨、下颌骨、舌骨各一块。

180. 颅底内面承托脑，由前向后呈阶梯状排列着三个窝，可分为颅前窝、颅中窝和颅后窝三部分。颅前窝有筛孔；颅中窝有视神经管、眶上裂、圆孔、卵圆孔和棘孔；颅后窝有枕骨大孔、颈静脉孔、内耳门和舌下神经管。

181.（1）颈椎7块，横突有横突孔，孔内有血管通过，第1颈椎没有椎体，第2颈椎椎体上面有齿突，第7颈椎棘突最长。

（2）胸椎12块，在椎体的侧面和横突尖端前面，有与肋相连的肋凹。

（3）腰椎5块，是椎骨中最大的，椎体肥厚，棘突直伸向后，所以腰椎穿刺时可水平进针。

（4）骶骨1块，略呈三角形，其底向上，尖向下。

（5）尾骨1块，借软骨和韧带与骶骨相连。

182. 颅骨中额骨、蝶骨、筛骨、上颌骨内有鼻旁窦。依据鼻旁窦所在骨的名称，分别称额窦、蝶窦、筛窦和上颌窦。额窦开口于中鼻道。上颌窦也开口于中鼻道。蝶窦开口于上鼻甲的后上方（蝶筛隐窝）。筛窦因由许多不规则的小房组成，可分前、中、后三组小房，其中前、中小房开口于中鼻道；而后小房则开口于上鼻道。

（四）论述题

183. 椎骨可分为7块颈椎、12块胸椎、5块腰椎、5块骶椎和4～5块尾椎。椎骨的共同形态一般具有椎体、椎弓和突起。椎体位于椎骨的前份，呈短圆柱状，是支持体重的主要部分。椎弓是位于椎体后方的弓形骨板，可分为椎弓根和椎弓板两部分。椎弓根是位于椎弓与椎体相连处的窄细部分，其上、下缘各有一切迹，分别称为椎上切迹和椎下切迹。椎骨叠连时，上位椎骨的椎下切迹与下位椎骨的椎上切迹围成一孔，称为椎间孔，有脊神经和血管通过。椎弓板位于椎弓根的后方。椎弓与椎体围成的孔，称为椎孔。全部椎骨的椎孔连成一管，称为椎管，其内容纳脊髓和脊神经根等。突起共有7个，都连于椎弓，其中有1对向两侧突出的横突，1对向上突出的上关节突，1对向下突出的下关节突，以及1个向正后突出的棘突。

184. 由前向后呈阶梯状排列着3个窝，分别称颅前窝、颅中窝和颅后窝。

（1）颅前窝：中央低凹部分是筛骨的筛板，板上有许多筛孔，有嗅神经通过。

（2）颅中窝：中央是蝶骨体，其上面中央的凹陷为垂体窝，窝前方的两侧有视神经管。管的外侧有眶上裂，蝶骨体的两侧，从前向后外有圆孔、卵圆孔、棘孔。

（3）颅后窝：最深，中央有枕骨大孔，枕骨大孔的前外缘有舌下神经管。孔的后上方有枕内隆凸，隆凸的两侧有横窦沟，向前下续为乙状窦沟。乙状窦沟连通颈静脉孔。

185. 肱骨在三角肌止点以上骨折时，骨折近段因受胸大肌、背阔肌的牵拉而内收和旋内；骨折远段因受三角肌、肱二头肌的作用而向上并稍外展。

肱骨在三角肌止点以下骨折时，骨折近段因受三角肌、冈上肌和喙肱肌作用向外向前移位；骨折远段则因受肱二头肌、肱三头肌的作用，而向上内移位。

186. 股骨干骨折分上1/3、中1/2、下1/3三种。

股骨干上1/3骨折时，骨折近段因受髂腰肌、臀中肌、臀小肌和其他外旋肌的牵拉，而前屈、外展和旋外；骨折远段因受内收肌群的作用而内收并向上移位。

股骨干中1/3骨折时，骨折近段的移位与上1/3骨折相同；骨折远段虽受内收肌的作用，但由于股骨后面有很多肌的止点，骨折的两断端不能完全分离，所以两段间发生成角畸形凸向外侧。

股骨干下1/3骨折时，骨折近段因受内收肌的牵拉而向内收；骨折远段因受腓肠肌的作用，往往向后移位。

第二节 关 节 学

习题

一、选择题

（一）A_1 型题

1. 直接连结与间接连结的最主要区别在于（　　）
   A. 连接装置的复杂程度
   B. 骨间能否活动
   C. 骨间距离的远近
   D. 骨间有无腔隙
   E. 以上都不对
2. 有关节盘的关节是（　　）
   A. 肩关节　B. 肘关节
   C. 桡腕关节　D. 髋关节
   E. 距小腿关节
3. 哪个关节含关节内软骨（　　）
   A. 肘关节　B. 膝关节
   C. 髋关节　D. 肩关节
   E. 距小腿关节
4. 哪个关节有关节内韧带（　　）
   A. 肩关节　B. 肘关节
   C. 桡腕关节　D. 距小腿关节
   E. 膝关节
5. 有关节唇的关节是（　　）
   A. 肩关节　B. 肘关节
   C. 膝关节　D. 距小腿关节
   E. 颞下颌关节
6. 有关椎骨间的连接，哪种说法正确（　　）
   A. 只有前、后纵韧带
   B. 关节突之间有韧带连结
   C. 相邻椎弓板之间由黄韧带连结
   D. 横突之间无连结组织
   E. 颈椎体之间无椎间盘
7. 属于软骨连结的是（　　）
   A. 颅骨的缝
   B. 尺、桡骨体之间的连结
   C. 各跗骨之间的连结
   D. 椎体之间的连结
   E. 第 2 肋与胸骨角的连结
8. 头的旋转运动发生在（　　）
   A. 关节突关节　B. 寰枕关节
   C. 腰骶关节　D. 寰枢正中关节
   E. 钩椎关节
9. 椎间盘（　　）
   A. 在成人共有 24 块
   B. 椎间盘纤维环破裂时，髓核多向后外侧突出
   C. 脊柱运动时，椎间盘形状不发生改变
   D. 黄韧带可防止椎间盘向后脱出
   E. 脊柱胸部易患椎间盘脱出
10. 脊柱有（　　）
    A. 向后突出的颈曲
    B. 向前突出的胸曲
    C. 向后突出的腰曲
    D. 向前突出的骶曲
    E.23 对椎间孔
11. 椎间盘（　　）
    A. 构成椎孔后界
    B. 是连结相邻两椎弓的纤维软骨
    C. 位于上、下两个椎骨之间
    D. 由中央部的髓核和周围部的纤维环构成
    E. 腰段椎间盘最薄，便于运动
12. 黄韧带（　　）
    A. 是连结两椎体的韧带
    B. 是连结相邻两横突的韧带

C. 是连结相邻椎弓的韧带

D. 可限制脊柱过伸运动

E. 附于椎间盘的周缘

13. 脊柱（　　）

A. 由 24 块椎骨、一块骶骨和一块尾骨借椎间盘、韧带和关节连结而成。

B. 由颈椎、胸椎、腰椎、骶骨和尾骨组成

C. 其胸段参与组成胸腔、腹腔的骨壁部分

D. 有颈曲和骶曲突向前、胸曲和腰曲突向后

E. 以上均正确

14. 除关节和韧带以外，胸廓的组成还包括（　　）

A. 十二块胸骨、胸椎和十二对肋

B. 除颈椎、腰椎、骶骨和尾骨以外的所有躯干骨

C. 十二对肋骨、全部胸椎和胸骨

D. 十二对肋骨、胸骨和十二块胸椎

E. 全部椎骨、十二对肋和胸骨

15. 胸廓上口（　　）

A. 有锁骨参与组成

B. 比胸廓下口宽阔

C. 呈圆形

D. 有肺尖突出

E. 以上都不是

16. 肩关节的囊内结构有（　　）

A. 胸大肌腱　　B. 背阔肌腱

C. 肱三头肌长头腱

D. 肱三头肌短头腱

E. 肱二头肌长头腱

17. 具有囊内韧带的关节是（　　）

A. 髋关节　　B. 肩关节

C. 颞下颌关节　　D. 距小腿关节

E. 肘关节

18. 兼有关节内软骨及囊内韧带的关节是（　　）

A. 颞下颌关节　　B. 膝关节

C. 桡腕关节　　D. 髋关节

E. 肩关节

19. 连结上肢与躯干之间的关节是（　　）

A. 肩锁关节　　B. 肩关节

C. 胸锁关节　　D. 胸肋关节

E. 肋头关节

20. 肩关节（　　）

A. 关节盂较大而深

B. 关节腔内有关节盘

C. 囊内有肱二头肌短头腱通过

D. 只能作屈伸和收展运动

E. 无以上特点

21. 前臂的旋转运动是（　　）

A. 通过肘关节完成

B. 通过桡腕关节完成

C. 通过肘关节和桡腕关节共同完成

D. 通过桡尺近侧关节、桡尺远侧关节和前臂骨间膜共同完成

E. 由前臂肌前群完成

22. 伸肘时，臂和前臂之间形成一向外侧的钝角，称为（　　）

A. 颈干角　　B. 提携角

C. 倾斜角　　D. 外侧角

E. 肘后三角

23. 拇指腕掌关节由第 1 掌骨底与哪块骨构成（　　）

A. 手舟骨　　B. 桡骨下端

C. 大多角骨　　D. 尺骨下端

E. 月骨

24. 拇指的对掌运动发生在（　　）

A. 桡腕关节

B. 腕骨间关节

C. 第 1 掌指关节

D. 拇指腕掌关节

E. 掌骨间关节

25. 肱尺关节可作（　　）

A. 屈伸运动　　B. 收展运动

C. 旋内旋外运动　D. 环转运动

E. 以上都不对

26. 前臂骨间的连结能作的运动有（　　）

A. 屈伸　　B. 收展　　C. 微动

D. 环转　　E. 没有上述动作

27. 桡腕关节（　　）

A. 关节腔内有半月板

B. 可作环转运动

C. 尺骨下端参加关节组成

D. 所有近侧列腕骨均参加关节的组成

E. 以上均错误

28. 腕桡侧副韧带和腕尺侧副韧带加固哪个关节（　　）

A. 肘关节　　B. 桡腕关节

C. 腕掌关节　D. 腕中关节

E. 腕骨间关节

29. 连结下肢骨与躯干骨之间的唯一关节是（　　）

A. 骶髂关节　　B. 腰骶关节

C. 耻骨联合　　D. 关节突关节

E. 髋关节

30. 位于髋关节囊前方，限制大腿过度后伸的韧带是（　　）

A. 髂股韧带　　B. 骶结节韧带

C. 股骨头韧带　D. 耻股韧带

E. 坐股韧带

31. 髋关节（　　）

A. 其髋臼唇增大髋臼深度和口径

B. 关节囊厚而松弛

C. 关节囊包裹股骨颈后面的全部

D. 关节囊前面有髂股韧带加强

E. 脱位以向前下方脱位多见

32. 男、女骨盆的性差有（　　）

A. 男性骨盆近似圆形

B. 女性小骨盆腔呈漏斗形

C. 男性骨盆的耻骨弓夹角约呈 75°

D. 女性骨盆窄而长

E. 以上都不是

33. 桡腕关节（　　）

A. 由桡骨、尺骨、手舟骨、月骨、三角骨和豌豆骨组成

B. 只能作屈、伸、收、展动作

C. 可作环转动作

D. 由远侧列腕骨和近侧列腕骨组成

E. 以上都不是

34. 膝关节囊的滑膜层形成（　　）

A. 前、后交叉韧带

B. 髌韧带

C. 胫、腓侧副韧带

D. 翼状襞

E. 半月板

35. 膝关节前交叉韧带的作用是（　　）

A. 限制胫骨向后移动

B. 限制胫骨外旋

C. 限制胫骨向前移动

D. 限制后交叉韧带过度紧张

E. 限制膝关节过伸

36. 髋关节可作（　　）

A. 屈、伸运动

B. 内收、外展运动

C. 环转运动

D. 旋转运动

E. 以上均可

37. 膝关节（　　）

A. 由股骨下端和胫、腓骨上端共同构成

B. 关节囊坚韧

C. 关节腔内有内、外关节盘

D. 关节囊前壁不完整

E. 关节面周缘有关节唇

38. 后交叉韧带（　　）

A. 限制股骨在胫骨上向后滑动
B. 限制股骨在胫骨上向前滑动
C. 限制胫骨外旋
D. 从胫骨内侧髁连向腓骨头
E. 在屈膝时最紧张

39. 参与距小腿关节组成的骨有（　　）
A. 胫骨、腓骨、距骨
B. 胫骨、腓骨、跟骨
C. 胫骨、距骨
D. 胫骨、跟骨
E. 胫骨、腓骨、距骨、跟骨

40. 两侧需要同时运动的关节是（　　）
A. 肘关节　　B. 距小腿关节
C. 颞下颌关节　　D. 膝关节
E. 腕骨间关节

41. 距小腿关节（　　）
A. 由跟骨与胫骨构成
B. 关节囊外侧有坚韧的三角韧带
C. 关节囊内侧的韧带较薄弱
D. 主要作足内翻和足外翻运动
E. 无上述特点

42. 颞下颌关节（　　）
A. 由下颌头和颞骨关节结节组成
B. 由下颌骨的冠突与颞骨关节结节构成
C. 由下颌头与颞骨下颌窝组成
D. 一侧运动时可使同侧张口
E. 以上都不是

43. 骨盆（　　）
A. 由左、右髋骨构成
B. 以界线分为大、小骨盆两部分
C. 大骨盆的内腔通称为骨盆腔
D. 女性骨盆腔形似漏斗形，以利分娩
E. 男性耻骨弓的角度为钝角

（二）A_2 型题

44. 关于椎间盘的描述，错误的是（　　）
A. 由纤维环和髓核构成
B. 位于相邻两椎体之间
C. 是一种关节盘
D. 髓核易向后外侧突出
E. 有缓和冲击的作用

45. 不参与构成胸廓的结构是（　　）
A. 胸骨角　　B. 肋弓
C. 12 对肋骨　　D. 锁骨
E. 胸椎

46. 不参与围成胸廓上口的结构是（　　）
A. 第 1 胸椎　　B. 锁骨
C. 胸骨柄上缘　　D. 第 1 肋骨
E. 第 1 肋软骨

47. 有关胸廓的说法，哪一种是错误的（　　）
A. 由全部胸椎、胸骨和十二对肋借椎间盘、关节和韧带构成
B. 成人近似圆锥形
C. 上部狭窄，下部宽阔
D. 横径小于前后径
E. 下口不整齐

48. 不参与桡腕关节组成的骨是（　　）
A. 手舟骨　　B. 月骨
C. 三角骨　　D. 尺骨下端
E. 桡骨下端

49. 哪个结构不参与组成骨盆下口（　　）
A. 骶骨　　B. 尾骨
C. 坐骨结节　　D. 耻骨弓
E. 骶结节韧带

50. 有关髋关节的说法，哪种错误（　　）
A. 由股骨头和髋臼构成

B. 髋臼深包股骨头大部
C. 关节囊内有股骨头韧带
D. 股骨颈全部为关节囊所包绕
E. 关节囊坚厚紧张

51. 关于颞下颌关节，错误的叙述是（　　）
A. 关节盘由纤维软骨构成
B. 左、右两关节属联合关节
C. 关节结节也被包裹于关节囊内
D. 关节腔被关节盘分为不相通的两部分
E. 张口时下颌头和关节盘滑到关节结节前方

52. 有关颞下颌关节的说法，哪一种不正确（　　）
A. 由下颌头和下颌窝构成
B. 闭口时关节的稳定性最差
C. 关节腔内有关节盘
D. 关节囊松弛
E. 是颅骨连结中唯一的关节

53. 不参与桡腕关节组成的是（　　）
A. 手舟骨　B. 月骨
C. 三角骨　D. 豌豆骨
E. 桡骨下端

54. 下列有关膝关节半月板的论述中，错误的是（　　）
A. 有内、外侧两块半月板
B. 外侧半月板呈“C”形
C. 半月板边缘较厚，中央锐薄
D. 属于关节内软骨的结构
E. 除了使关节面更适合外，还具有缓冲作用

（三）X 型题

55. 关于关节的描述，正确的有（　　）
A. 分为纤维连结和软骨连结两种
B. 关节面覆盖有一层关节软骨
C. 关节囊分为纤维层和滑膜层
D. 关节腔内均有关节盘
E. 关节腔内为负压

56. 具有关节盘的关节有（　　）
A. 耻骨联合　B. 桡腕关节
C. 颞下颌关节　D. 髋关节
E. 肘关节

57. 下列哪些关节具有关节内韧带（　　）
A. 膝关节　B. 肩关节
C. 髋关节　D. 肘关节
E. 颞下颌关节

58. 关于椎间盘的描述，正确的有（　　）
A. 位于椎体之间
B. 椎间盘中央的胶状物称为髓核
C. 纤维环后外侧较薄弱
D. 纤维环破裂时，髓核突向椎间孔，压迫脊神经出现症状
E. 主要起弹性垫的作用，可缓和外力对脊柱的震动

59. 椎骨间韧带的作用有（　　）
A. 前纵韧带限制脊柱过伸
B. 后纵韧带限制脊柱过屈
C. 黄韧带限制脊柱过屈
D. 棘间韧带限制脊柱过屈
E. 棘上韧带限制脊柱过伸

60. 腰穿针入椎管可通过下列哪些韧带（　　）
A. 前纵韧带　B. 黄韧带
C. 棘间韧带　D. 棘上韧带
E. 后纵韧带

61. 关于脊柱的描述，正确的有（　　）
A. 椎骨、骶骨和尾骨借椎间盘、韧带和关节连结成脊柱
B. 上承颅骨，下连髋骨，中附肋
C. 两侧有 23 对椎间孔
D. 颈曲向后突
E. 腰曲向前突

62. 在胸廓上可触及的结构有（　　）
A. 胸骨角　　B. 肋弓
C. 颈静脉切迹　　D. 剑突
E. 浮肋

63. 关于肩关节的描述，正确的有（　　）
A. 由肱骨头与肩胛骨关节盂构成
B. 肱二头肌长头腱通过关节囊外
C. 关节囊厚而坚韧，没有肌腱纤维加强
D. 肩关节脱位，以前下方脱出最多见
E. 为人体运动最灵活的关节

64. 关于肘关节的描述，正确的有（　　）
A. 由肱骨和尺骨构成
B. 关节囊两侧有韧带加强
C. 桡骨环状韧带的两端分别连于尺骨的桡切迹前后缘
D. 可作屈、伸、旋内、旋外运动
E. 关节腔内有关节盘

65. 关于桡腕关节的描述，正确的有（　　）
A. 由桡骨、尺骨和腕骨近侧列组成
B. 桡尺远侧关节和桡腕关节的关节腔相通
C. 仅能作屈伸运动
D. 关节囊松弛，四周有韧带加强
E. 关节内有关节盘存在

66. 关于耻骨联合的描述，正确的有（　　）
A. 左右耻骨借纤维软骨连结成耻骨联合
B. 男女性的耻骨联合无性别差异
C. 纤维软骨内有一纵长裂隙
D. 不能活动
E. 为间接连结

67. 下列哪些结构参与骨盆界线（　　）
A. 髂嵴　　B. 髂前上棘
C. 骶骨岬　　D. 耻骨弓
E. 耻骨联合上缘

68. 下列哪些结构围成骨盆下口（　　）
A. 骶结节韧带　　B. 坐骨结节
C. 尾骨　　D. 耻骨弓
E. 坐骨棘

69. 关于髋关节的描述，正确的有（　　）
A. 由股骨头和髋臼构成
B. 髋臼唇附于髋臼周缘
C. 股骨颈后面的外 1/3 在关节囊内
D. 股骨头韧带在关节腔内
E. 髋关节后下方脱位较多见

70. 关于膝关节的描述，正确的有（　　）
A. 由股骨、胫骨和髌骨组成
B. 关节囊前壁不完整，由髌骨和髌韧带填补
C. 前交叉韧带防止胫骨前移
D. 内侧半月板较小，呈“O”形
E. 在屈膝状态下，不能作旋内和旋外运动

71. 关于距小腿关节的描述，正确的有（　　）
A. 由胫骨、腓骨和距骨组成
B. 关节囊前、后壁较薄，两侧有韧带加强
C. 距小腿关节伸为背屈，屈则为跖屈
D. 跖屈时有轻微的侧方运动
E. 距小腿关节内侧韧带损伤较多见

72. 关于颞下颌关节的描述，正确的有（　　）
A. 由下颌头和颞骨的下颌窝构成
B. 关节囊内有关节盘，将关节腔分

为上、下两腔

C. 关节结节位于关节囊外

D. 能作开口、闭口及左右侧方运动

E. 颞下颌关节前脱位时，下颌头和关节盘一块滑到关节结节前方

73. 维持关节稳定性的因素有（　　）

A. 光滑的关节软骨

B. 关节唇加深关节窝

C. 连结两骨的关节囊

D. 滑膜囊

E. 囊内韧带

74. 运动时，减缓对关节冲击力的因素有（　　）

A. 滑膜囊　　B. 关节唇

C. 关节盘　　D. 关节半月板

E. 关节软骨

75. 连结椎体的结构有（　　）

A. 关节突关节　　B. 椎间盘

C. 棘上韧带　　D. 前纵韧带

E. 后纵韧带

76. 从椎骨间连结的角度上看，参与围成椎管的结构有（　　）

A. 椎体　　B. 黄韧带

C. 椎间盘　　D. 后纵韧带

E. 椎弓

77. 脊柱生理性弯曲的作用是（　　）

A. 减轻震荡

B. 增加承重能力

C. 增大脊柱侧屈幅度

D. 增大脊柱旋转幅度

E. 使脊柱更具弹性

78. 具有关节唇的关节有（　　）

A. 肩关节　　B. 颞下颌关节

C. 髋关节　　D. 膝关节

E. 桡腕关节

79. 具有关节盘或关节半月板的关节有（　　）

A. 肩关节　　B. 颞下颌关节

C. 肘关节　　D. 膝关节

E. 桡腕关节

80. 可进行三轴运动的关节有（　　）

A. 肩关节　　B. 肘关节

C. 桡腕关节　　D. 髋关节

E. 膝关节

二、非选择题

（一）填空题

81. 胸廓上口由________、________及________和________围成。

82. 骨盆由________至________的分界线分为上方的________和下方的________。

83. 额骨与顶骨之间的缝称为________；左右两侧顶骨之间的缝称为________；枕骨与左右顶骨之间的缝称为________。

84. 桡腕关节，绕额状轴作________运动，绕矢状轴作________、________运动。

85. 脊柱位于________，由24块________，一块________和一块________借________、________、________连结而构成。

86. 脊柱的韧带可分以下几种，椎体的前面有________，椎体的后面有________，在相邻两个椎弓之间有________，连结于相邻两个横突之间有________，连结于相邻两个棘突之间有________，连所有棘突尖端有________。

87. 膝关节囊内韧带有________和________，囊内纤维软骨板有________和________。

88. 关节囊内层是________，外层是________。

89. 关节的主要结构包括________、________和________；关节的辅助结构包括________、________和________。

90. 椎间盘连结在相邻的两个________

之间，由________和________构成。最上一个在________之间，最末一个在________与________之间。

91. 脊柱有四个生理弯曲，其________和________突向前，而________和________突向后。

92. 胸廓上口由________、________及________围成；胸廓下口由________、________、________和________共同围成，被________封闭。

93. 肘关节包括三个关节：（1）________关节，由________和________构成；（2）________关节，由________和________构成；（3）________关节，由________和________构成。

94. 膝关节由________、________和________共同构成。膝关节能作屈、伸运动，在屈膝状态下，可作________和________运动。

95. 椎弓间的连结主要有________关节、________韧带、________韧带和________韧带。

96. 肋椎关节包括________和________关节。

97. 肩关节是全身________的关节，关节面由________和________构成，可作________运动。

98. 髋关节前方有强韧的________韧带，它上起于________，向下止于________，此韧带限制大腿________。

99. 膝关节内侧半月板呈“________”字形，外侧半月板呈“________”字形，其内侧半月板与________和________紧密相连。

100. 前交叉韧带于________时最紧张，能防止胫骨________。后交叉韧带于________时最紧张，能防止胫骨________。

101. 女性骨盆的特点为：外形________，上口近似________。

102. 连结骶尾骨和髋骨的韧带主要是________和________。它们与坐骨大、小切迹分别围成________和________。

103. 前臂骨的连结包括前臂________、桡尺________关节和桡尺________关节。

104. 足弓是________和________借骨连结而形成的凸向上的弓。

105. 距小腿关节两侧有韧带加强，内侧有________，外侧有________韧带。

（二）名词解释

106. 直接连结

107. 关节

108. 关节腔

109. 关节面和关节软骨

110. 椎间盘

111. 黄韧带

112. 关节突关节

113. 肋弓和肋弓角

114. 联合关节

115. 耻骨角

116. 足底弓

117. 髌韧带

118. 腹股沟韧带

119. 坐骨大、小孔

120. 项韧带

121. 钩椎关节

122. 胸廓上口

123. 胸廓下口

124. 喙肩韧带

125. 骨盆界线

126. 骨盆下口

（三）简答题

127. 简述关节的运动形式？

128. 脊柱是由什么构成的？从侧面观脊柱有哪四个生理弯曲，分别突向什么方向？

129. 胸廓是由什么组成的？胸廓上、

下口由什么结构围成?

130. 简述肩关节的构成、结构特点和运动形式。

131. 简述桡腕关节的构成和运动形式。

132. 简述骨盆的组成、分部及主要功能。

133. 男、女性骨盆有哪些区别?

134. 简述髋关节的组成、结构特点和运动形式。

135. 试列举纤维连结、软骨连结和骨性结合各 2 例。

136. 椎骨间主要有哪几种骨连结的形式?

137. 简述距小腿关节的构成和运动方式。

(四) 论述题

138. 试论述关节的主要结构和关节的辅助结构。

139. 试述相邻椎骨之间的连结。

140. 试述肘关节的构成、结构特点和运动形式。

141. 试述膝关节的构成、结构特点和运动形式。

答案

一、选择题

(一) A_1 型题

1.D　2.C　3.B　4.E　5.A
6.C　7.D　8.D　9.B　10.E
11.D　12.C　13.A　14.B　15.D
16.E　17.A　18.B　19.C　20.E
21.D　22.B　23.C　24.D　25.A
26.E　27.B　28.B　29.A　30.A
31.D　32.C　33.C　34.D　35.C
36.E　37.D　38.E　39.A　40.C
41.E　42.C　43.B

(二) A_2 型题

44.C　45.D　46.B　47.D　48.D
49.A　50.D　51.E　52.B　53.D
54.B

(三) 多选题

55.BCE　56.BC　57.AC
58.ABCDE　59.ABCD　60.BCD
61.ABCE　62.ABCDE　63.ADE
64.BC　65.DE　66.ACD
67.CE　68.ABCD　69.ABDE
70.ABC　71.ABCD　72.ABDE
73.BCE　74.CDE　75.BDE
76.ABCDE　77.AE　78.AC
79.BDE　80.AD

二、非选择题

(一) 填空题

81. 第 1 胸骨　第 1 肋骨　第 1 肋软骨　胸骨柄上缘

82. 骶骨岬　耻骨联合上缘　大骨盆　小骨盆

83. 冠状缝　矢状缝　人字缝

84. 屈伸　内收　外展

85. 背部中央　椎骨　骶骨　尾骨　韧带　椎间盘　关节

86. 前纵韧带　后纵韧带　黄韧带　横突间韧带　棘间韧带　棘上韧带

87. 前交叉韧带　后交叉韧带　内侧半月板　外侧半月板

88. 滑膜层　纤维层

89. 关节面　关节囊　关节腔　韧带　关节内软骨　关节唇

90. 椎体　纤维环　髓核　第 2、3 颈椎体　第 5 腰椎体　骶骨底

91. 颈曲　腰曲　胸曲　骶曲

92. 第 1 胸椎　第 1 对肋　胸骨柄上缘　第 12 胸椎　第 11、12 对肋　两肋弓　剑突　膈

93. 肱尺　肱骨滑车　尺骨滑车切迹　肱桡　肱骨小头　桡骨上端关节凹　桡尺近侧　桡骨上端环状关节面　尺骨的桡切迹

94. 股骨内、外侧髁　胫骨内、外侧髁　髌骨　旋内　旋外

95. 关节突　黄　棘间　棘上

96. 肋头关节　肋横突

97. 最灵活　肱骨头　关节盂　三轴性

98. 髂股　髂前下棘　转子间线　过伸

99. C　O　关节囊　胫侧副韧带

100. 伸膝　前移　屈膝　后移

101. 短而宽　圆形

102. 骶棘韧带　骶结节韧带　坐骨大孔　坐骨小孔

103. 骨间膜　近侧　远侧

104. 跗骨　跖骨

105. 三角韧带（或内侧韧带）　三条独立的

（二）名词解释

106. 骨与骨之间借纤维结缔组织、软骨或骨互相连结，其间没有空隙，活动范围极小或完全不能活动，这种连结称为直接连结，又称不动关节。

107. 两骨之间借膜性囊的连结，其相连的骨面之间留有腔隙，腔内含有滑液，有较大的活动范围，这种连结称为关节，或称间接连结。

108. 关节囊滑膜层与关节软骨之间围成的潜在性窄隙，称为关节腔，也称滑膜腔，腔内呈负压，对关节的稳固性起一定作用。

109. 两骨相关节的对应面称为关节面，其表面覆盖一层光滑的软骨，称为关节软骨，可减少骨面间的摩擦，缓冲撞击，增加关节的灵活性。

110. 椎间盘是指连结上下两个椎体之间的纤维软骨盘，由纤维环和髓核构成。成人的椎间盘共有23块，有缓冲震荡的作用。

111. 连结相邻两个椎弓板之间的韧带，由弹性纤维构成，称为黄韧带，又叫弓间韧带，坚韧而富有弹性，有限制脊柱过分前屈的作用。

112. 由上位椎骨的下关节突和下位椎骨的上关节突的关节面构成的关节，称叫关节突关节。此种关节运动微弱，运动范围极小，但所有关节突关节运动量的总和，其运动范围却很大，能作屈伸、侧屈、旋转和环转等活动。

113. 肋弓是指第8～10三对肋借肋软骨依次连结上位肋软骨所形成的弓。两侧肋弓在中线相连，构成向下开放的角，称为肋弓角，又称胸骨下角或腹上角，角尖夹有胸骨剑突。

114. 两个关节在结构上完全独立，但在功能上必须是同时运动的关节，称为联合关节，如两侧颞下颌关节，桡尺近、远侧关节。

115. 由耻骨联合的下缘与两侧耻骨下支和坐骨支所形成的耻骨弓的角度，称为耻骨角，男性为70°～75°，女性为90°～100°。

116. 足骨之间由坚强的韧带牢固相连，使足的底面形成凸向上方的弓形，称为足底弓。它具有弹性，有利于持久站立，步行和负重等活动时可减少地面对人体的反冲力，并可保护足底神经、血管免受压迫。

117. 股四头肌腱包绕髌骨，继续向下附着于胫骨粗隆称髌韧带。

118. 腹外斜肌腱膜的下缘，卷曲增厚，连于髂前上棘和耻骨结节之间的韧带，称为腹股沟韧带。

119. 由骶棘韧带和坐骨大切迹围成的孔，称坐骨大孔，内有肌、血管和神经通过；由骶棘韧带、骶结节韧带和坐骨小切迹围成的孔，称坐骨小孔，内有血管和神经通过。

120. 项韧带是在项中线呈矢状位的板

状韧带，由弹力纤维构成，上附于枕外隆凸，下附于第7颈椎棘突并续于棘上韧带，其后缘游离，前缘附于颈椎棘突。

121. 在下6个颈椎体之间，共有5对，由椎体上面两侧缘向上突起的椎体钩与上位椎体下面两侧缘的凹陷构成的关节，称为钩椎关节，亦称Luschka关节。其病变可引起椎间孔狭窄，压迫脊神经，导致颈椎病症状。

122. 胸廓上口由第1胸惟、第1对肋和胸骨柄上缘围成，是食管、气管、大血管和神经等出入胸腔的通道。

123. 胸廓下口宽阔但不整齐，由第12胸椎、第11、12对肋和左右肋弓及剑突围成，被膈封闭。

124. 在肩关节囊上方，喙肩韧带架在肩峰与喙突之间，构成喙肩弓，可防止肩关节向上脱位。

125. 由骶骨岬至耻骨联合上缘两侧的连线为骨盆界线，骨盆由此界线被分为上方的大骨盆和下方的小骨盆。

126. 骨盆下口由尾骨、骶结节韧带、坐骨结节和耻骨弓等围成，被盆膈和尿生殖膈封闭。

（四）简答题

127. 关节的运动形式有沿冠状轴作的屈、伸运动，沿矢状轴作的内收、外展运动，绕垂直轴作的旋内、旋外（旋前、旋后）的旋转运动，凡具有两个轴以上的关节，沿上述两个轴或三个轴依次可作环转运动。

128. 脊柱由24块分离椎骨、1块骶骨和1块尾骨，借椎间盘、韧带和关节紧密连结而成。

从侧面观脊柱有四个生理弯曲，即颈曲、胸曲、腰曲和骶曲。其中，颈曲和腰曲突向前，而胸曲和骶曲突向后。

129. 胸廓是由全部胸椎、胸骨和12对肋借胸椎间盘、韧带和关节连结而成。

胸廓上口由第1胸椎、第1对肋及胸骨柄上缘围成。胸廓下口由第12胸椎、第11对肋、第12对肋及两肋弓和剑突共同围成。

130. 肩关节由肱骨头与肩胛骨的关节盂构成。

结构特点：①肱骨头大，关节盂浅而小，关节盂只能容纳1/4～1/3的肱骨头。②关节盂周缘有关节盂唇加深。③关节囊薄而松弛。囊的上部、后部和前部都有肌腱纤维加强，而囊的前下部没有肌腱加强，所以临床以向前下方脱位多见。④关节囊的上方有喙肩韧带架在肩峰与喙突之间。⑤囊内有肱二头肌长头腱通过。

运动形式：肩关节在冠状轴上可作屈、伸运动；在矢状轴上可作内收、外展运动，在垂直轴上可作旋内、旋外运动。除此之外，还可作环转运动。

131. 桡腕关节又称腕关节，由桡骨下端的腕关节面和尺骨下端的关节盘组成的关节窝，与手舟骨、月骨、三角骨的近侧面组成的关节头构成。

运动形式：在冠状轴上可作屈、伸运动，在矢状轴上可作内收、外展运动。此外，还可作环转运动。

132. 骨盆由骶骨、尾骨及左右髋骨借关节和韧带连接而成。骨盆可以分成大骨盆和小骨盆，其分界线是由骶骨岬、两侧的弓状线、耻骨梳、耻骨结节和耻骨联合上缘围成。界线以上为大骨盆，以下为小骨盆。骨盆的主要功能是支持体重、保护盆腔内脏器，在女性还是胎儿娩出的产道。

133. 男性骨盆窄而长，骨盆上口较小，近似尖向前的桃形，骨盆腔呈漏斗状，耻骨弓的角度为70°～75°；女性骨盆宽而短，骨盆上口较大，近似圆形，骨盆腔较大形似桶状，耻骨弓的角度为90°～100°。

134. 髋关节是由股骨头和髋臼构成。

结构特点：①关节窝较深，边缘有髋臼唇，能容纳股骨头的2/3。②关节囊坚厚，股骨颈前面全部被关节囊包裹，后面关节囊只包裹至中部。关节囊的后下部比较薄弱，所以临床常见后下方脱位。③关节囊内有股骨头韧带，连于髋臼与股骨头之间，有滑膜包裹，内有滋养股骨头的血管。

运动形式：髋关节在冠状轴上可作屈、伸运动；在矢状轴上可作内收、外展运动；在垂直轴上可作旋内、旋外运动。除此之外，尚可作环转运动。

135. 纤维连结：颅骨的缝连结、前臂及小腿的骨间膜、椎骨的韧带连结等；软骨连结：椎体间的椎间盘、耻骨间的耻骨联合、骨干与骺之间的骺软骨等；骨性结合：骶椎间骨性愈合，坐骨、耻骨、髂骨间的骨性结合等。

136. 椎体间由椎间盘相连；关节突关节连结相邻椎骨上、下关节突；椎骨间还借韧带直接连结，如：前、后纵韧带，黄韧带，棘上韧带，棘间韧带，项韧带，横突间韧带等。

137. 距小腿关节又名踝关节，由胫腓骨下端踝关节面与距骨滑车构成，可作背屈（伸）、跖屈（屈）运动；在跖屈时，可作轻微的收展运动。

（四）论述题

138. 关节的主要结构包括关节面、关节囊和关节腔。

关节面：是两骨互相接触的光滑骨面，其表面覆盖一层光滑的关节软骨，可减少骨面之间的摩擦和缓冲运动时的撞击。相关节的骨，通常一骨形成凸面，另一骨形成凹面。

关节囊：是由结缔组织构成的囊，包裹于关节面周缘的骨面上，可分为外层的纤维层和内层的滑膜层。纤维层由致密结缔组织构成，与骨膜相延续。滑膜层由疏松结缔组织构成，其紧贴在纤维层内面，并附着于关节软骨的周缘。滑膜层富含血管和淋巴管，能分泌少量的滑液，以滑润关节面和滋养关节软骨，同时也有吸收作用。

关节腔：为关节囊滑膜层与关节软骨之间所围成的潜在性的密闭腔隙。关节腔呈负压，内有少量滑液，这对维持关节的滑润和稳固有一定的作用。

关节的辅助结构包括韧带、关节内软骨和关节唇。

韧带：由致密结缔组织构成，呈束状或膜状，依其所在位置，可分为囊内韧带和囊外韧带，可加强关节的稳固性。

关节内软骨：由纤维软骨构成，位于两骨关节面之间，有关节盘和半月板两种，能增加关节的弹性，减少对骨面的冲击，并可使相关节的两骨互相嵌合适应。

关节唇：是附着于关节窝周缘的纤维软骨环，有加深关节窝的作用。

139. 相邻椎骨的连结是指椎骨之间借椎间盘、韧带和关节等相连结。

椎间盘：连结上、下两个椎体之间，共23块，除第1、2颈椎之间缺如外，最上一个在第2、3颈椎体之间；最末一个在第5腰椎体与骶骨底之间。椎间盘由外周的纤维环和内部的髓核构成。纤维环为呈环形排列的纤维软骨，前宽后窄；髓核是一种灰白色富有弹性的胶状体，它被限制在纤维环之内。

韧带：连结椎骨的韧带可分长、短两类。长的韧带纵贯脊柱全长，共有三条：前纵韧带位于椎体的前面，上至枕骨大孔前缘，下达第1或第2骶椎体，与椎体边缘及椎间盘结合较紧；后纵韧带位于椎体的后面，较前纵韧带窄，起自枢椎，终于骶管前壁；棘上韧带起自第7颈椎棘突，向下沿各椎骨的棘突尖部止于骶正中嵴，棘上韧带自第7颈椎以上则扩展成为片状的项韧带。短的韧带主要有2条：黄韧带是连结相邻椎弓板之间的韧带；棘间韧带是连结棘突之间的韧带。

关节：包括关节突关节、腰骶关节和寰枢关节。关节突关节由上位椎骨的下关节突与下位椎骨的上关节突构成；腰骶关节是由第5腰椎的下关节突与骶骨上关节突构成；寰枢关节由寰椎和枢椎构成。

140. 肘关节由肱骨下端和桡、尺骨上端构成，包括三个关节。①肱尺关节：由肱骨滑车与尺骨滑车切迹构成。②肱桡关节：由肱骨小头与桡骨上端关节凹构成。③桡尺近侧关节：由桡骨上端的环状关节面与尺骨的桡切迹构成。

结构特点：①三个关节共包在一个关节囊内，有一个共同的关节腔。②关节囊的前后壁薄弱而松弛，但其两侧的纤维增厚，形成桡侧副韧带和尺侧副韧带，以加强肘关节。③关节囊的环形纤维在桡骨头处形成一坚强的桡骨环状韧带。

运动形式：肘关节在冠状轴上可作屈、伸运动。桡尺近侧关节与桡侧远侧关节共同运动在垂直轴上可作旋前、旋后运动。

141. 膝关节由股骨内、外侧髁，胫骨内、外侧髁和髌骨共同构成。

结构特点：①关节囊宽阔而松弛，其前壁不完整，由髌骨和髌韧带填补。②关节囊外两侧有胫、腓侧副韧带加强，以限制胫骨向侧方移位。关节囊内有前、后交叉韧带牢固地连结于股骨与胫骨之间，在伸膝时防止胫骨前后移位。③在股骨与胫骨关节面之间有内、外侧半月板。内侧半月板较大，呈"C"形；而外侧半月板则较小，近似"O"形。半月板可使相关节的两骨嵌合紧密，从而可使伸膝时膝关节更加稳固。此外，在跳跃和剧烈运动时，半月板可起缓冲作用。

运动形式：膝关节在冠状轴上可作屈、伸运动。在屈膝状态下，围绕小腿垂直轴可作旋内、旋外运动。

第三节　肌　　学

习题

一、选择题

(一) A_1 型题

1. 深筋膜包被（　　）
   A. 肌　B. 血管　C. 神经
   D. 腺体　E. 以上都是

2. 一侧斜方肌收缩时，可引起肩胛骨（　　）
   A. 上提　B. 下降　C. 内收
   D. 旋内　E. 旋外

3. 检查斜方肌麻痹，你可要求病人（　　）
   A. 充分展臂　B. 充分屈臂
   C. 仰头　D. 耸肩
   E. 伸脊柱

4. 背阔肌（　　）
   A. 起自全部胸椎的棘突
   B. 止于肱骨的大结节
   C. 两侧收缩可使头后仰
   D. 可使肩关节后伸、内收和旋内
   E. 全肌位于斜方肌深面

5. 背阔肌的作用是（　　）
   A. 臂旋外和后伸
   B. 臂内收、旋内和后伸
   C. 肩胛骨向内下旋转
   D. 伸脊柱
   E. 以上都不是

6. 最强大的脊柱伸肌是（　　）
A. 竖脊肌　B. 背阔肌
C. 斜方肌　D. 腰大肌
E. 臀大肌
7. 关于肌的起止，正确的是（　　）
A. 肌在固定骨上的附着点称起点或动点
B. 肌在移动骨上的附着点称止点或定点
C. 四肢肌多起于肢体的远侧端
D. 躯干肌多起于远离正中线的部位
E. 肌的起止点在一定条件下可以互换
8. 背阔肌的主要作用是使肩关节（　　）
A. 外展　B. 内收　C. 前屈
D. 旋外　E. 环转
9. 引起肩关节内收的肌是（　　）
A. 胸大肌　B. 三角肌
C. 肱二头肌　D. 肱三头肌
E. 斜方肌
10. 食管裂孔（　　）
A. 位于膈中心腱的正中
B. 位于主动脉裂孔的左前方
C. 是食管的下口，与胃贲门相接
D. 其位置相当于第八胸椎水平
E. 以上都不是
11. 腹外斜肌（　　）
A. 没有腱膜
B. 形成腹股沟韧带
C. 形成腹直肌鞘后壁的一部分
D. 肌纤维向内上方集中
E. 位于腹后壁的浅层
12. 腹内斜肌（　　）
A. 位于腹直肌的浅面
B. 其腱膜参与形成腹直肌鞘
C. 其腱膜形成腹股沟韧带
D. 其腱膜参与形成腹股沟管皮下环
E. 其肌纤维由前下方斜向外上方
13. 腹横肌（　　）
A. 位于腹外斜肌与腹内斜肌之间
B. 无腱膜
C. 肌纤维由外上斜向内下
D. 参与形成腹股沟韧带
E. 以上都不是
14. 腹股沟韧带（　　）
A. 为腹内斜肌腱膜的延续
B. 连于髂前下棘和耻骨结节之间
C. 位于腹股沟管的内上方
D. 形成腹股沟管的下壁
E. 形成腹股沟管的前壁
15. 腹直肌鞘（　　）
A. 前层由腹内斜肌和腹外斜肌伸延而成
B. 脐下由腹内斜肌腱膜构成鞘的后层
C. 脐下由腹内斜肌腱膜参与构成鞘的前、后层
D. 脐下 4～5cm 左右，由三层阔肌的腱膜共同构成鞘的前层
E. 以上都不是
16. 腹直肌（　　）
A. 起自剑突和附近肋软骨的前面
B. 全肌有 3～4 条横行的腱划
C. 腱划与腹直肌鞘的后层紧密结合
D. 收缩时，可使脊柱后伸
E. 受腰神经支配
17. 腹股沟管（　　）
A. 位于腹股沟韧带的下方
B. 腹股沟管浅环位于耻骨联合内侧
C. 男性有精索通过
D. 经它伸入阴囊内的疝为腹股沟直疝
E. 以上都不对
18. 腹股沟管腹环（　　）
A. 位于联合腱的内侧

B. 位于腹股沟韧带中点上方 1.5cm 处

C. 腹壁下动脉位于它的外上方

D. 是腹横肌向外的突出口

E. 以上都不对

19. 下列哪一动作是枕额肌的作用（　）

A. 皱额　　B. 皱眉

C. 提上脸　　D. 皱枕部头皮

E. 睁眼

20. 三角肌（　）

A. 位于臂部，起自三角肌粗隆

B. 能使肩关节外展

C. 能使肩关节内收

D. 协助肩胛骨下降

E. 以上都不是

21. 肱二头肌（　）

A. 能使前臂屈

B. 为前臂屈肌群

C. 能使肱骨外展

D. 接受正中神经支配

E. 以上都不是

22. 臀大肌收缩，髋关节产生的动作是（　）

A. 屈　　B. 伸　　C. 内收

D. 外展　　E. 内旋

23. 具有屈髋关节和伸膝关节作用的肌是（　）

A. 长收肌　　B. 半膜肌

C. 股二头肌　　D. 股直肌

E. 以上都不是

24. 既能屈髋关节又能屈膝关节的肌是（　）

A. 股直肌　　B. 缝匠肌

C. 半腱肌　　D. 股二头肌

E. 股四头肌

25. 颞肌（　）

A. 属于表情肌

B. 起于颞窝骨面

C. 止于下颌角的外面

D. 在颅的侧面摸不到

E. 受面神经支配

26. 胸锁乳突肌（　）

A. 只起自锁骨的内侧端

B. 止于乳突

C. 止于颧骨

D. 单侧收缩使头歪向对侧，面转向同侧

E. 受颈神经支配

27. 有关小腿三头肌的作用，哪项正确（　）

A. 伸小腿

B. 背屈踝关节

C. 跖屈踝关节

D. 伸踝关节

E. 屈趾

28. 三角肌（　）

A. 位于臂部

B. 起自三角肌粗隆

C. 止于肱骨大转子

D. 可使肩关节外展

E. 受桡神经支配

29. 股直肌的起止（　）

A. 起于股骨粗线，止于胫骨粗隆

B. 起于髂前下棘，止于胫骨粗隆

C. 起于髂前上棘，止于髌韧带

D. 起于髂前上棘，止于胫骨粗隆

E. 起于股骨体前面，止于髌韧带

30. 肱二头肌长头（　）

A. 起自关节盂的下方

B. 在短头的内侧

C. 长头腱通过肩关节囊

D. 可协助屈肩关节

E. 受正中神经支配

31. 肱三头肌（　）

A. 位于臂的前面

B. 长头起自肩峰

C. 止于桡骨粗隆

D. 可伸肘关节

E. 受腋神经支配

32. 旋前圆肌（　　）

A. 起自肱骨外上髁

B. 止于尺骨体中部外侧

C. 构成肘窝的外侧界

D. 可使前臂旋前并屈肘

E. 受尺神经支配

33. 臀大肌（　　）

A. 只起自髂骨的外面

B. 止于股骨的臀肌粗隆

C. 是髋关节的屈肌

D. 受坐骨神经支配

E. 受股神经支配

34. 股四头肌（　　）

A. 股直肌起自髂前上棘

B. 止于胫骨粗隆

C. 能伸髋关节

D. 能屈膝关节

E. 受坐骨神经支配

35. 小腿肌前群（　　）

A. 可使足背屈

B. 受腓浅神经支配

C. 受胫神经支配

D. 为膝关节的伸肌

E. 瘫痪时，足不能跖屈

36. 小腿三头肌（　　）

A. 由腓骨长肌和比目鱼肌构成

B. 比目鱼肌起自股骨内、外侧髁

C. 以跟腱止于跟骨结节

D. 可使足趾屈并内翻

E. 受腓总神经支配

37. 髋关节最有力的伸肌是（　　）

A. 股二头肌　　B. 半腱肌

C. 半膜肌　　D. 梨状肌

E. 臀大肌

38. 前臂浅层屈肌大多起于肱骨的（　　）

A. 外侧面　　B. 后面　　C. 前面

D. 外上髁　　E. 内上髁

39. 肱二头肌的作用是（　　）

A. 伸前臂　　B. 内收前臂

C. 内旋上臂　　D. 使前臂旋前

E. 使前臂旋后

40. 使肩关节外展最重要的一对肌肉是（　　）

A. 三角肌和肩胛下肌

B. 三角肌和冈上肌

C. 冈上肌和肩胛下肌

D. 三角肌和大圆肌

E. 大圆肌和肩胛下肌

41. 构成半环线以下腹直肌鞘前壁的是（　　）

A. 腹外斜肌腱膜

B. 腹外、腹内斜肌腱膜

C. 腹外、腹内斜肌腱膜和腹横肌的腱膜

D. 腹外斜肌腱膜和腹内斜肌腱膜的前半层

E. 腹外、腹内斜肌腱膜和腹横筋膜

42. 腹股沟韧带（　　）

A. 为腹内斜肌腱膜下缘的增厚

B. 附着于耻骨结节

C. 是腹壁深筋膜增厚形成的

D. 位于腹股沟管皮下环的上方

E. 没有上述特点

43. 膝关节前交叉韧带的作用（　　）

A. 限制胫骨在股骨上向后移动

B. 限制胫骨外旋作用

C. 限制胫骨向前移动

D. 限制后交叉韧带过度紧张

E. 限制膝关节过伸

44. 腹股沟管位于（　　）

A. 腹股沟韧带上方外侧半

B. 腹股沟韧带下方外侧半
C. 腹股沟韧带上方内侧半
D. 腹股沟韧带下方内侧半
E. 腹股沟韧带中段的上方

45. 使足内翻的肌肉是（ ）
A. 腓骨长肌和腓骨短肌
B. 腓骨长肌和胫骨后肌
C. 胫骨前肌和腓肠肌
D. 胫骨前肌和胫骨后肌
E. 以上各组肌肉都不是

（二）A_2 型题

46. 关于肌的形态构造的描述，哪项错误（ ）
A. 骨骼肌包括肌腹和肌腱两部分
B. 四肢骨骼肌多为短肌
C. 肌腹主要由肌纤维组成
D. 肌外面包有肌外膜
E. 每条肌纤维外面包有肌内膜

47. 哪个结构不通过膈的三个裂孔（ ）
A. 主动脉　B. 上腔静脉
C. 胸导管　D. 迷走神经
E. 下腔静脉

48. 关于腱鞘的描述，哪项错误（ ）
A. 由腱纤维鞘和腱滑膜鞘组成
B. 腱滑膜鞘分为壁层和脏层
C. 腱系膜由滑膜形成
D. 包于所有肌腱的表面
E. 有约束肌腱的作用

49. 有关膈的说法，哪一种是错误的（ ）
A. 膈收缩可助呼气
B. 中部为中心腱
C. 有三个裂孔
D. 受膈神经支配
E. 上面有壁胸膜覆盖

50. 关于肋间外肌的描述，哪项错误（ ）
A. 位于各肋间隙的浅层
B. 起自肋骨的下缘
C. 止于下一肋骨的上缘
D. 能降肋助呼气
E. 受肋间神经支配

51. 关于膈的描述，哪项错误（ ）
A. 起自胸廓下口内面及腰椎前面
B. 止于中心腱
C. 上面有壁胸膜覆盖
D. 膈收缩可助呼气
E. 受颈丛的分支支配

52. 腹前外侧肌群不包括（ ）
A. 腹外斜肌　B. 腹内斜肌
C. 腹横肌　D. 腹直肌
E. 腰大肌

53. 关于胸锁乳突肌的说法，哪项错误（ ）
A. 起自胸骨柄前面和锁骨内侧端
B. 两侧收缩，头向后仰
C. 单侧收缩，使头屈向对侧，面转向同侧
D. 属于颈肌
E. 单侧收缩，使头屈向同侧，面转向对侧

54. 咀嚼肌不包括（ ）
A. 翼内肌　B. 翼外肌
C. 颊肌　D. 咬肌
E. 颞肌

55. 下列何肌不属于舌骨下肌群（ ）
A. 胸骨舌骨肌　B. 甲状舌骨肌
C. 颏舌骨肌　D. 肩胛舌骨肌
E. 胸骨甲状肌

56. 关于肱二头肌的描述，哪项错误（ ）
A. 长头起自关节盂上方
B. 短头起自喙突

C. 以腱止于桡骨粗隆
D. 可使已处于旋前位的前臂旋后
E. 受肌皮神经支配

57. 关于前臂肌前群的描述，哪项错误（　　）
A. 包括屈腕的肌
B. 包括屈指的肌
C. 包括使前臂旋后的肌
D. 旋前圆肌受正中神经支配
E. 尺侧腕屈肌受尺神经支配

58. 前臂肌后群深层不包括（　　）
A. 旋后肌　B. 拇长展肌
C. 拇短伸肌　D. 拇长伸肌
E. 指伸肌

59. 小腿三头肌瘫痪时，足不能（　　）
A. 背屈　B. 跖屈　C. 内翻
D. 外翻　E. 伸

60. 不参与桡腕关节组成的是（　　）
A. 手舟骨　B. 月骨
C. 三角骨　D. 尺骨下端
E. 桡骨下端

（三）X 型题

61. 斜方肌起于（　　）
A. 肩胛冈　B. 枕外隆凸
C. 项韧带　D. 全部胸椎棘突
E. 胸骨

62. 斜方肌的止点，包括（　　）
A. 胸椎棘突　B. 肩胛冈
C. 肩峰　D. 枕外隆凸
E. 锁骨的外侧端

63. 背阔肌的作用，包括（　　）
A. 使肩关节内收
B. 使肩关节外展
C. 使肩关节旋内
D. 使肩关节旋外
E. 使肩关节屈曲

64. 胸大肌起自（　　）
A. 胸骨
B. 锁骨内侧半
C. 第 1～6 肋软骨
D. 全部肋软骨前面
E. 肱骨大结节嵴

65. 胸大肌的作用有（　　）
A. 使肩关节内收
B. 使肩关节外展
C. 使肩关节旋内
D. 使肩关节旋外
E. 使肩关节屈曲

66. 关于竖脊肌（骶棘肌）的描述，正确的有（　　）
A. 是背部最长而且最大的肌
B. 可使脊柱后伸和仰头
C. 受脊神经后支支配
D. 属于背部浅层肌
E. 可使脊柱前屈

67. 关于膈的描述，正确的有（　　）
A. 其周围部为肌质部，起自胸廓下口内面及腰椎前面
B. 各部肌束向中央集中移行于中心腱
C. 迷走神经和食管一起通过食管裂孔
D. 膈收缩时，可协助吸气
E. 膈舒张时，可协助呼气

68. 腹肌前外侧群包括（　　）
A. 腹直肌　B. 腹外斜肌
C. 腹内斜肌　D. 腹横肌
E. 腰方肌

69. 关于腹外斜肌的描述，正确的有（　　）
A. 肌纤维自外上斜向前内下
B. 其腱膜参与构成腹直肌鞘
C. 其腱膜形成腹股沟韧带
D. 可使脊柱前屈、侧屈
E. 可使脊柱后伸

70. 关于腹内斜肌的描述，正确的有（　　）

A. 大部分肌束向内上方，下部肌束向内下方
B. 参与构成腹股沟镰
C. 参与构成提睾肌
D. 参与构成腹直肌鞘
E. 参与构成腹股沟韧带

71. 关于腹横肌的叙述，正确的有（　　）

A. 参与构成腹直肌鞘
B. 参与构成腹股沟韧带
C. 参与构成提睾肌
D. 肌纤维向前内横行
E. 参与构成腹股沟镰

72. 关于腹直肌的叙述，正确的有（　　）

A. 位于腹白线两侧的腹直肌鞘内
B. 能降肋助呼气
C. 深面有腹壁上、下血管
D. 肌的全长被 3～4 条横行的腱划分成多个肌腹
E. 能使脊柱前屈

73. 关于腹股沟管的叙述，正确的有（　　）

A. 在腹股沟内侧半稍上方
B. 为腹外侧壁下部的肌间隙
C. 男性有精索通过
D. 女性有子宫圆韧带通过
E. 患病时，腹腔内的肠或其他内容物经腹股沟管下降时，称为腹股沟斜疝

74. 构成腹股沟镰（联合腱）的有（　　）

A. 腹外斜肌腱膜
B. 腹内斜肌腱膜
C. 腹横肌腱膜
D. 提睾肌和腹内斜肌腱膜
E. 提睾肌和腹外斜肌腱膜

75. 构成提睾肌的是（　　）

A. 腹外斜肌　　B. 腹内斜肌
C. 前锯肌　　D. 腹横肌
E. 腹直肌

76. 主要的面肌有（　　）

A. 枕额肌　　B. 眼轮匝肌
C. 口轮匝肌　D. 颊肌
E. 咬肌

77. 下述各肌中，属于咀嚼肌的有（　　）

A. 咬肌　　B. 颞肌
C. 颊肌　　D. 口轮匝肌
E. 甲状舌骨肌

78. 关于眼轮匝肌的叙述，正确的有（　　）

A. 只位于眼睑部
B. 收缩时，使眼裂闭合
C. 由面神经支配
D. 由三叉神经支配
E. 由动眼神经支配

79. 关于颊肌的叙述，正确的有（　　）

A. 属面肌
B. 紧贴于口腔侧壁的粘膜
C. 帮助咀嚼和吸吮
D. 由三叉神经支配
E. 由面神经支配

80. 关于胸锁乳突肌的叙述，正确的有（　　）

A. 起自胸骨柄和锁骨的胸骨端
B. 止于乳突
C. 两侧收缩使头后仰
D. 受副神经支配
E. 单侧收缩使头屈向同侧，面转向对侧

81. 胸锁乳突肌的作用有（　　）

A. 一侧收缩，使头向同侧屈，面转

向对侧
B. 一侧收缩，使头向对侧屈，面转向对侧
C. 双侧收缩，使头向前屈
D. 双侧收缩，使头向后仰
E. 以上都不对

82. 关于三角肌的叙述，正确的有（　　）
A. 位于肩部
B. 起于锁骨的外侧段
C. 起于肩峰和肩胛冈
D. 止于肱骨三角肌粗隆
E. 主要作用是使上臂内收

83. 关于肱二头肌的叙述，正确的有（　　）
A. 起于肩胛骨的关节盂上方
B. 为上臂部重要的肌性标志
C. 收缩时，能屈肘
D. 兼有屈肩及前臂旋后的作用
E. 止于桡骨粗隆

84. 肱二头肌的作用有（　　）
A. 使前臂旋前
B. 使前臂伸展
C. 主要为屈肘关节
D. 兼有协助屈肩关节及前臂旋后作用
E. 使肩关节外展

85. 关于肱三头肌的叙述，正确的有（　　）
A. 长头起于肩胛骨关节盂的下方
B. 止于尺骨鹰嘴
C. 短头起于喙突
D. 受桡神经支配
E. 主要作用是伸肘关节

86. 肱三头肌的起点为（　　）
A. 长头起于肩胛骨的喙突
B. 长头起于肩胛骨的关节盂上方
C. 长头起于肩胛骨的关节盂下方
D. 外侧头起于肱骨后面，桡神经沟的外上方
E. 内侧头起于肱骨后面，桡神经沟的内上方

87. 使前臂作旋前运动的肌有（　　）
A. 旋前圆肌　　B. 肱桡肌
C. 旋前方肌　　D. 肱二头肌
E. 尺侧腕屈肌

88. 使前臂作旋后运动的肌肉有（　　）
A. 旋前圆肌　　B. 旋后肌
C. 肱三头肌　　D. 肱二头肌
E. 旋前方肌

89. 关于臀大肌的叙述，正确的有（　　）
A. 起于髂骨外面和骶、尾骨的后面
B. 止于股骨的臀肌粗隆
C. 为强有力的伸大腿肌
D. 由臀下神经支配
E. 为强有力的内收大腿肌

90. 关于股四头肌的叙述，正确的有（　　）
A. 股直肌能屈膝关节
B. 止于胫骨粗隆
C. 受闭孔神经支配
D. 能伸膝关节
E. 受股神经支配

91. 股四头肌的作用有（　　）
A. 使髋关节伸直
B. 使髋关节内收
C. 使髋关节屈曲
D. 使膝关节伸直
E. 使膝关节屈曲

92. 维持人体直立强有力的肌肉是（　　）
A. 斜方肌　　B. 臀大肌
C. 背阔肌　　D. 竖脊肌（骶棘肌）
E. 胫骨前肌

93. 关于缝匠肌的叙述，正确的有（　　）

A. 位于大腿前部，斜向内下方

B. 起于髂前上棘

C. 止于胫骨上端的内侧面

D. 主要作用是屈髋关节和屈膝关节

E. 主要作用是使髋关节伸展和使膝关节旋外

94. 关于小腿三头肌的叙述，正确的有（　　）

A. 由腓肠肌和比目鱼肌合成

B. 以跟腱止于跟骨结节

C. 收缩时，屈踝关节（跖屈）和屈膝关节

D. 受腓总神经支配

E. 受胫神经支配

95. 组成跟腱的肌肉有（　　）

A. 腓骨长肌　B. 腓肠肌

C. 胫骨后肌　D. 比目鱼肌

E. 趾长屈肌

96. 头颈部重要的肌性标志有（　　）

A. 咬肌　B. 颞肌

C. 胸锁乳突肌　D. 胸骨舌骨肌

E. 中斜角肌

97. 胸腹部的重要肌性标志有（　　）

A. 胸大肌　B. 腹直肌

C. 腹外斜肌　D. 腹内斜肌

E. 腹横肌

98. 上肢重要的肌性标志有（　　）

A. 三角肌　B. 肱二头肌

C. 桡侧腕屈肌　D. 掌长肌

E. 尺侧腕屈肌

99. 腕部掌侧的肌性标志，可以摸到的有（　　）

A. 拇长屈肌腱

B. 桡侧腕屈肌腱

C. 指深屈肌腱

D. 掌长肌腱

E. 尺侧腕屈肌腱

100. 下肢的肌性标志有（　　）

A. 臀大肌

B. 股四头肌

C. 半腱肌、半膜肌

D. 腓肠肌二个头

E. 跟腱

101. 使下颌骨上提的肌肉有（　　）

A. 颞肌　B. 咬肌

C. 颊肌　D. 二腹肌

E. 颏舌肌

102. 使肩关节外展（上臂外展）的肌肉有（　　）

A. 斜方肌　B. 背阔肌

C. 三角肌　D. 冈上肌

E. 胸大肌

103. 使肩关节内收（上臂内收）的肌肉有（　　）

A. 三角肌　B. 胸大肌

C. 胸小肌　D. 背阔肌

E. 冈上肌

104. 使肘关节前屈的肌肉有（　　）

A. 背阔肌　B. 三角肌

C. 肱二头肌　D. 肱桡肌

E. 肱三头肌

105. 下列哪些肌肉参加髋关节屈曲（　　）

A. 髂腰肌　B. 缝匠肌

C. 股直肌　D. 阔筋膜张肌

E. 梨状肌

106. 下列诸肌，使髋关节伸的肌肉有（　　）

A. 股二头肌　B. 半腱肌

C. 半膜肌　D. 臀大肌

E. 股四头肌

107. 使膝关节屈的肌肉有（　　）

A. 股二头肌　B. 股四头肌

C. 半腱肌　D. 半膜肌

E. 胫骨后肌

108. 下述各肌肉中，哪些能使足内翻（　　）

A. 胫骨前肌　　B. 胫骨后肌

C. 腓骨长肌　　D. 腓骨短肌

E. 比目鱼肌

109. 下列各肌肉中，哪些能使足外翻（　　）

A. 腓肠肌　　B. 腓骨长肌

C. 腓骨短肌　　D. 胫骨前肌

E. 胫骨后肌

110. 关于上臂肌前群的叙述，正确的有（　　）

A. 包括肱二头肌、肱肌、喙肱肌

B. 主要作用是屈肘关节

C. 由肌皮神经支配

D. 附着肩胛骨

E. 主要作用是伸肘关节

111. 关于大腿肌前群的叙述，正确的有（　　）

A. 缝匠肌

B. 股四头肌

C. 阔筋膜张肌

D. 缝匠肌和股四头肌由股神经支配

E. 阔筋膜张肌由臀上神经支配

112. 关于大腿肌内侧群的叙述，正确的有（　　）

A. 耻骨肌　　B. 股薄肌

C. 长收肌　　D. 大收肌

E. 由闭孔神经支配

113. 关于大腿肌后群的叙述，正确的有（　　）

A. 股二头肌　　B. 半腱肌

C. 半膜肌　　D. 臀大肌

E. 由坐骨神经支配

114. 关于小腿肌前群的叙述，正确的有（　　）

A. 胫骨前肌　　B. 踇长伸肌

C. 趾长伸肌　　D. 趾长屈肌

E. 由腓深神经支配

115. 关于小腿肌外侧群的叙述，正确的有（　　）

A. 腓骨长肌　　B. 腓骨短肌

C. 踇长伸肌　　D. 趾长伸肌

E. 由腓浅神经支配

116. 关于小腿肌后群的叙述，正确的有（　　）

A. 小腿三头肌　　B. 趾长屈肌

C. 胫骨后肌　　D. 踇长屈肌

E. 由胫神经支配

117. 下列肌中附着于胸骨的有（　　）

A. 胸大肌　　B. 腹直肌

C. 腹外斜肌　　D. 腹内斜肌

E. 胸锁乳突肌

118. 胸固有肌包括（　　）

A. 胸小肌　　B. 肋间内肌

C. 前锯肌　　D. 胸大肌

E. 肋间外肌

119. 斜方肌的作用是（　　）

A. 上提肩胛骨

B. 使肩胛骨下降

C. 外展肩关节

D. 使脊柱后伸并仰头

E. 牵引肩胛骨向脊柱靠拢

120. 使前臂旋后的肌是（　　）

A. 肱二头肌　　B. 肱三头肌

C. 肱肌　　D. 旋后肌

E. 喙肱肌

121. 三角肌起自（　　）

A. 锁骨的外侧段　　B. 肩峰

C. 肩胛冈　　D. 喙突

E. 三角肌粗隆

122. 能屈膝关节又能伸髋关节的肌是（　　）

A. 股四头肌　　B. 半腱肌

C. 半膜肌　　D. 股二头肌

E. 小腿三头肌

123. 使足跖屈的肌是（　）

A. 小腿三头肌　B. 踇长屈肌

C. 趾长屈肌　D. 胫骨后肌

E. 胫骨前肌

二、非选择题

（一）填空题

124. 上臂前群肌有________、________和________三块。

125. 上臂前群肌主要作用是________和________。

126. 上臂后群肌仅有________一块，主要作用是________。

127. 肱三头肌起端有三个头：即长头起自________，外侧头起自________，内侧头起自________，三个头的肌纤维向下行，借肌腱共同止于________。

128. 肱二头肌位于________，有二个头，即长头起自________，短头起自________，两头的肌纤维向下行，借肌腱止于________，主要作用是________。

129. 胸大肌位于________，起自________、________和________，止于________。

130. 胸大肌主要作用是________、________、________。

131. 背阔肌位于________，起自________、________、________，止于________。

132. 背阔肌主要作用________和________。

133. 大腿内侧群肌有________、________、________、________、________五块，主要作用使________。

134. 缝匠肌位于________及________，起自________，斜向下内，止于________，主要作用________和________。

135. 臀大肌位于________，起自________和________，肌束向下外行，止于________，主要作用________。

136. 胸锁乳突肌位于________，起自________和________，两头回合后斜向下后方，止于________。

137. 胸锁乳突肌一侧收缩，使头屈向________，面转向________，两侧同时收缩，使头向________。

138. 每块骨骼肌都由________和________两部分构成。

139. 膈上有三个裂孔：（1）________孔，有________及________通过；（2）________孔，有________及________通过；（3）________孔，有________通过。

140. 腹肌的前外侧群包括________、________、________和________，后群有________和________。

141. 腹股沟管的内口称________，外口称________，腹股沟管在男性有________通过，女性有________通过。

142. 咬肌起自________，止于________，其主要作用是________。

143. 股四头肌有四个头，分别称为________、________、________和________，四个头会合后以髌韧带止于________。该肌的主要作用是________。

144. 能屈髋关节又能屈膝关节的肌是________；能屈髋关节又能伸膝关节的肌是________；能伸髋关节又能屈膝关节的肌是________、________和________。

145. 小腿三头肌包括________肌和________肌。三个头会合后以跟腱止于________。该肌的主要作用是________和________。

146. 使足内翻的肌主要有________和________；使足外翻的肌主要有________和________。

147. 肌按其外形大致可分为________、________、________和________4种。

148. 胸腰筋膜包裹在________和________的周围，在________筋膜明显增厚。

149. 膈的肌束起自胸廓下口的周缘和腰椎前面，可分为________、________和________3部，各部肌束都止于中央的________。

150. 参加咀嚼运动的咀嚼肌包括________、________、________、________。

151. 阔筋膜张肌起自________，向下移行于________，其作用为________、________。

152. 大腿后群肌有________、________和________。

153. 颈肌依其所在位置分为________、________和________。

154. 胸锁乳突肌起自________和________、止于________。

155. 使上臂旋外的肌肉有________、________、________、________。

156. ________位于掌骨间隙内，可分为________3块和________4块。

157. 大腿肌位于股骨周围，可分为________、________和________。

（二）名词解释

158. 骨骼肌

159. 腱膜、中心腱和中间腱

160. 浅筋膜

161. 滑液囊

162. 胸腰筋膜

163. 主动脉裂孔

164. 腹白线

165. 腹直肌鞘

166. 半环线

167. 斜角肌间隙

168. 翼状襞

169. 腱鞘

170. 腹股沟管皮下环

171. 腹股沟镰（联合腱）

172. 腹股沟管

173. 跟腱

174. 拇指对掌运动

175. Camper 筋膜

176. Scapa 筋膜

177. 腹股沟管深环

（三）简答题

178. 肌的形态和结构如何？

179. 肌有哪些辅助装置？

180. 什么叫肌的起点（定点）、止点（动点）？

181. 试述胸大肌、背阔肌的位置、起止和作用。

182. 试述膈的位置、形态、裂孔和作用。

183. 前外侧群肌肉包括哪几块？每块肌肉的纤维是怎样走行的？

184. 腹直肌鞘由哪些肌肉的腱膜构成的？是如何构成的？

185. 试述臀大肌、股四头肌、小腿三头肌的位置、起止和作用。

186. 维持人体解剖学姿势，主要有哪些肌肉参与？

187. 竖脊肌的位置和作用怎样？

188. 主要的呼吸肌有哪些？各作用如何？

189. 腹股沟管的位置和组成怎样？管内有何结构通过？

190. 面肌主要有哪些？各肌作用如何？

191. 咀嚼肌主要有哪些？各肌有何作用？

192. 旋前圆肌的位置、起止和作用如何？

193. 前臂肌分几群？各群有哪些肌？

194. 大腿肌分几群？各群包括哪些肌？

195. 小腿肌分几群？各群包括哪些肌？

196. 试述参加肘关节屈、伸运动的肌各有哪些

197. 试述参加膝关节屈和伸运动的肌各有哪些？

（四）论述题

198. 骨骼肌按其形态可分为哪几种？主要分布于什么部位？若按其所在部位，又可分为哪几种？

199. 试述胸锁乳突肌、三角肌、肱二头肌、肱三头肌的位置、起止和作用。

200. 试述参加肩关节屈、伸、外展、内收、旋内和旋外运动的肌分别有哪些？

201. 试述参加髋关节屈、伸、外展、内收、旋内和旋外运动的肌分别有哪些？

答案

一、选择题

（一）A_1 型题

1.E	2.C	3.D	4.D	5.B
6.A	7.E	8.B	9.A	10.B
11.B	12.B	13.E	14.D	15.D
16.B	17.C	18.B	19.A	20.B
21.A	22.B	23.D	24.B	25.B
26.B	27.C	28.D	29.B	30.C
31.D	32.D	33.B	34.B	35.A
36.C	37.E	38.E	39.E	40.B
41.C	42.B	43.C	44.C	45.D

（二）A_2 型题

46.B	47.B	48.D	49.A	50.D
51.D	52.E	53.C	54.C	55.C
56.D	57.C	58.E	59.B	60.D

（三）X 型题

61.ABCD	62.BCE	63.AC
64.ABC	65.AC	66.ABC
67.ABCDE	68.ABCD	69.ABCD
70.ABCD	71.ACDE	72.ABCDE
73.ABCDE	74.BC	75.BD
76.ABCD	77.AB	78.BC
79.ABCE	80.ABCDE	81.AD
82.ABCD	83.ABCDE	84.CD
85.ABDE	86.CDE	87.AC
88.BD	89.ABCD	90.BDE
91.CD	92.BD	93.ABCD
94.ABCE	95.BD	96.ABC
97.ABC	98.ABCDE	99.BDE
100.ABCDE	101.AB	102.CD
103.BD	104.CD	105.ABCD
106.ABCD	107.ABCD	108.AB
109.BC	110.ABC	111.ABD
112.ABCDE	113.ABCE	114.ABCE
115.ABE	116.ABCDE	117.ABE
118.BE	119.ABE	120.AD
121.ABC	122.BCD	123.ABCD

二、非选择题

（一）填空题

124. 肱二头肌　喙肱肌　肱肌

125. 屈肘关节　屈肩关节

126. 肱三头肌　伸肘关节

127. 肩胛骨关节盂的下方　桡神经沟外上方　桡神经沟内下方　尺骨鹰嘴

128. 上臂前面　肩胛骨关节盂的上方　肩胛骨喙突　桡骨粗隆　屈肘关节

129. 胸前部浅层　锁骨内侧半　胸骨上 6 个肋软骨　肱骨大结节嵴

130. 使肱骨内收　内旋　上提躯干

131. 背部下方浅层　下 6 个胸椎棘突　全部腰椎的棘突　髂嵴后份　肱骨小结节嵴

132. 肱骨内收、内旋、后伸　上提躯干

133. 耻骨肌　长收肌　短收肌　大收肌　股薄肌　大腿内收

134. 大腿的前面　内侧　髂前上棘　胫骨上端内侧面　屈大腿　屈小腿

135. 臀部浅层　髂骨外面　骶、尾骨背面　臀肌粗隆　伸髋关节

136. 颈部两侧　胸骨柄　锁骨的内侧段　乳突

137. 同侧　对侧　后仰

138. 肌腹　肌腱

139. 主动脉裂　主动脉　胸导管　食管裂　食管　迷走神经　腔静脉　下腔静脉

140. 腹直肌　腹外斜肌　腹内斜肌　腹横肌　腰大肌　腰方肌

141. 深环（腹环）　浅环（皮下环）　精索　子宫圆韧带

142. 颧弓　下颌角外面　上提下颌骨

143. 股直肌　股内侧肌　股外侧肌　股中间肌　胫骨粗隆　伸膝关节

144. 缝匠肌　股直肌　股二头肌　半腱肌　半膜肌

145. 腓肠　比目鱼　跟骨结节　屈小腿　上提足跟

146. 胫骨前肌　胫骨后肌　腓骨长肌　腓骨短肌

147. 长肌　短肌　阔肌　轮匝肌

148. 竖脊肌　腰方肌　腰部

149. 胸骨部　肋部　腰部　中心腱

150. 咬肌　颞肌　翼外肌　翼内肌

151. 髂前上棘　髂胫束　屈大腿　使阔筋膜紧张

152. 股二头肌　半腱肌　半膜肌

153. 颈浅肌群　舌骨上肌群　舌骨下肌群　颈深肌群

154. 胸骨柄前面　锁骨胸骨端　颞骨乳突

155. 三角肌　冈下肌　小圆肌　肱二头肌

156. 骨间肌　骨间掌侧肌　骨间背侧肌

157. 前群　后群　内侧群

（二）名词解释

158. 人体的横纹肌大都跨过关节，附着于骨面，故称为骨骼肌。由于它们的运动能受意志支配，故又称随意肌。

159. 阔肌的腱呈膜状，称为腱膜（如腹外斜肌）；腱膜若位于肌的中心，则称为中心腱（如膈肌）；位于两个肌腹之间的腱叫中间腱（如二腹肌）。

160. 浅筋膜又名皮下筋膜，位于真皮之下，包被整个身体，由疏松结缔组织构成，其中含有脂肪组织、浅静脉、淋巴管和皮神经。

161. 滑液囊是指位于皮肤、肌、肌腱或韧带与骨面之间的密闭的结缔组织扁囊，囊腔内含有少量滑液。此囊有的与关节腔相通，有的则独立存在。其作用是增加滑润，减少摩擦，促进运动的灵活性。

162. 胸腰筋膜是位于竖脊肌和腰方肌周围的深筋膜，在腰部增厚。鞘的外侧缘为背阔肌和腹部肌的起始部，鞘的后壁为胸腰筋膜的浅层，鞘的前壁为胸腰筋膜的深层。

163. 约在第 12 胸椎水平处膈与脊柱之间的裂孔，称为主动脉裂孔，有主动脉和胸导管通过。

164. 两侧腹直肌鞘的纤维在正中线上彼此交织构成腹白线，其上方起自剑突，下方抵止耻骨联合。约在白线的中点处有一环形腱板叫脐环，为胎儿脐带通过的地方。腹白线上面的皮肤呈暗条纹，脐以下条纹较宽而明显。

165. 腹直肌鞘是由腹壁三层阔肌的腱膜包裹腹直肌构成的。前壁是由腹外斜肌腱膜和腹内斜肌腱膜的前层愈合而成；后壁由腹内斜肌腱膜的后层和腹横肌腱膜愈合而成（半环线以上部分）。

166. 腹直肌鞘的后壁在脐下 4～5cm 处缺如，其后壁下缘形成凸向上的弧形线，称

为半环线（弓状线）。此线以下的腹直肌后面就直接与腹横筋膜相贴。

167. 由前、中斜角肌与第1肋三者之间形成的空隙，称为斜角肌间隙，有臂丛和锁骨下动脉通过。

168. 翼状襞是指膝关节囊的滑膜层于髌下部的两侧突入关节腔而成，襞内充填脂肪组织。

169. 腱鞘包于某些长肌腱周围的鞘管，多位于手足摩擦较大的部位。由外层的腱纤维鞘和内层的腱滑膜鞘共同组成。

170. 腹股沟管皮下环是腹股沟管的外口，位于腹股沟韧带内侧端上方的腱膜形成的一个三角形裂隙。

171. 由腹内斜肌腿膜的下内侧部和腹横肌腱膜形成腹股沟镰（联合腱），止于耻骨。

172. 腹股沟管是男性精索或女性子宫圆韧带通过的一条裂隙，位于腹股沟韧带内侧半的上方，长约4.5cm。

173. 由比目鱼肌和腓肠肌的腱膜向下合成人体最粗大的肌腱称跟腱，止于跟骨结节。

174. 拇指尖与其他指远节的掌面相接触的运动称为对掌运动，此运动是拇指腕掌关节的动作。

175. 腹前壁的浅筋膜在脐以下分浅、深两层。浅层含有脂肪组织，称为脂肪层Camper筋膜。

176. 腹前壁的浅筋膜在脐以下分浅、深两层。深层内有弹性纤维，称为膜性层Scapa筋膜。

177. 在腹股沟韧带中点上方1.5cm处，为腹横筋膜随精索或子宫圆韧带向外的突口，称为腹股沟管深环（腹环）。

（三）简答题

178. 肌的形态可分为长肌、短肌、阔肌和轮匝肌四种。长肌多见于四肢，收缩时引起大幅度的运动。短肌多分布于躯干的深层，具有明显的节段性，收缩时运动幅度较小。阔肌扁而薄，多分布于胸、腹壁，收缩时除运动躯干外，还对内脏起保护和支持作用。轮匝肌多呈环形，位于孔、裂的周围，收缩时使孔、裂关闭。

每块骨骼肌都由肌腹和肌腱两部分构成。肌腹主要由肌纤维构成，柔软而有收缩能力。肌腱主要由腱纤维构成，强韧而无收缩能力，位于肌腹的两端。肌腹以腱附着于骨。长肌的肌腹呈梭形，两端的腱较细小，呈条索状。阔肌的腱称腱膜。

179. 肌的辅助装置包括筋膜、滑膜囊和腱鞘。①筋膜：可分浅、深筋膜两类。浅筋膜又称皮下筋膜，位于皮下，由疏松结缔组织构成，含有脂肪组织、浅静脉、淋巴管和皮神经。深筋膜又称固有筋膜，由致密结缔组织构成，遍布全身，分别包裹肌、血管和神经等。四肢的深筋膜伸入肌群之间，附着于骨，构成肌间隔。②滑膜囊：密闭的结缔组织扁囊，内含滑液，多存在于皮肤、肌、肌腱与骨面之间，其作用为减少摩擦。③腱鞘：是套在某些长肌腱表面的鞘管，主要分布于手、足等处活动性较大的部位。腱鞘可分为纤维层和滑膜层两部分。纤维层又称腱纤维鞘，位于外层，由增厚的深筋膜和骨膜共同形成的管道并附着于骨面。滑膜层又称腱滑膜鞘，位于腱纤维鞘内，由滑膜构成，为双层套管状，分脏、壁两层。脏层（内层）紧包肌腱的表面；壁层（外层）紧贴腱纤维鞘的内面。脏、壁两层在肌腱的深面相互移行的部分称腱系膜，其内有血管神经等通过。

180. 肌肉一般都以两端附着于骨，中间至少跨过一个关节。肌肉收缩时，通常一骨的位置相对固定，另一骨的位置相对移动。肌在固定骨上的附着点称为起点（定点），而在移动骨上的附着点则称为止点

（动点）。起点（定点）和止点（动点）是相对的，在一定条件下两者可以互换。

181. 胸大肌

位置：位于胸廓的前上部，居于皮下。

起点：锁骨的内侧半、胸骨和第 1～6 肋软骨。

止点：肱骨大结节嵴。

作用：使肱骨内收和旋内，若上肢固定，可提肋及上提躯干。

背阔肌

位置：位于背下部及胸部后外侧。

起点：以腱膜起于下 6 个胸椎及全部腰椎的棘突。

止点：肱骨小结节嵴。

作用：使肱骨内收、旋内和后伸；若上肢固定则上提躯干。

182. 膈位于胸腔与腹腔之间，封闭胸廓下口，呈穹窿状。其周围为肌质部，各部肌束向中央移行于中心腱。膈上有三个裂孔：①主动脉裂孔在膈与脊柱之间，平第 12 胸椎高度，有主动脉及胸导管通过。②食管裂孔位于主动脉裂孔的左前方，平第 10 胸椎高度，有食管及迷走神经通过。③腔静脉孔位于食管裂孔右前方的中心腱内，平第 8 胸椎高度，有下腔静脉通过。

膈为主要的呼吸肌。收缩时，穹窿顶下降，使胸腔容积扩大，引起吸气；舒张时，穹窿顶上升，使胸腔容积减小，引起呼气。膈与腹肌同时收缩，能增加腹压，可协助排便、呕吐及分娩活动。

183. 腹前外侧群肌肉主要有腹直肌、腹外斜肌、腹内斜肌和腹横肌。

腹直肌肌纤维是由下向上走行。腹外斜肌肌纤维是自后上行向前下方。腹内斜肌肌纤维上方大部分自外下行向前上方，其下部肌纤维行向前下方。腹横肌纤维则由后外行向前内。

184. 腹直肌鞘为包裹腹直肌的纤维性鞘，是由腹外斜肌、腹内斜肌和腹横肌的腱膜构成。

腹直肌鞘分前、后两层：前层由腹外斜肌腱膜和腹内斜肌腱膜的前层愈合而成。后层由腹内斜肌腱膜的后层与腹横肌腱膜愈合而成。在脐下 4～5cm 处以下，腹内斜肌和腹横肌的腱膜都转到腹直肌的前方，共同参与腹直肌鞘前层的构成，因此，此处缺乏腹直肌鞘后层，使腹直肌后面直接与腹横筋膜相贴。

185. 臀大肌

位置：位于臀部皮下，构成臀部丰隆外形。

起点：髂骨外面和骶、尾骨的后面外侧。

止点：股骨的臀肌粗隆。

作用：主要伸髋关节；尚可使股骨旋外。

股四头肌

位置：位于大腿前面。

起点：有四个头，分别为股直肌、股内侧肌、股外侧肌和股中间肌。股直肌起于髂前下棘；股内侧肌起于股骨粗线；股外侧肌也起于股骨粗线；股中间肌则起自股骨体前面。

止点：四个头向下形成一个腱，包绕髌骨的前面及两侧缘，向下延续为髌韧带，止于胫骨粗隆。

作用：主要伸膝关节；股直肌可以屈髋关节。

小腿三头肌

位置：位于小腿后面皮下，形成膨隆的外形。

起点：小腿三头肌由腓肠肌和比目鱼肌合成。腓肠肌外侧头起于股骨外侧髁，内侧头起于股骨内侧髁；比目鱼肌则起自胫、腓骨上端后面。

止点：两肌会合形成跟腱，止于跟骨结

节。

186. 维持人体解剖学姿势主要有胸锁乳突肌、竖脊肌、臀大肌、股四头肌和小腿三头肌参与。

187. 竖脊肌又称骶棘肌，为背肌中最长、最大的肌，纵列于棘突的两侧，位于斜方肌、背阔肌的深面。作用：使脊柱后伸和仰头，对保持人体直立姿势有重要作用。

188. 主要的呼吸肌有膈、肋间外肌、肋间内肌。①膈：收缩时，圆顶下降，胸腔容积扩大，引起吸气；舒张时，圆顶恢复原位，胸腔容积减少，引起呼气。膈与腹肌收缩，则能增加腹压，可协助排便、呕吐及分娩等。②肋间外肌：起自各肋的下缘，肌束斜向前下止于下位肋的上缘。收缩时，可提肋助吸气。③肋间内肌：位于肋间外肌深面，肌束方向与肋间外肌交叉。收缩时，可降肋助呼气。

189. 腹股沟管位于腹前外侧壁的下部，腹股沟韧带内侧半上方，为由外上斜向内下的裂隙，长约 4.5cm。

腹股沟管有 2 个口和 4 个壁。管的内口称腹股沟管深环（腹环），位于腹股沟韧带中点上方约 1.5m 处；管的外口称腹股沟管浅环（皮下环），位于耻骨结节外上方。管的前壁是腹外斜肌腱膜和腹内斜肌，后壁是腹横筋膜和腹股沟镰，上壁是腹内斜肌和腹横肌的弓状下缘，下壁是腹股沟韧带。男性为精索通过，女性为子宫圆韧带通过。

190. 面肌主要有枕额肌、眼轮匝肌、口轮匝肌和颊肌。

（1）枕额肌：由额腹、枕腹和帽状腱膜组成。额腹和枕腹分别位于额部和枕部皮下，两肌腹在颅盖骨上以帽状腱膜相连。额腹收缩时，可提眉并使额部皮肤出现皱纹；枕腹可向后牵拉帽状腱膜。

（2）眼轮匝肌：位于眼裂周围，收缩时，使眼裂闭合。

（3）口轮匝肌：位于口裂周围，收缩时，使口裂闭合。

（4）颊肌：位于颊的深部，紧贴口腔侧壁的粘膜。收缩时，使唇、颊紧贴牙齿，帮助咀嚼和吸吮。

191. 咀嚼肌主要有咬肌和颞肌。

（1）咬肌：起自颧弓，向后下止于下颌角外面（咬肌粗隆）。

（2）颞肌：起自颞窝骨面，止于下颌骨的冠突。

咬肌和颞肌收缩时均可上提下颌骨，使上、下颌牙咬合。

192. 位置：前臂前面。起点：肱骨内上髁。止点：桡骨体中部外侧。作用：使前臂旋前并屈肘。

193. 前臂肌分前、后两群。

（1）前群：位于前臂的前部共 9 块，分浅、深两层。浅层 6 块，自桡侧向尺侧依次为肱桡肌、旋前圆肌、桡侧腕屈肌、掌长肌、指浅屈肌和尺侧腕屈肌。深层共 3 块，在桡侧有拇长屈肌，尺侧有指深屈肌，在桡、尺骨远端的前面有旋前方肌。以上肌分别有屈肘、屈腕、屈指和使前臂旋前的作用。

（2）后群：位于前臂的后部，共 10 块，分浅、深两层。浅层共 5 块，自桡侧向尺侧依次为桡侧腕长伸肌、桡侧腕短伸肌、指伸肌、小指伸肌和尺侧腕伸肌。深层共 5 块，由近侧向远侧依次为旋后肌、拇长展肌、拇短伸肌、拇长伸肌和示指伸肌。以上肌分别有伸肘、伸腕、伸指和旋后的作用。

194. 大腿肌可分为前群、后群和内侧群。前群有缝匠肌和股四头肌。内侧群有耻骨肌、长收肌、短收肌、大收肌和股薄肌，其主要作用是内收大腿，故又称为内收肌群。后群有股二头肌、半腱肌和半膜肌，三肌都可以屈膝关节和伸髋关节。

195. 小腿肌可分为前、外侧和后三群。

前群有胫骨前肌、踇长伸肌、趾长伸肌，均可伸踝关节，胫骨前肌可使足内翻。外侧群有腓骨长肌和腓骨短肌，可使足外翻。后群可分为浅、深两层，浅层有小腿三头肌，该肌可屈膝，上提足跟。深层有趾长屈肌、胫骨后肌和踇长屈肌，深层三肌均可使足跖屈，趾长屈肌和踇长屈肌可屈趾和屈踇趾，胫骨后肌可使足内翻。

196. 运动肘关节的肌

屈：肱二头肌、肱肌、肱桡肌及旋前圆肌。

伸：肱三头肌。

197. 运动膝关节的肌

伸：股四头肌。

屈：半腱肌、半膜肌、股二头肌、缝匠肌、股薄肌和腓肠肌。

（四）论述题

198. 骨骼肌按其形态可分为长肌、短肌、阔肌和轮匝肌四种。长肌多分布于四肢；短肌多见于躯干的深层；阔肌多分布于胸、腹壁；轮匝肌则位于孔、裂周围。骨骼肌若按其所在部位，可分为头颈肌、躯干肌、上肢肌和下肢肌四大部分。

199. 胸锁乳突肌

位置：位于颈部两侧。

起点：起自胸骨柄前面和锁骨的内侧端。

止点：止于乳突。

作用：两侧同时收缩，使头后仰；单侧收缩，使头屈向同侧，面转向对侧。

三角肌

位置：位于肩部皮下，使肩部呈现圆隆的外形。

起点：起于锁骨的外侧段、肩峰和肩胛冈。

止点：肱骨外侧面中部的三角肌粗隆。

作用：主要使肩关节外展。

肱二头肌

位置：位于臂的前面。

起点：起端有长、短两头。长头起自肩胛骨关节盂的上方；短头起自肩胛骨的喙突。

止点：桡骨粗隆。

作用：主要屈肘关节。此外，长头可协助屈肩关节；在前臂旋前位时，有使前臂旋后的作用。

肱三头肌

位置：位于臂的后面。

起点：起端有三个头，即长头、内侧头和外侧头。长头起于肩胛骨关节盂的下方；外侧头起自肱骨后面桡神经沟的外上方；内侧头起自桡神经沟的内下方。

止点：尺骨鹰嘴。

作用：主要为伸肘关节；长头尚可使臂后伸。

200. 运动肩关节的肌

屈：三角肌前部肌束、胸大肌、肱二头肌和喙肱肌。

伸：三角肌后部肌束、背阔肌和大圆肌。

外展：三角肌和冈上肌。

内收：胸大肌、背阔肌、大圆肌及肱三头肌长头。

旋内：肩胛下肌、胸大肌、背阔肌及大圆肌。

旋外：冈下肌及小圆肌。

201. 运动髋关节的肌

屈：髂腰肌、股直肌、阔筋膜张肌、缝匠肌。

伸：臀大肌、股二头肌、半腱肌和半膜肌。

外展：臀中肌和臀小肌。

内收：耻骨肌、长收肌、股薄肌、短收肌和大收肌。

旋内：臀中肌和臀小肌的前部肌束。

旋外：髂腰肌、臀大肌、臀中肌和臀小肌的后部肌束和梨状肌。

第二章 消化系统

习题

一、选择题

(一) A_1 型题

1. 上消化道是指（　　）
   A. 从口腔到咽
   B. 从口腔到胃
   C. 从口腔到十二指肠
   D. 从口腔到食管
   E. 从口腔到空肠
2. $\overline{|\text{IV}}$ 代表哪个牙（　　）
   A. 右下颌第 1 乳磨牙
   B. 左下颌第 1 乳磨牙
   C. 右下颌第 1 前磨牙
   D. 左下颌第 1 前磨牙
   E. 右下颌第 1 磨牙
3. $\underline{|4}$ 代表哪个牙（　　）
   A. 左上颌第 1 乳磨牙
   B. 右上颌第 1 乳磨牙
   C. 右上颌第 1 前磨牙
   D. 左上颌第 1 前磨牙
   E. 右上颌第 1 磨牙
4. 腮腺导管的开口（　　）
   A. 平对上颌第 2 磨牙的颊粘膜
   B. 平对上颌第 2 前磨牙的颊粘膜
   C. 平对下颌第 2 前磨牙的颊粘膜
   D. 平对下颌第 2 磨牙的颊粘膜
   E. 舌下阜
5. 下颌下腺开口于（　　）
   A. 舌下襞　　B. 轮廓乳头
   C. 舌下阜　　D. 舌系带
   E. 颊粘膜
6. 咽鼓管咽口位于（　　）
   A. 鼻咽部的侧壁
   B. 鼻咽部的后壁
   C. 口咽部的后壁
   D. 口咽部的侧壁
   E. 咽隐窝
7. 下列哪部分与中耳鼓室相通（　　）
   A. 鼻腔　　B. 鼻咽　　C. 口咽
   D. 喉咽　　E. 外耳道
8. 咽腔（　　）
   A. 有 4 个通道　　B. 有 5 个通道
   C. 有 6 个通道　　D. 有 7 个通道
   E. 有 8 个通道
9. 食管的第 1 个狭窄位于（　　）
   A. 距中切牙约 15cm
   B. 距中切牙约 25cm
   C. 约平第 6 颈椎体的上缘
   D. 食管与左主支气管交叉处
   E. 平对胸骨角
10. 食管的第 2 个狭窄在（　　）
    A. 起始处
    B. 穿膈处
    C. 与左主气管交叉处
    D. 与胃相接处
    E. 距中切牙约 40cm
11. 食管的第 3 个狭窄位于（　　）
    A. 距中切牙约 45cm
    B. 约平第 10 胸椎
    C. 约平第 12 胸椎
    D. 食管与胃贲门相续处
    E. 平对环状软骨下缘
12. 胃（　　）
    A. 约 3/4 位于腹上区
    B. 约 1/4 位于右季肋区

C. 贲门位于第 11 胸椎左侧
D. 幽门位于第 2 腰椎右侧
E. 幽门窦与幽门管之间有幽门括约肌

13. 十二指肠大乳头位于（　　）
A. 十二指肠上部
B. 十二指肠降部
C. 十二指肠水平部
D. 十二指肠升部
E. 十二指肠纵襞的上方

14. 有结肠带的肠管是（　　）
A. 回肠　B. 盲肠　C. 阑尾
D. 直肠　E. 肛管

15. 大肠的分部是（　　）
A. 升结肠、横结肠、降结肠和乙状结肠
B. 盲肠、阑尾、结肠和直肠
C. 盲肠、阑尾、升结肠、横结肠、降结肠、乙状结肠和直肠
D. 盲肠、阑尾、结肠、直肠和肛管
E. 以上都不对

16. 阑尾根部的体表投影是（　　）
A. 脐与左髂前上棘连线的中、外 1/3 交界处
B. 脐与右髂前上棘连线的中、外 1/3 交界处
C. 脐与左髂前下棘连线的中、外 1/3 交界处
D. 脐与右髂前下棘连线的中、外 1/3 交界处
E. 以上都不对

17. 直肠壶腹内的结构是（　　）
A. 肛柱　B. 肛瓣
C. 肛梳　D. 齿状线
E. 直肠横襞

18. 肛管内皮肤与粘膜的分界线是（　　）
A. 肛梳　B. 肛柱
C. 齿状线　D. 直肠下横襞
E. 白线

19. 出肝门的结构有（　　）
A. 肝静脉　B. 肝门静脉
C. 肝左、右管　D. 肝固有动脉
E. 胆囊管

20. 肝的体表投影（　　）
A. 肝上界在右侧腋中线平第 6 肋
B. 肝上界在右锁骨中线平第 6 肋间
C. 肝上界左高右低
D. 肝下界在右侧第 8、第 9 肋软骨结合处露出肋弓
E. 正常成人的肝在右肋弓下一般可以触及

21. 胆囊（　　）
A. 产生胆汁
B. 有浓缩胆汁的作用
C. 体表投影所确定的部位是胆囊体
D. 胆囊颈续胆总管
E. 空腹时胆囊收缩，排出胆汁

22. 胆总管（　　）
A. 由肝左、右管汇合而成
B. 位于肝门静脉的后方
C. 在肝固有动脉的左侧
D. 经十二指肠上部的后方下行
E. 末端与胰管汇合共同开口于十二指肠上部的后内侧

23. 腹膜（　　）
A. 壁层即为腹横筋膜
B. 腹膜腔只有一个
C. 脏、壁腹膜互不移行
D. 男性腹膜腔经输精管与外界相通
E. 腹膜腔内有腹膜内位器官

24. 属于腹膜内位器官的是（　　）
A. 升结肠　B. 胃　C. 肝
D. 输尿管　E. 子宫

25. 大网膜（　　）
A. 由两层腹膜构成

B. 由三层腹膜构成

C. 由四层腹膜构成

D. 覆盖于胃和小肠的前面

E. 向上与小网膜相连

26. 属于腹膜间位器官的是（　　）

A. 空、回肠　　B. 盲肠

C. 升结肠　　D. 横结肠

E. 直肠中、下部

27. 不具有系膜的器官是（　　）

A. 十二指肠　　B. 横结肠

C. 空肠　　D. 回肠

E. 乙状结肠

28. 关于腹膜腔的说法，正确的是（　　）

A. 腹膜腔是一个密闭的囊，与外界不通

B. 腹盆腔脏器都在腹膜腔的外面

C. 腹盆腔脏器都在腹膜腔的内面

D. 腹盆腔脏器有的在腹膜腔的外面，有的在腹膜腔的内面

E. 以上都不对

29. 属于腹膜间位器官的是（　　）

A. 胃　　B. 脾　　C. 胰

D. 肾　　E. 子宫

30. 属于腹膜外位器官的是（　　）

A. 膀胱　　B. 直肠上部

C. 输尿管　　D. 胆囊

E. 子宫

（二）A_2 型题

31. 关于腭的描述，错误的是（　　）

A. 前 2/3 为硬腭，后 1/3 为软腭

B. 软腭后缘中央有一向下突起的腭垂

C. 硬腭以骨质为基础，覆以粘膜而成

D. 软腭以软骨为基础，覆以粘膜而成

E. 软腭于两侧向下各分出两个粘膜皱襞即腭舌弓和腭咽弓

32. 关于颏舌肌的描述，错误的是（　　）

A. 是成对的舌外肌

B. 为骨骼肌

C. 起自下颌骨体内面

D. 两侧同时收缩可拉舌向前下（吐舌）

E. 单侧收缩可将舌尖伸向同侧

33. 关于咽的交通的说法，错误的是（　　）

A. 与食管相延续

B. 借鼻后孔与鼻腔相通

C. 借咽峡与口腔相通

D. 喉咽部向下即为气管

E. 借咽鼓管与中耳鼓室相通

34. 关于食管的说法，何者错误（　　）

A. 在颈部位于气管的后方

B. 上端平第 6 颈椎体的下缘

C. 壁的肌层为平滑肌

D. 下端终于胃的贲门

E. 可分为颈部、胸部和腹部

35. 关于胃的说法，错误的是（　　）

A. 入口为贲门

B. 出口为幽门

C. 幽门处有幽门瓣

D. 上缘为胃小弯

E. 胃壁的肌层为内环、外纵的平滑肌

36. 关于胃的说法，何者错误（　　）

A. 贲门位于第 11 胸椎左侧

B. 幽门位于第 1 腰椎右侧

C. 剑突下，胃部分直接与腹前壁相贴

D. 胃后壁与左肾、左肾上腺和胰相邻

E. 胃大弯是溃疡的好发部位

37. 关于十二指肠的描述，错误的是（　　）

A. 可分四部

B. 十二指肠上部又称十二指肠球部

C. 十二指肠呈“C”形包绕胰头

D. 十二指肠大乳头在其水平部后壁上

E. 十二指肠空肠曲借十二指肠悬肌固定

38. 关于空、回肠的区别，何者错误（　　）

A. 空肠较粗，回肠较细

B. 空肠壁较厚，回肠壁较薄

C. 血管多者为空肠，少者为回肠

D. 粘膜环状皱襞密而高者为空肠，反之为回肠

E. 空肠粘膜内有集合淋巴滤泡，回肠粘膜内无集合淋巴滤泡

39. 关于阑尾的说法，错误的是（　　）

A. 是连于盲肠的蚯蚓状突起

B. 开口于盲肠内

C. 一般长 7 ~ 9cm

D. 阑尾尖端有一个明确的体表投影点

E. 急性阑尾炎时，麦氏点有压痛

40. 关于横结肠的说法，何者错误（　　）

A. 大网膜附于其上

B. 悬挂在腹后壁上

C. 上连小网膜

D. 是活动性较大的结肠部分

E. 横结肠及其系膜构成网膜囊的下壁

41. 关于直肠的叙述，错误的是（　　）

A. 下段膨大为直肠壶腹

B. 位于小骨盆腔的后部，骶骨的前方

C. 侧面观有两个弯曲，即耻骨下弯和耻骨前弯

D. 其下段内壁上的直肠横襞

E. 直肠指诊可触及前列腺、精囊或子宫和阴道

42. 有关直肠的说法，哪项错误（　　）

A. 上端平第 3 骶椎平面接乙状结肠

B. 穿盆膈续于肛管

C. 下段扩大称为直肠壶腹

D. 有一凸向前的骶曲

E. 壶腹前右侧壁有一大而恒定的直肠横襞

43. 关于肝的说法，何者错误（　　）

A. 以镰状韧带为界分为肝左、右叶

B. 连接肝下面左、右纵沟的横沟为肝门

C. 肝右叶小而薄

D. 肝上界在右锁骨中线平第 5 肋

E. 正常肝下界在剑突下 3 ~ 5cm

44. 关于出入肝门的结构，何者错误（　　）

A. 肝门静脉　　B. 肝固有动脉

C. 肝左、右管　　D. 肝静脉

E. 肝的神经和淋巴管

45. 有关胆囊的说法，何者错误（　　）

A. 位于肝下面的胆囊窝内

B. 胆囊底可在肝的前缘露出

C. 可分为底、体、颈、管四部分

D. 分泌胆汁

E. 属于腹膜间位器官

46. 关于胆总管的说法，错误的是（　　）

A. 由胆囊管与肝总管合成

B. 位于肝十二指肠韧带内

C. 在肝门静脉后方下降

D. 经过十二指肠上部的后方

E. 末端与胰管合并共同开口于十二指肠大乳头

47. 关于胰的描述，错误的是（　　）

A. 只有外分泌功能

B. 分为胰头、胰体和胰尾

C. 胰头被十二指肠包绕

D. 胰管与胆总管合并，共同开口于十二指肠大乳头

E. 在第 1～2 腰椎水平横贴于腹后壁

48. 关于腹膜腔的说法，何者错误（　　）

A. 由脏腹膜、壁腹膜相互移行围成

B. 腹膜腔又称腹腔

C. 网膜囊是腹膜腔的一部分

D. 内有少量浆液

E. 女性腹膜腔与外界相通

49. 关于腹膜功能的说法，何者错误（　　）

A. 固定脏器　　B. 分泌、吸收

C. 修复　　D. 防御

E. 运动胃肠道

50. 关于小网膜的说法，何者错误（　　）

A. 位于肝门与胃小弯之间

B. 由双层腹膜形成

C. 包括肝胃韧带和肝十二指肠韧带

D. 右侧边界是肝十二指肠韧带的游离缘

E. 网膜孔的上界为肝

(三) X 型题

51. 属于消化系统的器官是（　　）

A. 肝　　B. 胰　　C. 脾

D. 肾　　E. 肾上腺

52. 关于锁骨中线的说法，正确的是（　　）

A. 为通过锁骨中点所作的垂线

B. 在男性该线通过乳头，又称乳头线

C. 右锁骨中线平第 5 肋处经过肝的上界

D. 左锁骨中线平第 5 肋间隙经过心尖

E. 两侧锁骨中线都经过肺尖

53. 鼻唇沟（　　）

A. 有一条

B. 是位于上唇表面正中线上的浅沟

C. 有两条

D. 是从鼻翼两旁至口角两侧的浅沟

E. 是唇与颊的分界线

54. 关于固有口腔的说法，正确的是（　　）

A. 又称口腔

B. 指牙弓以内的腔隙

C. 指牙弓与唇颊之间的腔隙

D. 当上、下牙咬合时，仍可借最后磨牙后方的间隙与口腔前庭相通

E. 经磨牙后间隙插入胃管，可为牙关紧闭的患者注入营养物质

55. 关于牙的说法，正确的是（　　）

A. 每个牙都可分为牙冠、牙颈和牙根三部分

B. 每个牙都是由牙（本）质、牙釉质和牙骨质构成

C. 牙冠最表面的一层为牙釉质

D. 牙根和牙颈最表面的一层为牙骨质

E. 牙骨质构成牙的主体

56. 关于牙根的说法，正确的是（　　）

A. 下磨牙 2 个牙根

B. 上磨牙 3 个牙根

C. 其它都是 1 个牙根

D. 牙根嵌入牙槽内，直接与牙槽骨结合

E. 牙根管内无神经血管通过

57. 关于舌乳头的说法，正确的是（　　）

A. 分布于舌的上、下面

B. 丝状乳头数量最多，体小，司一般感觉

C. 菌状乳头呈鲜红色钝圆形，数量较少，司味觉

D. 轮廓乳头最大，排列在界沟前方，司味觉

E. 舌乳头与食物残渣共同构成舌苔

58. 属于大唾液腺的是（　　）

A. 腮腺　　B. 腭扁桃体

C. 舌扁桃体　　D. 下颌下腺

E. 舌下腺

59. 腮腺管（　　）

A. 自腮腺下缘发出

B. 自腮腺前缘发出

C. 在颧弓下方一横指横过咬肌表面

D. 穿过颊肌

E. 开口于平对上颌第2磨牙颊粘膜

60. 参加构成咽峡的结构是（　　）

A. 腭垂　　B. 腭舌弓

C. 腭咽弓　　D. 舌根

E. 腭扁桃体

61. 属于咽腔的结构是（　　）

A. 咽鼓管咽口　　B. 咽隐窝

C. 梨状隐窝　　D. 扁桃体窝

E. 卵圆窝

62. 腭扁桃体位于（　　）

A. 咽峡

B. 喉咽部两侧壁

C. 口咽部两侧壁

D. 腭舌弓之后

E. 腭咽弓之前

63. 咽隐窝（　　）

A. 有一个

B. 位于咽后壁上方正中

C. 有两个

D. 位于两侧咽鼓管圆枕后方与咽后壁之间

E. 是鼻咽癌的好发部位

64. 咽腔侧壁上的结构包括（　　）

A. 下鼻甲　　B. 咽隐窝

C. 腭扁桃体　　D. 梨状隐窝

E. 腭舌弓

65. 关于咽的叙述，正确的是（　　）

A. 位于全部颈椎的前方

B. 是消化道和呼吸道共同的器官

C. 鼻咽部感染可继发中耳炎

D. 喉咽部向下接气管

E. 分鼻咽、口咽和喉咽三部分

66. 患者张口压舌时，可观察到的结构有（　　）

A. 腭垂　　B. 左、右腭舌弓

C. 咽隐窝　　D. 梨状隐窝

E. 腭扁桃体

67. 食管（　　）

A. 平第6颈椎体下缘连于咽

B. 在颈部位于气管的后方

C. 第1个狭窄位于起始处

D. 第2个狭窄位于与左主支气管交叉

E. 第3个狭窄位于接贲门处

68. 关于食管的说法，正确的是（　　）

A. 长约25cm

B. 在颈部位于气管的前方

C. 第1个狭窄距中切牙约15cm

D. 第2个狭窄距中切牙约25cm

E. 第3个狭窄距中切牙约75cm

69. 胃（　　）

A. 是消化管中最膨大的部分

B. 下缘叫胃大弯，有大网膜附着

C. 幽门括约肌内表面的粘膜形成幽门瓣

D. 幽门括约肌位于幽门管与幽门窦之间

E. 胃底居胃的下部

70. 关于胃位置和毗邻的说法，正确的是（　　）

A. 大部分位于左季肋区

B. 贲门位于第 11 胸椎左侧

C. 幽门位于第 1 腰椎右侧

D. 胃前壁的大部分直接与腹前壁相贴

E. 胃底与左肾、左肾上腺及胰相邻

71. 溃疡病好发的部位是（　　）

A. 胃贲门　　B. 胃幽门部

C. 胃底部　　D. 胃小弯

E. 十二指肠上部

72. 关于胃的说法，正确的是（　　）

A. 可分为胃底、胃体、幽门部和贲门部

B. 胃大弯连大网膜

C. 胃小弯连小网膜

D. 有前、后两缘和上、下两壁

E. 胃腺开口于十二指肠降部

73. 关于十二指肠的说法，正确的是（　　）

A. 包绕胰头

B. 上部又称球部

C. 降部左后壁有十二指肠大乳头

D. 十二指肠大乳头有胆总管和胰管的共同开口

E. 大乳头距中切牙 75cm

74. 十二指肠悬肌（Treitz 韧带）（　　）

A. 位于十二指肠起始部的上方

B. 为小肠起始部的标志

C. 位于第 2 腰椎左上方

D. 有少量平滑肌和结缔组织构成

E. 是确认空肠始端的重要标志

75. 空肠（　　）

A. 是系膜小肠

B. 占空、回肠全长的上 2/5

C. 与回肠有明显的界限

D. 是小肠的起始段

E. 血液供应来自肠系膜上动脉

76. 回肠（　　）

A. 占空、回肠全长的下 3/5

B. 主要位于腹腔的右下部

C. 末端与盲肠连接

D. 管壁较厚

E. 血液供应来自肠系膜下动脉

77. 关于小肠的说法，正确的是（　　）

A. 全长以较长的系膜连于腹后壁

B. 可分为十二指肠、空肠和回肠

C. 上起于胃的幽门，下接盲肠

D. 是消化管中最长的一段，也是食物消化吸收的主要场所

E. 空肠与回肠间借十二指肠悬肌区分开

78. 盲肠（　　）

A. 是大肠的起始部

B. 一般位于位于右髂窝内

C. 是腹膜间位器官

D. 具有结肠带、结肠袋和肠脂垂

E. 在回盲口的下方有阑尾的开口

79. 具有结肠带、结肠袋和肠脂垂三大特征的肠管是（　　）

A. 结肠　　B. 直肠　　C. 盲肠

D. 阑尾　　E. 肛管

80. 正常男性作直肠指诊时，能触及的器官有（　　）

A. 膀胱　　B. 精囊腺

C. 前列腺　　D. 输尿管

E. 阑尾

81. 属于肛管的结构有（　　）

A. 肛柱　　B. 肛瓣

C. 肛窦　　D. 齿状线

E. 直肠横襞

82. 在消化管壁上，由平滑肌增厚所形成的环行肌有（　　）

A. 幽门括约肌

B. 肛门外括约肌

C. 肛门内括约肌

D. 肝胰壶腹括约肌

E. 贲门括约肌

83. 肝的体表投影（　　）

A. 肝上界在右腋中线起自第 7 肋

B. 肝上界在右锁骨中线平第 5 肋

C. 肝下界在右腋中线平第 12 肋

D. 肝下界在剑突下不能触及

E. 肝下界完全与右肋弓一致

84. 关于肝的说法，正确的是（　　）

A. 为人体最大的消化腺

B. 大部分被腹膜覆盖

C. 为腹膜内位器官

D. 下（前）缘钝圆

E. 能分泌胆汁

85. 关于胆囊的说法，正确的是（　　）

A. 为消化腺

B. 为腹膜外位器官

C. 贮存浓缩胆汁

D. 分为底、体、颈、管四部分

E. 胆囊管与肝总管合并形成胆总管

86. 肝外胆道包括（　　）

A. 胆囊和胆囊管

B. 肝左、右管

C. 肝总管

D. 胆总管

E. 胰管

87. 出肝的结构有（　　）

A. 肝左管　　B. 肝右管

C. 肝门静脉　　D. 肝固有动脉

E. 肝静脉

88. 入肝的管道有（　　）

A. 肝左、右管

B. 胆囊管

C. 肝固有动脉

D. 肝门静脉

E. 肝静脉

89. 胆总管位于（　　）

A. 大网膜内

B. 肝十二指肠韧带内

C. 肝门静脉的右前方

D. 肝固有动脉的右侧

E. 十二指肠上部的前方

90. 胰（　　）

A. 位于胃的后方

B. 为腹膜间位器官

C. 胰头被十二指肠环绕

D. 胰尾可抵达脾门

E. 兼有内分泌功能

91. 关于胰的说法，正确的是（　　）

A. 能分泌胰液

B. 与内分泌无关

C. 为腹膜外位器官

D. 胰管与胆总管合并共同开口于十二指肠大乳头

E. 胰尾可抵达左肾门

92. 属于腹膜间位器官的有（　　）

A. 肝　　B. 胆

C. 直肠上部　　D. 直肠中部

E. 直肠下部

93. 大腹膜腔（　　）

A. 由脏腹膜、壁腹膜相互移行围成

B. 内有少量浆液

C. 女性借生殖管道间接通于体外

D. 男性借输精管与外界相通

E. 借网膜孔与网膜囊相通

94. 网膜孔（　　）

A. 上界为肝

B. 下界为十二指肠上部

C. 前界为肝十二指肠韧带游离缘

D. 后界为覆盖在下腔静脉前面的腹

膜

E. 该孔可容 1～2 横指通过

95. 属于腹膜外位器官的有（　　）

A. 十二指肠降部和水平部

B. 肾、输尿管和肾上腺

C. 全部有系膜的器官

D. 肝、胆囊

E. 输卵管和子宫

96. 由腹膜形成的韧带是（　　）

A. 子宫阔韧带

B. 子宫圆韧带

C. 肝胃韧带

D. 肝十二指肠韧带

E. 卵巢悬韧带

97. 有系膜的肠管是（　　）

A. 全部小肠　　B. 盲肠

C. 阑尾　　D. 横结肠

E. 乙状结肠

98. 结肠与小肠有明显不同，有以下特点（　　）

A. 结肠带　　B. 结肠袋

C. 肠脂垂　　D. 管径较粗

E. 肠壁较薄

99. 属于腹膜内位器官的有（　　）

A. 脾、胃

B. 十二指肠、空肠和回肠

C. 盲肠和阑尾

D. 横结肠和乙状结肠

E. 卵巢和输卵管

100. 根据腹膜与内脏的关系，可做腹膜外手术的有（　　）

A. 肝　　B. 膀胱　　C. 阑尾

D. 肾　　E. 输尿管

二、非选择题

（一）填空题

101. 消化系统由________和________两大部分组成。

102. 临床上通常把________至________的一段，称上消化道。

103. 腋中线是沿________向下所作的垂直线；肩胛线是通过________所作的垂直线。

104. 将腹部分为九区的上横线是通过________的连线，下横线是通过________的连线。

105. 唇与颊交界处的浅沟称为________。

106. 软腭后缘中央有一向下的突起，称为________。

107. 腭的前 2/3 为________，后 1/3 为________。

108. 口腔由上下弓分为________和________两部分。

109. 牙周组织包括________、________和________三部分。

110. 牙在外形上可分为________、________和________三部分

111. 牙主要由________构成，在牙冠部表面覆有________，于牙颈和牙根表面包有一层________。

112. 牙髓是由________、________、________和结缔组织构成。

113. 乳牙共有________颗，包括________、________和________；恒牙共有________颗，包括________、________、________和________。

114. 舌乳头按其形状可分为________、________和________等。

115. 一侧颏舌肌收缩舌尖伸向________侧，两侧同时收缩使舌________。

116. 在口腔周围有三对大唾液腺，即________、________和________。

117. 腮腺管自腮腺前缘发出，经颧弓________处横过咬肌的表面，至咬肌前缘向内穿过________肌，开口于平对________的

颊粘膜上。

118. 下颌下腺和舌下腺共同开口于________。

119. 咽是________和________的共同通道，咽腔可分为________ ________和________三部。

120. 鼻咽向前经________与鼻腔相通；口咽向前经________与口腔相通；喉咽向前经________与喉腔相通。

121. 腭扁桃体位于口咽侧壁________与________之间的窝内。

122. 食管上端约在第________颈椎下缘处与________相续，下端连接胃的________门，依其行程可分为________、________、________三段。

123. 食管第1个生理狭窄距中切牙________cm；食管第2个生理狭窄距中切牙________cm；食管第3个生理狭窄距中切牙________cm。

124. 胃的入口称________，位于________；出口称________，位于________。

125. 胃可分为________、________、________和幽门部四部分；胃的幽门部又分为右侧的________和左侧的________。

126. 胃在中等充盈时，大部分位于________，小部分位于________。

127. 小肠分为________、________和________三部分。

128. 十二指肠分为________、________、________和________

129. 十二指肠大乳头位于十二指肠________部，是________和________的共同开口部位，此距中切牙________cm。

130. 十二指肠悬肌将________固定于腹后壁，它是确认________起始端的重要标志。

131. 大肠可分为________、________、________、________和________五部分。

132. 结肠分为________、________、________和________四部分。

133. 盲肠和结肠在结构上有________、________和________三个特征。

134. 阑尾根部的体表投影在________与________连线的中外1/3交界处。

135. 位于直肠前右侧壁的最大直肠横襞距肛门________cm，有________的作用。

136. 直肠在矢状面上有两个弯曲，上部的凸向后，叫________；下部凸向前，叫________。

137. 直肠上端平________处接乙状结肠，下端至________处续于肛管

138. 入肝门的血管有________和________。

139. 成人肝下缘在剑突下________cm范围内。

140. 肝大部分位于________和________，小部分位于________。

141. 肝的膈面借________韧带分为左、右两叶。

142. 胆囊底的体表投影在________与________相交处。

143. 胆囊颈、胆囊管的粘膜呈螺旋状向内突出，形成________，可节制________的出入，也是胆结石易________的部位。

144. 肝外管道包括________、________。

145. 肝内胆小管逐渐汇合成________、________，两者出肝门后汇合成________。

146. 胆总管由________和________合成，在________韧带内下行，最后与________汇合，共同开口于十二指肠大乳头。

147. 胰位于________的后方，位置较深，于________水平横贴于腹后壁，为腹膜________器官。

148. 十二指肠环抱________，胰体横过下腔静脉和腹主动脉的________方，胰尾可抵达________后下方。

149. 小网膜可分为两部分：左侧部分称为________，右侧部分称为________。

150. 半卧位时，男性腹膜腔最低处是________；女性腹膜腔最低处是________，且与________相邻。

（二）名词解释

151. 上消化道

152. 锁骨中线

153. 咽峡

154. 舌乳头

155. 咽隐窝

156. 梨状隐窝

157. 角切迹

158. 幽门窦

159. 幽门瓣

160. 十二指肠大乳头

161. 十二指肠悬肌（Treitz 韧带）

162. 麦克伯尼点

163. 回盲瓣

164. 齿状线

165. 肛窦

166. 肝门

167. 肝胰壶腹

168. 肝胰壶腹括约肌（Oddi 括约肌）

169. 腹膜腔

170. 小网膜

171. 大网膜

172. 网膜囊

173. 网膜孔

174. 肠系膜根

175. 直肠子宫陷凹

（三）简答题

176. 腹部是如何分区的？

177. 简述口腔顶的构成及重要结构？

178. 简述舌的形态、构造。

179. 大唾液腺的名称、位置及其腺管开口部位如何？

180. 咽的位置、形态。

181. 试述咽腔的分部及各部的重要结构及通道。

182. 简述食管的位置、三个生理性狭窄部位及其距中切牙的距离。

183. 试述胃的形态、分部和位置。

184. 简述幽门、肝胰壶腹、回盲口和肛管周围各有何制约结构。

185. 简述十二指肠的形态、位置和分部。

186. 空、回肠如何区别？

187. 简述大肠的分部及结构特点。

188. 简述阑尾的位置及其根部的体表投影。

189. 简述直肠的位置和毗邻关系。

190. 肛管内面有哪些主要结构？

191. 简述肝的形态。

192. 肝的位置及体表投影如何？

193. 胆囊的位置、分部和胆囊底的体表投影？

194. 简述胰的位置、形态、分部及胰管的位置和开口部位。

195. 何谓腹膜和腹膜腔？

（四）论述题

196. 肝外胆道的组成及胆汁的产生和排入十二指肠的途径？

197. 腹盆腔脏器根据腹膜覆盖的程度可分哪三类？各类有哪些器官？

198. 小网膜的位置、构成及分部如何？其右侧游离缘内有何重要结构？

199. 大网膜是如何构成的？有何临床意义？

200. 腹膜在男、女盆腔脏器间互相移行，各形成哪些陷凹？有何临床意义？

答案

一、选择题

（一）A_1 型题

1.C　2.B　3.D　4.A　5.C
6.A　7.B　8.D　9.A　10.C
11.B　12.C　13.B　14.B　15.D
16.B　17.E　18.C　19.C　20.D
21.B　22.D　23.B　24.B　25.C
26.C　27.A　28.B　29.E　30.C

（二）A_2 型题

31.D　32.E　33.D　34.C　35.E
36.E　37.D　38.E　39.D　40.C
41.C　42.D　43.C　44.D　45.D
46.C　47.A　48.B　49.E　50.A

（三）X 型题

51.AB　52.ABC　53.CDE
54.BDE　55.ABCD　56.ABC
57.BCD　58.ADE　59.BCDE
60.ABD　61.ABCD　62.CDE
63.CDE　64.BCD　65.BCE
66.ABE　67.ABCD　68.ACD
69.ABC　70.ABC　71.BDE
72.ABC　73.ABCDE　74.CDE
75.ABE　76.ABC　77.BCD
78.ABDE　79.AC　80.BC
81.ABCD　82.ACD　83.AB
84.ABE　85.CDE　86.ABCD
87.ABE　88.CD　89.BCD
90.ACDE　91.ACD　92.ABC
93.ABCE　94.ABCDE　95.AB
96.ACDE　97.BCDE　98.ABCDE
99.ACDE　100.BDE

二、非选择题

（一）填空题

101. 消化管　消化腺
102. 口腔　十二指肠
103. 腋窝中点　肩胛下角
104. 左、右肋弓最低点　左、右髂结节
105. 鼻唇沟
106. 腭垂
107. 硬腭　软腭
108. 口腔前庭　固有口腔
109. 牙周膜　牙槽骨　牙龈
110. 牙冠　牙根　牙颈
111. 牙本质　牙釉质　牙骨质
112. 神经　血管　淋巴管
113. 20　切牙　尖牙　磨牙　32　切牙　尖牙　前磨牙　磨牙
114. 丝状乳头　菌状乳头　轮廓乳头
115. 对　伸向前（吐舌）
116. 腮腺　下颌下腺　舌下腺
117. 下方一横指　颊　上颌第2磨牙
118. 舌下阜
119. 消化　呼吸　鼻咽　口咽　喉咽
120. 鼻后孔　咽峡　喉口
121. 腭舌弓　腭咽弓
122. 6　咽　贲　颈　胸　腹
123. 15　25　40
124. 贲门　第11胸椎左侧　幽门　第1腰椎右侧
125. 贲门部　胃底　胃体　幽门管　幽门窦
126. 左季肋区　腹上区
127. 十二指肠　空肠　回肠
128. 上部　降部　水平部　升部
129. 降　胆总管　胰管　75
130. 十二指肠空肠曲　空肠
131. 盲肠　阑尾　结肠　直肠　肛管

132. 升结肠　横结肠　降结肠　乙状结肠

133. 结肠带　结肠袋　肠脂垂

134. 脐　右髂前上棘

135. 7　支持粪便

136. 直肠骶曲　直肠会阴曲

137. 第 3 骶椎　盆膈

138. 肝固有动脉　肝门静脉

139. 3 ~ 5

140. 右季肋区　腹上区　左季肋区

141. 镰状

142. 右腹直肌外缘　右肋弓

143. 螺旋襞　胆汁　嵌顿

144. 胆囊　输胆管道

145. 肝左管　肝右管　肝总管

146. 肝总管　胆囊管　肝十二指肠胰管

147. 胃　第 1、2 腰椎　外位

148. 胰头　前　脾门

149. 肝胃韧带　肝十二指肠韧带

150. 直肠膀胱陷凹　直肠子宫陷凹　阴道穹

（二）名词解释

151. 临床上常把口腔至十二指肠的一段称为上消化道。

152. 通过锁骨中点所作的垂线称锁骨中线，由于此线正通过男性乳头，故又称乳头线。

153. 咽峡是口腔通咽的门户。由腭垂，左、右腭舌弓和舌根共同围成。

154. 舌上面的粘膜上有许多小突起，称舌乳头。按其形态可分为丝状乳头、菌状乳头和轮廓乳头等。丝状乳头司一般感觉，菌状乳头和轮廓乳头司味觉。

155. 在鼻咽部两侧壁，咽鼓管圆枕后方与咽后壁之间各有一纵行深窝，称为咽隐窝，是鼻咽癌好发部位。

156. 在喉口两侧与咽侧壁之间各有一深窝，称梨状隐窝，是异物易滞留的部位。

157. 胃小弯的最低点弯曲成角状，称角切迹，是胃体与幽门部在胃小弯的分界处。

158. 幽门管向左至角切迹之间稍膨大的部分，称为幽门窦，是溃疡和肿瘤好发部位。

159. 在幽门括约肌内表面的粘膜向内突出，形成环状皱襞，称幽门瓣，有阻止胃内容物过快进入十二指肠的功能。

160. 在十二指肠降部中份肠腔后内侧壁上有一纵行粘膜皱襞，称十二指肠纵襞，此襞下端有一乳头状隆起，称十二指肠大乳头，有胆总管与胰管的共同开口，距中切牙约 75cm。

161. 十二指肠空肠曲被一条由少量平滑肌和结缔组织共同组成的十二指肠悬肌固定于腹后壁，临床上称为 Treitz 韧带，是临床手术时确认空肠始端的重要标志。

162. 脐与右髂前上棘连线的中、外 1/3 交界处，是阑尾根部的体表投影点，此点称为麦克伯尼点。急性阑尾炎时，此点可有压痛。

163. 回盲口的上、下缘各有一半月形粘膜皱襞，称回盲瓣，此瓣可防止大肠内容物逆流入小肠。

164. 各肛瓣和肛柱的下端共同连成一锯齿状的环形线，称为齿状线或肛皮线，是皮肤和粘膜的分界线。

165. 两个相邻肛柱下端与肛瓣围成袋状小隐窝，称为肛窦。窦内易积存粪屑，引起感染，甚至发展为肛瘘。

166. 肝的脏面，有一连接左、右纵沟的一条横沟，即为肝门。有肝左、右管、肝固有动脉、肝门静脉以及神经和淋巴管由此出入。

167. 胆总管末端与胰管汇合处，形成略膨大的总管，称为肝胰壶腹，开口于十二指肠大乳头。

168. 在肝胰壶腹周围有环行平滑肌包绕，称为肝胰壶腹括约肌，可控制胆汁的排出和防止十二指肠内容物逆流入胆总管和胰管内。

169. 脏、壁腹膜两层相互移行，共同围成一个潜在性腔隙，称为腹膜腔。男性腹膜腔是一个完全封闭的囊，与外界不通；而女性腹膜腔则借输卵管腹腔口经输卵管、子宫和阴道与外界相通。

170. 由肝门移行至胃小弯和十二指肠上部之间的双层腹膜结构，称为小网膜。其中肝门至胃小弯之间的部分，称肝胃韧带；由肝门至十二指肠上部之间的部分称肝十二指肠韧带。

171. 由胃大弯和十二指肠起始部连于横结肠之间的四层腹膜结构，称为大网膜。形如围裙，悬垂于结肠和小肠的前面。前两层是来自胃前、后壁的腹膜，自胃大弯和十二指肠起始部下垂而成；下垂至近骨盆缘时再急转向上，形成大网膜的后两层，并向上包绕横结肠。大网膜具有重要防御功能。

172. 网膜囊是位于小网膜和胃与腹后壁之间的扁窄的腹膜间隙，是腹膜腔的一部分，又称小腹膜腔。其前壁是小网膜、胃和大网膜的前两层；后壁是覆盖在胰、左肾上腺、左肾表面的腹膜和大网膜的后两层；上壁为肝和膈下方的腹膜；下壁是横结肠及其系膜；左壁为脾和脾周围的韧带；右侧借网膜孔与大腹膜腔向通。

173. 网膜孔位于小网膜游离缘的后方。其上界为肝；下界为十二指肠上部；前界为肝十二指肠韧带游离缘；后界为下腔静脉及其前面的腹膜。该孔可容 1～2 指通过，当胃后壁穿孔时，胃内容物首先流入网膜囊，继而经网膜孔流入大腹膜腔。

174. 肠系膜根是指空、回肠之系膜连于腹后壁的部分。该系膜根始于第 2 腰椎左侧的十二指肠空肠曲，斜向右下，止于右侧骶髂关节前方，长约 15cm。

175. 腹膜在直肠与子宫之间移行形成的深窝，称为直肠子宫陷凹，是女性腹膜腔的最低处，且与阴道穹后部仅隔以薄的阴道后壁。当腹膜腔有积液时，易积聚于此。

（三）简答题

176. 通常以四条线将腹部分为三部九区。其中两条横线将腹部分为腹上、中、下三部。上横线是通过左、右肋弓最低点（第 10 肋的最低点）所作的水平线；下横线是通过两侧髂结节所作的水平线。再由两条垂线（即由左、右腹股沟韧带中点向上所作的垂线）与上述两条横线相交，就把腹部划分成九个区。即腹上部分成中间的腹上区和左、右季肋区；腹中部分成中间的脐区和左、右腹外侧区；腹下部分成中间的腹下区（耻区）和左、右腹股沟区。

177. 口腔顶又称腭。由前 2/3 的硬腭和后 1/3 的软腭组成。硬腭以骨为基础，表面覆以粘膜构成。软腭由骨骼肌和粘膜构成，其后缘游离，中央有一向下悬垂的突起，称为腭垂；自腭垂两侧向下各有两条弓形粘膜皱襞，其前方的一条向下连于舌根，称为腭舌弓；后方的一条向下连于咽腔侧壁，称为腭咽弓。

178. 舌可分为上下两面。上面称舌背，被一“人”字形界沟分为后 1/3 的舌根和前 2/3 的舌体，舌体的前端为舌尖。舌下面正中线处有一连于口腔底的舌系带，连于口腔底。在舌系带根部两侧有一对小的隆起，称舌下阜，由舌下阜向后外侧延伸为舌下襞，其深面有舌下腺。舌为肌性器官，表面覆盖粘膜。舌上面的粘膜表面有许多小的突起，称为舌乳头。数量最多，体积最小呈白色丝绒状的是丝状乳头，遍布舌背。具有一般感觉功能。丝状乳头浅层的上皮细胞角化、脱落，并与食物残渣、粘液、细菌和渗出的白细胞等成分混合，附着于粘膜的表面，组成正常的淡薄白色的舌苔。菌状乳头数量较少，为红色钝圆形小突起，散在于丝状乳头之间，以舌尖部最多，内含味蕾，司味觉。轮廓乳头最大，有 7~11 个，排列于界沟前方，内有味蕾，司味觉。舌肌为骨骼肌，包括舌内肌和舌外肌。舌外肌主要有颏舌肌。它起自下颌骨体内面，呈扇形止于舌体中线两侧。两侧颏舌肌同时收缩使伸出口腔（吐舌），单侧收缩时，可将舌尖伸向对侧。

179. 大唾液腺有三对，即腮腺、下颌下腺和舌下腺。腮腺是最大的一对唾液腺，呈三角楔形，位于耳郭的前下方，腮腺管由腮腺的前缘发出，在颧弓下一横指处沿咬肌表面前行，至该肌前缘处弯转向内，穿过颊肌，开口于平对上颌第二磨牙的颊粘膜上。下颌下腺呈卵圆形，位于下颌骨体的内面，其腺管开口于舌下阜。舌下腺呈扁长杏核状，位于舌下襞深面，舌下腺大管常与下颌下腺管汇合共同开口于舌下阜，并有 5~15 条舌下腺小管直接开口于舌下襞。

180. 咽是消化和呼吸的共同通道，为前后略扁的漏斗形肌性管道。上起于颅底，下至第 6 颈椎体下缘高度移行于食管，全长 12cm。位于上 6 个颈椎的前方；鼻腔口腔、喉腔的后方；两侧有颈部大血管和神经。

181. 咽腔可分为鼻咽、口咽、喉咽三部分。鼻咽位于鼻腔的后方，向前经鼻后孔与鼻腔相通，为颅底至软腭后缘之间的一段。在侧壁约下鼻甲的后方有咽鼓管咽口，空气可由此口经咽鼓管进入中耳的鼓室。咽鼓管咽口后方有咽鼓管圆枕，圆枕的后方有一凹陷，称咽隐窝。口咽位于口腔的后方，向前借咽峡与口腔相通。在其侧壁上，有扁桃体窝，窝内容纳腭扁桃体。喉咽位于喉的后方，向前经喉口与喉腔相通，向下续于食管。

182. 食管依其行程可分为颈、胸、腹三段。其上端自第 6 颈椎体下缘接咽，下端至第 11 胸椎左侧续于胃。食管在颈部沿脊柱的前方和气管的后方下行入胸腔；在胸部先行于气管和脊柱之间（稍偏左），继穿过左主支气管之后，沿胸主动脉右侧下行，至第 9 胸椎平面向左斜跨胸主动脉前方至其左侧，然后穿膈的食管裂孔至腹腔，续于胃的贲门。

食管全长有三个生理性狭窄。第 1 个狭窄位于咽与食管相接处，正对第 6 颈椎体下缘，距中切牙 15cm。第 2 个狭窄位于食管与左主支气管交叉处，约平第 4、5 胸椎之间，距中切牙 25cm。第 3 个狭窄位于食管穿过膈的食管裂孔处，约平第 10 胸椎平面，距中切牙 40cm。这些狭窄处也是肿瘤好发部位。

183. 胃是消化管最膨大的部分，有上、下两口，前、后两壁和大、小两弯。上口叫贲门，与食管相接；下口叫幽门，与十二指肠相续。胃前壁朝向前上方；胃后壁朝后下方。胃的右上缘为凹缘，称胃小弯，该弯的最低点弯曲成角状，称角切迹；胃的左下缘为凸缘，称为胃大弯。胃可分为四部分：靠近贲门的部分叫贲门部；贲门平面以上，向左上方膨出的部分称胃底；中间大部分为胃体；角切迹至幽门之间的部分称幽门部。幽门部又分为幽门管和幽门窦。幽门管是紧接幽门而呈管状的部分；幽门窦是幽门管向左至角切迹之间稍膨大的部分。幽门窦是溃疡和肿瘤好发部位。胃在中度充盈时，大部位于左季肋区，小部位于腹上区。贲门位于第 11 胸椎左侧，幽门位于第 1 腰椎右侧。胃前壁左侧被膈和左肋弓所掩盖；右侧被肝左叶遮盖；剑突下三角形区域直接与腹前壁相贴。胃后壁与左肾、左肾上腺及胰相邻；胃底与膈和脾相贴。在幽门处的环行平滑肌特别增厚，形成幽门括约肌，括约肌内面的粘膜向内形成环状皱襞，称为幽门瓣。两者可控制胃内容物的排放和防止十二指肠内容物逆流入胃。

184. 胆总管末端与胰管汇合处，形成膨大的总管称肝胰壶腹，壶腹周围有环形平滑肌加强，称为肝胰壶腹括约肌，可控制胆汁和胰液的排放和防止十二指肠内容物逆流入胆总管和胰管内。回肠末端与盲肠相接处有一回盲口。口的上、下缘各有一半月形粘膜皱襞，称回盲瓣，此瓣可防止大肠内容物逆流入小肠。肛管的环形平滑肌特别增厚，形成肛门内括约肌，此肌可协助排便；环绕在肛门内括约肌周围的骨骼肌也增强，形成肛门外括约肌。此肌可随意括约肛门，控制排便。肛门内括约肌、肛门外括约肌的浅、深部和肛提肌的耻骨直肠肌共同组成肛门直肠环。

185. 十二指肠上起于幽门，下续空肠，呈“C”字形环抱胰头，可分上部、降部、水平部和升部。上部约在第1腰椎右侧起于幽门，水平向右达肝门下方胆囊颈附近急转向下续于降部。上部与幽门相连的一段肠管，管壁较薄，粘膜面光滑，称为十二指肠球，是溃疡好发部位。降部从胆囊颈附近起于十二指肠上部，沿第1～3腰椎的右侧和右肾前内侧缘下降，达第3腰椎下缘处又急转向左，移行于水平部。在降部内侧壁上有一条十二指肠纵襞，此襞下端有十二指肠大乳头，胆总管和胰管共同开口于此。水平部又称下部。从第3腰椎的右侧起自降部，向左跨过下腔静脉，至腹主动脉前面，移行于升部。升部自腹主动脉前面斜向左上，至第2腰椎左侧，再向前下方转折续于空肠。该转折处的弯曲称为十二指肠空肠曲。此曲有十二指肠悬肌将其固定于腹后壁，临床上称为Treitz韧带，是确认空肠起端的重要标志。

186. 空肠主要占据腹腔左上部（左腹外侧区和脐区）；回肠主要占据腹腔的右下部（脐区和右腹股沟区），其末端接盲肠。其主要区别见表。

空肠与回肠的区别

	空　肠	回　肠
长度	占空、回肠的上2/5	占空、回肠的下3/5
管径	较粗	较细
管壁	较厚	较薄
血管	较丰富	较少
颜色	较红润	略苍白
环状皱襞	密而高	疏而低
绒毛	密而高大	稀疏而细小
集合淋巴滤泡	无	有

187. 大肠起自盲肠，终于肛门。全长约1.5m。可分为盲肠、阑尾、结肠、直肠和肛管五部分。大肠与小肠相比有明显不同，大肠管径粗，壁薄，而盲肠和结肠还具有如下三种特征性结构：一是三条纵行的结肠带，是纵行平滑肌增厚而成；二是肠管上有许多横沟隔开的袋状突起，称为结肠袋；三是沿结肠带附着有许多大小不等的脂肪突起，称为肠脂垂。这三个特征可作为识别结肠和盲肠的标志。而且三条结肠带向下都汇集于阑尾根部，借此可找到阑尾根部的位置。

188. 阑尾的位置不恒定，它可随盲肠的位置变化，而有高、低位之别，既可高达肝下、髂嵴上，亦可降入小骨盆腔。阑尾伸展的位置不恒定，以盆位者多见，其次为盲肠后位及盲肠下位，回肠前位和后位较罕见。阑尾根部的体表投影点，通常在脐与右髂前上棘连线的中、外1/3交界处，此点称为麦克伯尼（McBurney）点。患阑尾炎时，此点有压痛。

189. 直肠位于盆腔内，上端平第3骶椎处接乙状结肠，下端至盆膈处续于肛管。直肠后面是骶骨和尾骨；前面男、女有所不同，在男性直肠的前面有膀胱、前列腺、精囊等；在女性则有子宫和阴道。因此，临床指诊时，可触及前列腺或子宫和阴道。

190. 肛管长约 3～4cm，上端于盆膈处接直肠，下端开口于肛门。其内面粘膜形成 6～10 条纵行皱襞，称为肛柱。各肛柱下端间有半月形粘膜皱襞相连，形成肛瓣。相邻肛柱下端与肛瓣围成袋状小陷窝，称为肛窦；各肛瓣和肛柱的下端连成一锯齿状环行线，称为齿状线或肛皮线，是皮肤和粘膜的分界线。齿状线以下有一宽约 1cm 的环形带，表面光滑而略有光泽，称为肛梳。肛梳下缘有一环形线，称白线；白线下方不远即为肛门。

191. 肝呈楔形，可分为上、下两面，左右两叶。上面凸隆，与膈相贴，称为膈面，可由镰状韧带分为肝左、右叶。右叶大而厚，左叶小而薄。肝的下面与许多内脏接触，称为脏面。此面有一略呈“H”形的沟，即左、右纵沟和一条横沟。左纵沟的前部有肝圆韧带；后部有静脉韧带。右纵沟前部有胆囊窝，容纳胆囊；后部有下腔静脉通过。横沟即肝门，有肝左、右管、肝固有动脉、肝门静脉以及神经和淋巴管等出入。肝的前缘（也称下缘）锐利，为膈面与脏面的分界。

192. 肝大部分位于右季肋区和腹上区，小部分可达左季肋区。肝的上面与膈穹一致，其大部为肋弓所遮盖，仅在腹上区左、右肋弓间露出，并直接与腹前壁接触。肝右叶下面与结肠右曲、右肾和十二指肠相接触；左叶下面与胃前壁相接触。肝的体表投影如下：肝上界在右腋中线起自第 7 肋，右锁骨中线平第 5 肋，前正中线平胸骨体与剑突结合处，左锁骨中线平第 5 肋间。肝下界在右腋中线处平第 10 肋，右侧第 8、9 肋软骨结合处露出肋弓，前正中线在剑突下 3～5cm，左侧第 7、8 肋软骨结合处连于左上点。

193. 胆囊位于肝右叶下面的胆囊窝内，上面借结缔组织与肝相连，下面由腹膜覆被。胆囊又可分为底、体、颈、管四部分。胆囊底为突向前下方的盲端，常在肝下缘露出，其体表投影相当于右侧腹直肌外缘与右肋弓交角处。胆囊炎时，此处可有压痛。

194. 胰位于胃的后方，在第 1、第 2 腰椎水平横贴于腹后壁，为腹膜外位器官。胰头被十二指肠所环抱，其后方有胆总管和肝门静脉及下腔静脉；胰体横跨下腔静脉、腹主动脉、左肾、左肾上腺的前面；胰尾可抵达脾门后下方。胰为长棱柱状，可分为头、体、尾三部分。在胰的实质内偏后方，与胰的长轴平行，有一条由左向右横贯其全长的主排泄管，称为胰管。至胰头处与胆总管合并，共同开口于十二指肠大乳头。有时尚有一副胰管，开口于十二指肠小乳头。

195. 腹膜是一层浆膜，由间皮和结缔组织构成。衬于腹盆壁的内面和腹盆腔脏器的表面。衬于腹盆腔内面的部分称为壁腹膜；贴于脏器表面的部分称为脏腹膜。脏、壁两层腹膜互相移行，共同围成一个潜在性腔隙，称为腹膜腔。男性腹膜腔是一个完全封闭的囊，与外界不通。而女性腹膜腔则借输卵管腹腔口经输卵管、子宫和阴道与外界相通。腹膜可分泌少量浆液，减少脏器间的摩擦，对脏器还具有支持、固定、修复及防御功能。

（四）论述题

196. 肝外胆道包括胆囊和输胆管道（肝左、右管、肝总管、胆囊管及胆总管）。

肝产生胆汁，经肝左管和肝右管出肝门，两者合成肝总管，肝总管末端与胆囊管合成胆总管。在此，胆汁可经胆囊管进入胆囊贮存、浓缩，需要时再由胆囊排出，经胆囊管入胆总管。胆总管在十二指肠降部的后内侧壁与胰管汇合成肝胰壶腹，开口于十二指肠大乳头。

197. 根据腹膜覆盖脏器的程度不同，

可分为三类。凡脏器表面几乎完全被腹膜所包裹者，称为腹膜内位器官。如胃、十二指肠上部、空肠、回肠、盲肠、阑尾、横结肠、乙状结肠、脾、卵巢、输卵管等。凡脏器的三个面或大部分由腹膜所包裹者，称为腹膜间位器官。如肝、胆囊、升结肠、降结肠、直肠上部、膀胱及子宫等。凡脏器仅有一面被腹膜所覆盖的器官，称为腹膜外位器官。如肾、肾上腺、胰、十二指肠降部和水平部、输尿管及直肠中、下部等。

198. 小网膜是肝门至胃小弯和十二指肠上部之间的双层腹膜结构，它由肝胃韧带和肝十二指肠韧带两部分构成。从肝门连于胃小弯的部分，称肝胃韧带；由肝门连于十二指肠上部之间的部分称肝十二指肠韧带。肝十二指肠韧带构成小网膜的右侧游离缘，内含三个重要结构，即胆总管在右前方，肝固有动脉在左前方，肝门静脉位于前两者之间的后方。

199. 由连于胃大弯和横结肠之间的四层腹膜结构。形如围裙，悬垂于结肠和小肠的前面。前两层是来自胃前、后壁的腹膜，自胃大弯和十二指肠起部下垂而成；下垂至近骨盆缘时再急转向上，形成大网膜的后两层，并它可向上包绕横结肠。大网膜具有重要防御功能。它可以包围病灶，限制炎症蔓延。手术时可寻大网膜的移动方向探查病灶部位，故大网膜又是外科医生的向导。

200. 在男性，膀胱与直肠之间腹膜互相移行，形成直肠膀胱陷凹，是男性腹膜腔的最低处。在女性，子宫与膀胱之间形成的一较浅的膀胱子宫陷凹；直肠与子宫之间形成的一较深的直肠子宫陷凹，是女性腹膜腔的最低处，且与阴道穹后部相邻。当腹膜腔有积液时，可经阴道后穹作穿刺或引流。

第三章　呼吸系统

习题

一、选择题

(一) A_1 型题

1. 通常所说的上呼吸道是（　　）
   A. 口腔、咽、喉
   B. 口腔、咽、喉、气管
   C. 鼻、咽、喉
   D. 鼻、咽、喉、气管
   E. 咽峡、喉、气管

2. 鼻（　　）
   A. 既是呼吸道，又是嗅觉器官
   B. 外鼻全部以鼻骨为支架，不含鼻软骨
   C. 鼻腔被鼻中隔分为完全对称的两部分
   D. 中鼻甲是单独的一对骨
   E. 中鼻道的前部有鼻泪管的开口

3. 成对的喉软骨是（　　）
   A. 杓状软骨　B. 甲状软骨
   C. 环状软骨　D. 会厌软骨
   E. 以上都是

4. 喉室位于（　　）
   A. 喉前庭两侧
   B. 喉中间腔两侧
   C. 声门下腔两侧
   D. 喉口两侧
   E. 喉咽部

5. 喉腔最狭窄的部位是（　　）
   A. 前庭裂　B. 声门裂
   C. 喉中间腔　D. 喉室
   E. 喉口

6. 喉腔可分为（　　）
   A. 喉前庭、喉室、声门下腔
   B. 喉室、喉中间腔、声门下腔
   C. 喉前庭、喉中间腔、声门下腔
   D. 喉口、喉中间庭、声门下腔
   E. 前庭裂、喉中间腔、声门下腔

7. 右主支气管的特点是（　　）
   A. 细而长　B. 细而短
   C. 粗而短　D. 粗而长
   E. 较水平

8. 肺（　　）
   A. 位于胸腔的纵隔内
   B. 左肺较右肺宽短
   C. 左肺分三叶，右肺分二叶
   D. 肺尖高出锁骨中段上方 2～3cm
   E. 内侧面中央凹陷处称肺门

9. 蝶窦（　　）
   A. 不成对
   B. 开口于上鼻道
   C. 开口于中鼻道
   D. 开口于下鼻道
   E. 开口于上鼻甲的后上方

10. 胸膜（　　）
   A. 被覆于胸廓内面的浆膜叫脏胸膜
   B. 被覆于心肺表面的浆膜叫壁胸膜
   C. 胸膜顶高出锁骨内侧段 3～5cm
   D. 胸膜腔在男、女性均为完全封闭的间隙
   E. 壁胸膜与脏胸膜相互移行处形成的间隙叫肋膈隐窝

11. 人在直立或坐位时，胸膜腔的最低处是（　　）
   A. 肺下界　B. 膈上界
   C. 肋膈隐窝　D. 心包下界

E. 纵隔下界

12. 肺下界的体表投影在腋中线相交于（　　）

A. 第 5 肋　　B. 第 6 肋

C. 第 7 肋　　D. 第 8 肋

E. 第 10 肋

13. 胸膜下界的体表投影（　　）

A. 在锁骨中线与第 6 肋相交

B. 在腋中线与第 8 肋相交

C. 在肩胛线与第 11 肋相交

D. 在肩胛线与第 10 肋相交

E. 近脊往处平第 10 胸椎棘突

14. 肺尖的体表投影（　　）

A. 高出胸骨上方 2～3cm

B. 高出锁骨内侧段上方 2～3cm

C. 高出锁骨外侧段上方 2～3cm

D. 高出锁骨中段上方 2～3cm

E. 一般情况下不超出胸廓上口

15. 肺（　　）

A. 位于胸膜腔内

B. 肺尖不超出胸廓上口

C. 左右肺大小对称

D. 左肺前缘有心切迹

E. 右肺窄而长，左肺宽而短

（二）A_2 型题

16. 有关鼻的描述，错误的是（　　）

A. 包括外鼻、鼻腔和鼻旁窦三部分

B. 鼻前庭内面衬有鼻腔粘膜

C. 鼻中隔偏左者较多

D. 鼻腔粘膜可以分为嗅区和呼吸区

E. 鼻旁窦均开口于鼻腔

17. 有关喉的描述，错误的是（　　）

A. 既是呼吸道，又是发音器官

B. 向上通于喉咽，向下与气管相连通

C. 喉软骨是喉的支架

D. 环状软骨是最大的喉软骨

E. 声门裂是喉腔内最狭窄的地方

18. 有关气管的描述，错误的是（　　）

A. 上端平第 6 颈椎下缘处起于环状软骨

B. 下端平胸骨角平面分为左、右主支气管

C. 以 C 形软骨为支架

D. 分为颈段和胸段

E. 气管颈段位于食管颈段的后方

19. 有关右主支气管的描述，错误的是（　　）

A. 以环形软骨为支架

B. 较左主支气管短

C. 较左主支气管粗

D. 较左主支气管垂直

E. 气管异物容易坠入

20. 有关纵隔的描述，错误的是（　　）

A. 是两侧纵隔胸膜之间的所有器官和组织的总称

B. 呈上窄下宽的矢状位

C. 通常偏向左侧

D. 以胸骨角和第 4 胸椎下缘平面分为上、下两部

E. 心及心包属于前纵隔

（三）X 型题

21. 鼻腔（　　）

A. 每侧鼻腔均分为鼻前庭和固有鼻腔两部分

B. 在鼻中隔粘膜的前下部有一易出血区

C. 鼻泪管开口于下鼻道

D. 固有鼻腔的粘膜可分为嗅区和呼吸区

E. 鼻腔粘膜的嗅区位于上、中鼻甲的表面

22. 开口于中鼻道的结构有（　　）

A. 上颌窦　　B. 额窦

C. 鼻泪管　　D. 蝶窦
E. 筛窦后小房

23. 鼻中隔（　　）
A. 骨性鼻中隔是由犁骨和上颌骨构成
B. 为左、右鼻腔的内侧壁
C. 与上鼻甲相对应的鼻中隔粘膜内含有嗅细胞
D. 其上具有上、中、下鼻甲
E. 鼻中隔中部有鼻旁窦的开口

24. 喉的软骨（　　）
A. 环状软骨是最大的喉软骨
B. 环状软骨是唯一呈环形的软骨
C. 杓状软骨是成对的喉软骨
D. 甲状软骨是最大的喉软骨
E. 会厌软骨位于舌根的后下方，为喉口的活瓣

25. 喉腔侧壁上有（　　）
A. 前庭裂　　B. 声门裂
C. 前庭襞　　D. 声襞
E. 喉中间腔

26. 气管（　　）
A. 是气管杈至肺门之间的管道
B. 结构是以 C 形软骨为支架
C. 颈段的第 2 ~ 4 气管软骨前面有甲状腺峡
D. 胸段位于后纵隔
E. 气管切开位置过低，易损伤主动脉和头臂静脉等

27. 左主支气管的特点是（　　）
A. 比右主支气管粗
B. 比右主支气管短
C. 比右主支气管长
D. 比右主支气管细
E. 比右主支气管垂直

28. 肺（　　）
A. 左肺有上、下两叶
B. 右肺有斜裂和水平裂
C. 肺尖高出锁骨内侧段上方 2 ~ 3cm
D. 右肺前缘锐利，左肺前缘有心尖切迹
E. 肺下界在腋中线与第 10 肋相交

29. 通过肺门的结构有（　　）
A. 气管　　B. 主支气管
C. 肺动脉　　D. 奇静脉
E. 神经和淋巴管

30. 壁胸膜包括（　　）
A. 肺胸膜　　B. 膈胸膜
C. 肋胸膜　　D. 纵隔胸膜
E. 胸膜顶

31. 胸膜腔（　　）
A. 由脏胸膜和壁胸膜围成
B. 左右各有一个
C. 呈负压状态
D. 与心包腔相通
E. 内含少量浆液

32. 胸膜下界（　　）
A. 在锁骨中线上平第 6 肋
B. 在锁骨中线上平第 8 肋
C. 在腋中线上平第 8 肋
D. 在肩胛线上平第 11 肋
E. 接近脊柱平第 12 胸椎棘突

33. 位于后纵隔的有（　　）
A. 交感干　　B. 迷走神经
C. 食管　　D. 气管
E. 膈神经

34. 在上纵隔和后纵隔均可见到的是（　　）
A. 胸导管　　B. 食管
C. 支气管　　D. 膈神经
E. 迷走神经

二、非选择题

（一）填空题

35. 呼吸系统由________和________两

部分组成。

36. 上呼吸道包括________、________和________。

37. 鼻旁窦包括________、________、________和________四对。

38. 喉软骨包括________、________、________和________。

39. 喉腔可分为________、________和________三部分。

40. 右肺被________和________分为上、中、下三叶，左肺被________分为上、下两叶。

41. 肺下界在锁骨中线平________，在腋中线平________，在肩胛线平________。

42. 壁胸膜依其所在部位可分________、________、________和________四部分。

43. 肋膈隐窝是________和________相互移行处所形成的间隙。

44. 纵隔常以________平面为界，将其分为________和________。

（二）名词解释

45. 上呼吸道

46. 声门裂

47. 喉室

48. 声带

49. 肺根和肺段

50. 胸膜腔

51. 肋膈隐窝

52. 纵隔

（三）简答题

53. 喉的软骨有哪些？

54. 喉粘膜形成哪些结构？喉腔的分部如何？

55. 左肺和右肺在形态结构上有何异同？

56. 试述胸膜的概念和壁胸膜的分部。

57. 试述肺尖和肺下界的体表投影。

58. 试述胸膜顶和胸膜下界的体表投影。

（四）论述题

59. 左、右主支气管有何区别？气管异物为何易坠入右侧主支气管和右肺？

60. 临床上做胸膜腔穿刺时，常选在何处进针？穿刺依次经过哪些结构？

答案

一、选择题

（一）A_1 型题

1.C　2.A　3.A　4.B　5.B

6.C　7.C　8.E　9.E　10.D

11.C　12.D　13.C　14.B　15.D

（二）A_2 型题

16.B　17.D　18.E　19.A　20.E

（三）X 型题

21.ABCD　22.AB　23.BC

24.BCDE　25.CD　26.BCDE

27.CD　28.ABC　29.BCE

30.BCDE　31.ABCE　32.BDE

33.ABC　34.ABE

二、非选择题

（一）填空题

35. 肺外呼吸道　肺

36. 鼻　咽　喉

37. 额窦　上颌窦　筛窦　蝶窦

38. 甲状软骨　环状软骨　杓状软骨　会厌软骨

39. 喉前庭　喉中间腔　声门下腔

40. 斜裂　水平裂　斜裂

41. 第6肋　第8肋　第10肋

42. 胸膜顶　肋胸膜　膈胸膜　纵隔胸膜

43. 肋胸膜　膈胸膜

44. 胸骨角和第 4 胸椎体下缘　上纵隔　下纵隔

（二）名词解释

45. 临床上通常把鼻、咽、喉称为上呼吸道。

46. 两侧声襞及杓状软骨基底部之间的裂隙称声门裂，是喉腔最狭窄的部位。

47. 喉中间腔向两侧突出的隐窝称喉室。

48. 声襞内含有声韧带和声带肌，三者合称为声带。

49. 出入肺门的主支气管、肺动脉、肺静脉、淋巴管和神经等结构被结缔组织和胸膜包绕成束，称为肺根。每一肺段支气管及其所属的肺组织构成一个支气管肺段，简称肺段。

50. 脏、壁胸膜在肺根处相互移行，在左、右肺周围各形成一个完全封闭的潜在性腔隙，称为胸膜腔。

51. 由肋胸膜与膈胸膜返折而成的潜在性腔隙，称肋膈隐窝，呈半环状，是胸膜腔的最低部位，胸膜腔的渗出液常积聚于此处。

52. 纵膈是两侧纵隔胸膜之间的所有器官和组织的总称，又是分隔胸膜腔的隔障。

（三）简答题

53. 喉的软骨有成对的杓状软骨和不成对甲状软骨、环状软骨、会厌软骨。

54. 在喉腔侧壁上有两对呈矢状位的粘膜皱襞，上方一对称为前庭襞，与发音无直接关系；下方一对称为声襞，内含有声韧带和声带肌，三者合称声带。两侧前庭襞间的裂隙，称为前庭裂；两侧声襞及杓状软骨基底部之间的裂隙称为声门裂。声门裂是喉最狭窄的部位。此裂前 3/5 为膜间部，与发音有关，为喉癌的好发部位；后 2/5 为软骨间部，是喉结核的好发部位。喉腔可分三部分，前庭裂以上的部分称喉前庭；前庭裂和声门裂之间的部分称为喉中间腔，是喉腔最小的部分，其向两侧突出的隐窝称为喉室；声门裂以下的部分称为声门下腔。

55. 肺是呼吸系统最重要的器官，位于胸腔内，左、右各一。左、右肺均近似圆锥状，有一尖、一底、两面、三缘。肺尖钝圆，经胸廓上口向上突至颈根部，高出锁骨内侧段上方 2 ~ 3cm，所以，在锁骨上方进针时，要避免刺伤肺尖造成气胸。肺底向上方凹陷，与膈相贴，又称膈面。外侧面广阔圆凸，贴近肋和肋间肌，又称肋面。内侧面贴近纵隔和脊柱，又称纵隔面。此面中央凹陷处称肺门，有主支气管、肺动脉、肺静脉、淋巴管和神经等出入。这些结构被结缔组织和胸膜包绕成束，称肺根。肺的前缘锐薄，右肺前缘近于垂直，左肺前缘下半有一明显缺口，称心切迹，切迹下方有一向前内方的舌状突起，称左肺小舌。肺的后缘圆钝，贴于脊柱的两旁。肺的下缘也较锐薄，伸向膈与胸壁之间。

由于右肺因膈下有肝向上隆起，而左肺因心脏偏向左侧，故右肺形状宽而短，而左肺形状则窄而长。左肺由自后上斜向前下的斜裂分为左肺上叶和左肺下叶两叶。右肺除有斜裂外，尚有一水平裂将其分为上叶、中叶和下叶三叶。

56. 胸膜是覆盖在胸廓内面、纵隔侧面、膈上面和肺表面的浆膜。被覆于肺表面的部分，称为脏胸膜或肺胸膜；衬在胸廓内面、纵隔侧面和膈上面的部分，称为壁胸膜。脏胸膜与壁胸膜之间围成胸膜腔。左右各一，互不相通，内含少量浆液。壁胸膜按其覆盖的部位可分为四部，即膈胸膜、肋胸膜、纵隔胸膜和胸膜顶。膈胸膜覆盖于膈的上面；肋胸膜紧贴于胸壁内面；纵隔胸膜被覆于纵隔的两侧；胸膜顶覆盖于与肺尖相对应的胸廓顶部，向下与肋胸膜和纵隔胸膜相互延续，向上突出于胸廓上口达颈根部，其最高点可高出锁骨内侧段上方 2～3cm。

57. 肺尖的体表投影向上突出于胸廓上口达颈根部，其最高点可高出锁骨内侧段上方 2～3cm。肺下界在锁骨中线与第 6 肋相交，在腋中线与第 8 肋相交，在肩胛线与第 10 肋相交，在后正中线两旁平第 10 胸椎棘突。

58. 胸膜顶和肺尖的体表投影一致，向上突出于胸廓上口达颈根部，其最高点可高出锁骨内侧段上方 2～3cm。胸膜下界在锁骨中线与第 8 肋相交，在腋中线与第 10 肋相交，在肩胛线与第 11 肋相交，在后正中线两旁平第 12 胸椎棘突。

（四）论述题

59. 主支气管位于气管杈与肺门之间，左、右各一。左主支气管的特点是：细长，走向较水平；右主支气管粗短，走向较垂直。因此，气管异物容易坠入右主支气管，并经过右主支气管进入右肺内。

60. 胸膜腔穿刺点常选的在腋后线第 8 肋间隙或第 9 肋间隙进针。穿刺时由外向内依次经过皮肤、皮下浅筋膜、深筋膜、肋间隙（肋间外、内肌）、胸内筋膜、肋胸膜到达胸膜腔的最低处肋膈隐窝。

第四章　泌尿系统

习题

一、选择题

(一) A_1 型题

1. 第 12 肋与肾的正确关系是（　　）
   A. 斜过左肾后面的上部
   B. 斜过左肾后面的中部
   C. 斜过右肾后面的中部
   D. 斜过右肾后面的下部
   E. 斜过左肾后面的下部
2. 肾的位置（　　）
   A. 左肾上端平第 11 胸椎上缘
   B. 右肾比左肾略高
   C. 右肾下端平第 2 腰椎下缘
   D. 女子一般略低于男子
   E. 第 12 肋斜过右肾后面的中部
3. 关于肾的正确描述是（　　）
   A. 皮质表面盖有腹膜
   B. 肾小盏包绕肾乳头
   C. 肾髓质包括肾柱
   D. 肾小盏合成肾盂
   E. 肾皮质位于肾的表面
4. 成人肾门平对（　　）
   A. 第 11 胸椎　　B. 第 12 胸椎
   C. 第 1 腰椎　　D. 第 2 腰椎
   E. 第 3 腰椎
5. 紧贴肾表面的被膜是（　　）
   A. 肾筋膜　　B. 脂肪囊
   C. 纤维囊　　D. 脏腹膜
   E. 外膜
6. 肾盂（　　）
   A. 呈杯状包绕肾乳头
   B. 是暂时储存尿液的器官
   C. 呈扁平漏斗形
   D. 向内侧分出肾大盏
   E. 移形为输尿管后出肾门
7. 肾（　　）
   A. 被膜的外层为脏腹膜
   B. 肾窦内有输尿管
   C. 每侧肾有两个肾盂
   D. 肾髓质有肾锥体
   E. 肾乳头被肾大盏包裹
8. 肾皮质形成的结构是（　　）
   A. 肾锥体　　B. 肾柱
   C. 肾盂　　D. 肾乳头
   E. 肾小盏
9. 肾蒂内主要结构由上到下依次是（　　）
   A. 肾静脉、肾动脉、肾盂
   B. 肾动脉、肾静脉、肾盂
   C. 肾盂、肾动脉、肾静脉
   D. 肾动脉、肾盂、肾静脉
   E. 肾静脉、肾盂、肾动脉
10. 输尿管的正确描述是（　　）
    A. 行经腰大肌前面
    B. 完全被腹膜包绕
    C. 经子宫动脉前方下降
    D. 行经直肠两侧
    E. 属腹膜间位器官
11. 在小骨盆入口处左输尿管越过（　　）
    A. 左髂总动脉的末端
    B. 左髂外动脉起始部
    C. 左髂内动脉起始部
    D. 左子宫动脉的前上方
    E. 左髂总动脉起始部

12. 膀胱（　　）
A. 属于腹膜内位器官
B. 空虚时位于小骨盆腔内
C. 属于腹膜外位器官
D. 膀胱颈的后方有前列腺
E. 输尿管开口于膀胱体

13. 膀胱三角（　　）
A. 充盈时，粘膜皱襞即消失
B. 位于膀胱体的内面
C. 此处缺少粘膜下组织
D. 在两输尿管口与膀胱尖之间
E. 空虚时，粘膜形成许多皱襞

14. 男性尿道的正确描述是（　　）
A. 有两个弯曲、两个狭窄
B. 耻骨下弯恒定
C. 耻骨前弯恒定
D. 前列腺部最狭窄
E. 仅有排尿功能

15. 尿道括约肌位于（　　）
A. 膀胱颈　　B. 尿道内口
C. 尿道外口　D. 尿道壁内
E. 尿生殖膈

（二）A_2 型题

16. 有关肾的描述，错误的是（　　）
A. 两肾均为腹膜外位器官
B. 表面有三层被膜
C. 左肾略低于右肾
D. 肾门平第一腰椎
E. 右侧肾蒂较左侧短

17. 不属于肾门的结构是（　　）
A. 输尿管　　B. 肾动脉
C. 肾静脉　　D. 肾盂
E. 神经、淋巴管

18. 有关肾被膜的描述，错误的是（　　）
A. 脂肪囊对肾起弹性垫样保护作用
B. 肾筋膜可分为前、后两层
C. 纤维囊不易与肾实质分离
D. 纤维囊致密而坚韧
E. 脂肪囊与肾窦内脂肪组织相延续

19. 肾后方的毗邻不包括（　　）
A. 肋膈隐窝　　B. 腰大肌
C. 腰方肌　　　D. 腹横肌
E. 肺

20. 椎骨与肾的位置关系，错误的是（　　）
A. 两肾上端靠近椎骨，下端相对远离
B. 右肾比左肾略低半个椎体
C. 左肾上端平第 11 胸椎下缘
D. 肾门约平第 2 腰椎下缘
E. 右肾下端平第 3 腰椎

21. 有关输尿管的描述，错误的是（　　）
A. 起于肾盂，止于膀胱
B. 分腹段、盆段、壁内段
C. 女性在盆腔内位于子宫动脉的前上方
D. 右侧输尿管跨过右髂总动脉的前方
E. 全长有三处狭窄，常是结石滞留的部位

22. 有关膀胱的描述，错误的是（　　）
A. 是储尿器官
B. 分为尖、底、体和颈四部分
C. 男性膀胱下方邻接尿生殖膈
D. 空虚时，膀胱尖不超过耻骨联合上缘
E. 底内面有平滑的膀胱三角

23. 与女性尿道不符的是哪一项（　　）
A. 较男性尿道短、窄、直
B. 仅有排尿功能
C. 开口于阴道前庭
D. 尿道括约肌为骨骼肌
E. 尿道下端有尿道旁腺

24. 下列管道中，无明显狭窄者是（　　）

A. 男性尿道　B. 食管

C. 输卵管　D. 输尿管

E. 输精管

25. 有关膀胱毗邻的描述，错误的是（　　）

A. 空虚时全部位于小骨盆腔内

B. 居耻骨联合后方

C. 女性下方邻接尿生殖膈

D. 男性后方邻精囊、前列腺和直肠

E. 女性后方有子宫和阴道

（三）X 型题

26. 关于肾的正确描述是（　　）

A. 表面包有三层被膜

B. 可随呼吸移动

C. 肾门只有肾血管出入

D. 右肾手术难度较大

E. 深层有肾锥体

27. 肾窦内的结构包括（　　）

A. 肾小盏　B. 肾大盏

C. 肾盂　D. 输尿管

E. 肾血管

28. 通过肾门的结构是（　　）

A. 肾动脉　B. 肾静脉

C. 输尿管　D. 神经

E. 淋巴管

29. 维持肾正常位置的因素包括（　　）

A. 腹内压　B. 肾血管

C. 肾的毗邻器官　D. 肾被膜

E. 腹膜

30. 左肾前方毗邻（　　）

A. 胃　B. 空肠

C. 十二指肠　D. 结肠左曲

E. 脾

31. 右肾前方毗邻（　　）

A. 空肠　B. 结肠右曲

C. 十二指肠　D. 肝右叶

E. 胰

32. 肾冠状切面可见哪些结构（　　）

A. 肾柱　B. 肾锥体

C. 肾乳头　D. 肾蒂

E. 肾大盏

33. 输尿管（　　）

A. 属于腹膜外位器官

B. 在小骨盆入口处跨过髂血管前方

C. 在膀胱底外上角处斜穿膀胱壁

D. 女性距子宫颈约 2cm 处有子宫动脉跨过前上方

E. 膀胱充盈时可使输尿管壁内段管腔闭合

34. 男性膀胱后方的器官是（　　）

A. 精囊腺　B. 前列腺

C. 输精管末端　D. 尿道球腺

E. 直肠

35. 女性尿道（　　）

A. 较男性尿道短、宽、直

B. 穿过尿生殖膈

C. 开口于阴道前庭

D. 仅有排尿功能

E. 阴道的前方

二、非选择题

（一）填空题

36. 泌尿系统由________、________、________和________组成。

37. 肾位于________的后方，脊柱的________，属腹膜________器官。

38. 右肾上端平________，左肾下端平________，肾门平________。

39. 肾实质可分为________和________两部分，肾门向肾内续于一较大的腔称________。

40. 肾表面三层被膜由内向外是________、________、________。

41. 肾蒂主要结构的排列关系，由前向后依次为________、________和________。

42. 肾后面第 12 肋以上借________与________相邻，两肾上方有________附着。

43. 肾区的位置在________和________之间形成的夹角处。

44. 输尿管的三个生理狭窄位置在________、________、________。

45. 左侧输尿管跨过________入盆腔，斜穿________开口于膀胱。

46. 女性膀胱的后方与________和________相邻。

47. 输尿管全长由上而下可分为________、________、________三部分。

48. 成人膀胱位于________，________的后方。空虚时，不超过________。

49. 膀胱三角位于________和________之间。

50. 膀胱分为________、________、________和________四部分。

51. 男性膀胱后方与________、________和________相邻。

52. 女性尿道的特点是________，仅有________功能。

（二）名词解释

53. 肾门

54. 肾蒂

55. 肾窦

56. 膀胱三角

57. 肾区

（三）简答题

58. 泌尿系统的组成及功能？

59. 简述肾的位置及其与椎骨的位置关系？

60. 试述肾产生的尿液排出体外的途径？

61. 输尿管分为哪几段？结石容易嵌顿在哪些部位？

62. 肾冠状切面上可观察到哪些结构？

63. 肾被膜有几层？肾正常位置的固定依靠什么？

64. 膀胱的位置和毗邻？

65. 男、女尿道有哪些区别？

（四）论述题

66. 男性肾盂结石患者，结石排出体外的途径如何？依次经过哪些狭窄？

67. 试述急性尿潴留时，为什么可在紧邻耻骨联合上方作膀胱穿刺？

答案

一、选择题

（一）A_1 型题

1.B　2.D　3.B　4.C　5.C
6.C　7.D　8.B　9.B　10.A
11.A　12.B　13.C　14.B　15.E

（二）A_2 型题

16.C　17.A　18.C　19.E　20.D
21.D　22.C　23.A　24.E　25.D

（三）X 型题

26.ABDE　27.ABCE　28.ABDE
29.ABCDE　30.ABDE　31.BCD
32.ABCE　33.ABCDE　34.ACE
35.ABCDE

二、非选择题

（一）填空题

36. 肾　输尿管　膀胱　尿道

37. 腹膜　两旁　外位

38. 第 12 胸椎　第 2 腰椎下缘　第 1 腰椎

39. 皮质　髓质　肾窦

40. 纤维囊　脂肪囊　肾筋膜

41. 肾静脉　肾动脉　肾盂

42. 膈　胸膜腔　肾上腺

43. 竖脊肌外侧缘　第 12 肋

44. 输尿管起始处（肾盂与输尿管移形处）　跨过髂血管处（小骨盆入口处）　膀胱壁内

45. 左髂总动脉　膀胱壁

46. 子宫　阴道

47. 腹段　盆段　壁内段

48. 小骨盆腔内　耻骨联合　耻骨联合上缘

49. 左、右输尿管口　尿道内口

50. 膀胱尖　膀胱体　膀胱底　膀胱颈

51. 精囊腺　输精管壶腹　直肠

52. 短、宽而直　排尿

（二）名词解释

53. 肾的内侧缘中部凹陷，称为肾门，是肾动脉、肾静脉、肾盂、神经和淋巴管等出入的部位。肾门约平第 1 腰椎体平面，距正中线约 5cm。

54. 出入肾门的结构被结缔组织包裹成束称为肾蒂。右侧较左侧长，肾蒂内的主要结构，由前向后依次排列有肾静脉、肾动脉、肾盂；自上而下依次为：肾动脉、肾静脉、肾盂。

55. 肾门向肾实质内扩大的腔隙，称为肾窦，窦内容纳有肾盂、肾大盏、肾小盏、肾大盏、肾血管的分支及神经、淋巴管等结构，其间充填有脂肪组织。

56. 位于膀胱底的内面，左、右输尿管口与尿道内口之间的三角形区域称为膀胱三角。该三角区缺少粘膜下组织，粘膜与肌层紧密相贴。故膀胱充满或空虚时该三角区粘膜均保持平滑状态，此区为结核和肿瘤的好发部位。

57. 临床上常将竖脊肌外侧缘与第 12 肋之间的部分称为肾区，当肾有病变时，叩击或触压该区，常可引起疼痛。

（三）简答题

58. 泌尿系统由肾、输尿管、膀胱和尿道组成。肾为生成尿的器官，输尿管为输送尿液入膀胱的管道，膀胱是暂时储存尿液的器官，尿道是尿液排出体外的管道。

泌尿系统是人体代谢产物最重要的排泄途径之一。其功能主要是以尿的形式排出机体内溶于水的代谢产物，如尿素、尿酸和多余的水分等。因此，泌尿系统在调节体液和维持电解质平衡中也起着重要作用。如果肾的功能发生障碍，代谢产物则蓄积于体液中，破坏内环境的相对稳定，从而影响机体新陈代谢的正常进行，严重时可出现尿毒症，危及生命。

59. 肾位于腹腔的后上部，脊柱两旁，紧贴腹后壁，前面有腹膜覆盖。右肾比左肾略低。与椎骨的位置关系是：两肾上端靠近脊柱，下端相对远离。左肾上端平第 11 胸椎下缘，下端平第 2 腰椎下缘；右肾上端平第 12 胸椎，下端平第 3 腰椎。

60. 尿液由肾脏产生，经肾乳头孔→肾小盏→肾大盏→肾盂→输尿管→膀胱→尿道→体外。

61. 根据输尿管的位置和走行，将输尿管分为腹段（起始部至跨过髂血管处）、盆段（跨过髂血管处至膀胱壁）和壁内段（膀胱壁内）。输尿管在起始处（肾盂与输尿管移形处）、小骨盆入口处（跨过髂血管处）和膀胱壁内有三处生理性狭窄。临床上，尿路结石常可嵌顿这些狭窄部位，刺激管壁肌层强烈收缩，从而引起剧烈的绞痛及尿路梗阻等病症。

62. 在肾的冠状切面上，肾实质可分为边缘的皮质和深部的髓质。肾皮质富有血管，新鲜标本呈红褐色，由肾小体和肾小管构成。肾皮质深入髓质之间的部分，称为肾柱。肾髓质血管少，色较淡，由 15 ~ 20 个肾锥体组成。锥体的底朝向皮质，锥体尖钝圆，伸向肾窦，称为肾乳头。其上有许多乳头孔，肾形成的尿液由此流入肾小盏。

肾小盏为漏斗形的膜性小管，围绕肾乳头。每肾约有 7～8 个肾小盏，相邻 2～3 个肾小盏合成一个肾大盏。每肾约有 2～3 个肾大盏，由肾大盏合成一个扁平漏斗形的肾盂。肾盂出肾门移行为输尿管。

63. 肾表面有三层被膜，由内向外依次是纤维囊、脂肪囊和肾筋膜。肾正常位置的固定主要靠肾筋膜，其次取决于腹内压、肾血管、腹膜和邻近器官的承托。当肾的固定装置不健全时，肾可向下移位形成肾下垂或游走肾。

64. 成人膀胱位于小骨盆腔的前部，耻骨联合的后方。空虚时，膀胱尖不超过耻骨联合上缘。充盈时，膀胱尖可高出耻骨联合上缘。

膀胱的毗邻关系是：前方为耻骨联合，膀胱底的后方，男性有精囊、输精管壶腹和直肠，女性有子宫和阴道。膀胱下方，男性邻接前列腺，女性邻接尿生殖膈。

65. 男尿道：细而长，具有排尿和排精作用。男尿道有三个狭窄：尿道内口、膜部和尿道外口；分三部分：前列腺部、膜部和海绵体部；两个弯曲：恒定的耻骨下弯和可变的耻骨前弯。

女尿道：短、宽且较直，仅有排尿功能。

（四）论述题

66. 男性肾盂结石随尿排出体外要经过肾盂、输尿管、膀胱和尿道。沿途结石要经过 6 处生理狭窄，即输尿管三个生理狭窄和尿道三个生理狭窄。分别是输尿管的起始处、跨过髂血管处、穿膀胱壁处和尿道的内口、膜部、外口。

67. 成人膀胱空虚时位于小骨盆腔内，膀胱尖不超过耻骨联合上缘。充盈时，膀胱尖可高出耻骨联合上缘，此时由腹前壁折向膀胱上面的腹膜随之上移，使膀胱前下壁直接与腹前壁相接触。因此，当急性尿潴留膀胱极度充盈时，沿耻骨联合上缘经腹前壁进行膀胱穿刺，可不经过腹膜腔而直达膀胱，以避免伤及腹膜和污染腹膜腔。

第五章 生殖系统

第一节 男性生殖器

习题

一、选择题

（一）A_1 型题

1. 男性生殖腺是（　　）
   A. 睾丸　B. 附睾　C. 前列腺
   D. 精囊　E. 肾上腺
2. 睾丸的结构中，产生精子的是（　　）
   A. 睾丸白膜　B. 睾丸纵隔
   C. 精曲小管　D. 精直小管
   E. 睾丸网
3. 附睾（　　）
   A. 是男性生殖腺
   B. 具有产生精子和分泌雄激素的功能
   C. 具有贮存和输送精子的功能
   D. 附着于睾丸的前缘
   E. 参与构成精索
4. 除输精管精索部外，输精管行于精索中的部分还包括（　　）
   A. 睾丸部　B. 附睾部
   C. 腹股沟管部　D. 输精管壶腹
   E. 盆部
5. 包含在精索中的结构是（　　）
   A. 附睾管　B. 输精管
   C. 射精管　D. 输尿管
   E. 男尿道
6. 输精管（　　）
   A. 是输送雄激素的管道
   B. 是输送精液和雄激素的管道
   C. 由睾丸输出小管直接延续成
   D. 由附睾管直接延续而成
   E. 末端开口于精囊
7. 组成射精管的是（　　）
   A. 输精管末端和睾丸输出小管
   B. 输精管末端和附睾管
   C. 输精管末端和前列腺排泄管
   D. 输精管末端和精囊排泄管
   E. 输精管末端和尿道球腺排泄管
8. 射精管开口于（　　）
   A. 膀胱三角　B. 尿道前列腺部
   C. 尿道膜部　D. 尿道海绵体部
   E. 尿道球部
9. 精囊（　　）
   A. 是产生精子的场所
   B. 是贮藏精子的场所
   C. 位于前列腺的后方
   D. 排泄管直接开口于男尿道
   E. 后方邻近直肠
10. 男尿道（　　）
    A. 仅是引导尿液排出体外的管道
    B. 穿过前列腺的一段为膜部
    C. 膜部为男尿道的第二个狭窄处
    D. 膜部后壁上有射精管的开口
    E. 上提阴茎可使男尿道的耻骨下弯消失
11. 结扎输精管最方便的一段是（　　）
    A. 睾丸部　B. 精索部
    C. 腹股沟管部　D. 盆部
    E. 输精管壶腹

12. 睾丸鞘膜是（　　）
A. 腹壁浅筋膜的延续
B. 腹壁深筋膜的延续
C. 腹外斜肌腱膜的延续
D. 腹横筋膜的延续
E. 腹膜的延续

（二）A_2 型题

13. 下列器官不属于男性生殖系统的是（　　）
A. 睾丸　　B. 附睾
C. 前列腺　　D. 尿道球腺
E. 肾上腺

14. 关于男尿道的叙述，错误的是（　　）
A. 全长分前列腺部、膜部、海绵体部三段
B. 全长有尿道内口、膜部、尿道外口三个狭窄
C. 有耻骨下弯和耻骨前弯两个弯曲
D. 上提阴茎可使耻骨下弯消失
E. 最短的一端是尿道膜部

15. 精液中不包含（　　）
A. 精子
B. 雄激素
C. 尿道球腺分泌物
D. 精囊分泌物
E. 前列腺分泌物

16. 关于前列腺的叙述，错误的是（　　）
A. 左、右成对
B. 形似前后稍扁的栗子
C. 可分为底、体、尖三部分
D. 体的后面平坦，紧贴直肠
E. 男尿道经前列腺实质前部向下穿行

（三）X 型题

17. 下列哪些结构属于男性生殖系统（　　）
A. 肾　　B. 肾上腺
C. 睾丸　　D. 前列腺
E. 男尿道

18. 精索中包含的结构有（　　）
A. 输精管　　B. 射精管
C. 输尿管　　D. 睾丸动、静脉
E. 提睾肌

19. 男尿道的生理性狭窄是（　　）
A. 尿道内口　　B. 尿道前列腺部
C. 尿道膜部　　D. 尿道海绵体部
E. 尿道外口

20. 睾丸的功能包括（　　）
A. 产生精子
B. 分泌肾上腺素
C. 分泌雄激素
D. 分泌促性腺激素
E. 产生精液

二、非选择题

（一）填空题

21. 精子由________产生，贮存在________中，排精时经________、________和大部分________排出体外。

22. 精索中的结构主要有________、________、________神经丛和淋巴管，其中最坚实的结构是________。

23. 男尿道全长可分为________、________和________三部分，其中最短的一段是________。

24. 输精管全长可分为________、________、________和________四部分，在________施行输精管结扎术最方便。

25. 阴茎由两个________和一个________包被筋膜、皮肤而成，________的前端膨大形成阴茎头，包绕阴茎头的双层皮肤皱襞称________。

（二）名词解释

26. 精索

27. 尿道膜部

28. 睾丸鞘膜

（三）简答题

29. 精子在何处产生？经过哪些管道排出体外？

（四）论述题

30. 男尿道全长分几部？有哪些狭窄和弯曲？给男病人导尿时应注意什么？

31. 输精管可分为几部？何处结扎输精管最方便？结扎输精管时要经过哪些层次？

答案

一、选择题

（一）A_1 型题

1.A　2.C　3.C　4.C　5.B

6.D　7.D　8.B　9.E　10.C

11.B　12.E

（二）A_2 型题

13.E　14.D　15.B　16.A

（三）X 型题

17.CDE　18.ADE　19.ACE

20.AC

二、非选择题

（一）填空题

21. 睾丸　附睾　输精管　射精管　男尿道

22. 输精管　睾丸动脉　蔓状静脉丛　输精管

23. 前列腺部　膜部　海绵体部　膜部

24. 睾丸部　精索部　腹股沟管部　盆部　精索部

25. 阴茎海绵体　尿道海绵体　尿道海绵体　包皮

（二）名词解释

26. 精索是连于睾丸上端与腹股沟管腹环之间的柔软圆索状结构，主要成分是输精管、睾丸动脉、蔓状静脉丛、神经丛和淋巴管等，表面有三层被膜，从内向外依次是精索内筋膜、提睾肌和精索外筋膜。

27. 尿道膜部是指男尿道穿过尿生殖膈的一段，长约 1.5cm，是男尿道中最短的一段，周围有尿道膜部括约肌环绕。

28. 胚胎时，睾丸从腹后壁经腹股沟管下降入阴囊，腹膜也随之下降，包裹睾丸，称为睾丸鞘膜，可分脏、壁两层，脏层贴于睾丸和附睾表面，壁层紧贴精索内筋膜内面，两层在睾丸后缘处相互移行，中间的腔隙称鞘膜腔。

（三）简答题

29. 精子在睾丸中，由精曲小管上皮产生，经精直小管、睾丸网和睾丸输出小管运送到附睾中暂时贮存。排精时，再经输精管、射精管和大部分男尿道排除体外。排出的乳白色、弱碱性的精液中，除精子外，还包含输精管道以及附属腺体的分泌物。正常成年男性一次射精约 2～5ml，含精子约 3～5 亿个。

（四）论述题

30. 男性尿道起自膀胱的尿道内口，沿途经前列腺实质，穿尿生殖膈，纵贯尿道海绵体全长，末端终于阴茎头的尿道外口，成年人长约 16～22cm。按行程分为尿道前列腺部、尿道膜部和尿道海绵体部三部。

男尿道全长有三个狭窄：第一个在尿道内口处；第二个在尿道膜部处；第三个在尿道外口处。当阴茎松软下垂时，男尿道有两个弯曲，即突向后下方的耻骨下弯和突向前上方的耻骨前弯。给男病人导尿时，首先应将阴茎上提，使耻骨前弯消失，整个男尿道形成一个弓形大弯曲，才能使导尿管顺利进入膀胱。另外，插入的导尿管在通过男尿道的狭窄，特别在通过尿道膜部时，一定要小心、缓慢，以免造成这些狭窄损伤。

31. 输精管全长按行程四部，即沿睾丸后缘和附睾内侧迂曲上行的睾丸部；介于睾丸上端至腹股沟管浅环之间的精索部；位于腹股沟管内的腹股沟管部；从腹股沟管深环到膀胱底后面，行于盆腔内的盆部。在精索部结扎输精管最为方便。结扎输精管时，由浅入深经过的层次依次是：阴囊皮肤、肉膜、精索外筋膜、提睾肌、精索内筋膜。由于输精管管壁厚，管腔小，肌层发达，故活体触摸时，输精管呈坚实的圆索状，这是术中辨别输精管的常用方法。

第二节　女性生殖器

习题

一、选择题

（一）A_1 型题

1. 正常情况下，精子与卵子结合的部位是（　　）

A. 输卵管子宫部
B. 输卵管峡
C. 输卵管壶腹
D. 输卵管漏斗
E. 输卵管伞

2. 结扎输卵管最理想的部位是（　　）

A. 输卵管子宫部
B. 输卵管峡
C. 输卵管壶腹
D. 输卵管漏斗
E. 输卵管伞

3. 手术中辨认输卵管的标志是（　　）

A. 输卵管子宫部
B. 输卵管峡
C. 输卵管壶腹
D. 输卵管漏斗
E. 输卵管伞

4. 维持子宫的正常位置主要依靠（　　）

A. 子宫阔韧带　　B. 子宫圆韧带
C. 子宫主韧带　　D. 子宫骶韧带
E. 以上所有结构

5. 关于子宫的描述，正确的是（　　）

A. 位于耻骨与直肠之间
B. 子宫的下端称子宫底
C. 子宫的整个内腔称子宫腔
D. 子宫腔呈倒置的三角形
E. 子宫口通输卵管

6. 关于子宫的描述，正确的是（　　）

A. 正确的位置呈前倾前屈位
B. 子宫颈全部深入到阴道内
C. 子宫底与子宫体相连处称子宫峡
D. 子宫口直接通体外
E. 子宫口前唇较后唇高

7. 卵巢位于（　　）

A. 盆腔内，膀胱与直肠之间
B. 髂窝内
C. 左、右髂总动脉之间
D. 髂内、外动脉起始部之间的夹角内
E. 包裹在子宫圆韧带内

8. 行乳房脓肿切开引流术时，为减少乳腺叶和输乳管损伤，切口应以乳头为中心作（　　）

A. 环形切口　　B. 放射形切口
C. 横形切口　　D. 斜形切口
E. 任意形状切口

9. 开口于阴道前庭前部的是（　　）

A. 子宫口　　B. 输尿管口
C. 尿道内口　　D. 尿道外口
E. 阴道口

（二）A_2 型题

10. 子宫阔韧带内的结构，不包含（ ）

A. 卵巢　B. 子宫动脉

C. 子宫圆韧带　D. 子宫主韧带

E. 输卵管

11. 输卵管在外形上看不到的部分是（ ）

A. 输卵管子宫部

B. 输卵管峡

C. 输卵管壶腹

D. 输卵管漏斗

E. 输卵管伞

12. 关于输卵管壶腹的描述，错误的是（ ）

A. 管径粗

B. 管腔大

C. 管壁薄

D. 是正常受精的场所

E. 是正常妊娠的场所

13. 关于子宫的描述，错误的是（ ）

A. 位于直肠与膀胱之间

B. 下端称子宫底

C. 子宫腔呈前后略扁的倒置三角形

D. 子宫颈管仅为一通道

E. 子宫峡在妊娠末期形成子宫下段

（三）X 型题

14. 卵巢的固定装置包括（ ）

A. 子宫圆韧带　B. 子宫阔韧带

C. 卵巢悬韧带　D. 卵巢固有韧带

E. 卵巢系膜

15. 输卵管的分部包括（ ）

A. 输卵管子宫部

B. 输卵管峡

C. 输卵管壶腹

D. 输卵管漏斗

E. 输卵管伞

16. 子宫的分部包括（ ）

A. 子宫峡　B. 子宫底

C. 子宫体　D. 子宫颈

E. 子宫下段

17. 关于阴道的描述，正确的有（ ）

A. 上端环绕子宫颈，形成阴道穹

B. 阴道后穹紧邻直肠子宫陷凹

C. 阴道后穹最浅

D. 前壁长，后壁短

E. 阴道口开口于大、小阴唇之间

18. 女外阴上，用肉眼可见的结构有（ ）

A. 会阴中心腱　B. 阴道前庭

C. 尿道外口　D. 前庭大腺

E. 阴蒂海绵体

19. 关于坐骨肛门窝的描述，正确的有（ ）

A. 位于相邻肛柱之间，肛瓣上面的凹陷

B. 指盆腔内的凹陷，是腹膜腔内的最低处

C. 是肛管与坐骨之间，尖朝上的楔形深窝

D. 窝底为肛门两侧的皮肤和深筋膜

E. 窝内有丰富的血管、神经

二、非选择题

（一）填空题

20. 卵巢产生的生殖细胞称________，分泌的激素有________、________两种。

21. 卵巢排卵时将卵子排入________，卵子经________进入________，在________受精后，再经________进入________中孕育成胎儿。

22. 成年未孕的子宫形态呈________，可分为________、________和________三部，子宫峡在________与________之间。

23. 输卵管位于________两侧与

________侧壁之间，包裹在________上缘内。外侧端游离，末端的开口称________。

24. 子宫的内腔甚为狭窄，上部在子宫体内的称________，呈________，其基底两端借________与________相通；下部在子宫颈内的称________，向上通________，向下借________通________。

（二）名词解释

25. 子宫腔

26. 子宫峡

27. 输卵管壶腹

28. 阴道穹

（三）简答题

29. 试述子宫的形态、位置和分部。

30. 固定子宫的韧带有哪些？它们分别有何作用？

（四）论述题

31. 输卵管可分为几部？何处结扎输卵管最方便？行输卵管结扎术时如何分辨输卵管？

答案

一、选择题

（一）A_1 型题

1.C　2.B　3.E　4.E　5.D

6.A　7.D　8.B　9.D

（二）A_2 型题

10.D　11.A　12.E　13.B

（三）X 型题

14.BCDE　15.ABCD　16.BCD

17.AB　18.BC　19.CDE

二、非选择题

（一）填空题

20. 卵子　雌激素　孕激素。

21. 腹膜腔　输卵管腹腔口　输卵管　输卵管壶腹　输卵管子宫口　子宫腔

22. 前后扁平的倒置鸭梨形　子宫底　子宫体　子宫颈　子宫体　子宫颈

23. 子宫底　盆腔　子宫阔韧带　输卵管腹腔口

24. 子宫腔　前后略扁的三角形裂隙　输卵管子宫口　输卵管　子宫颈管　子宫腔　子宫口　阴道

（二）名词解释

25. 子宫的内腔甚为狭窄，分上、下两部。上部位于子宫体内，称子宫腔，呈前后扁平的三角形裂隙，其基底两侧角通输卵管，尖端向下通子宫颈管。

26. 子宫体与子宫颈相连处稍狭细，称子宫峡，在未孕时不明显，长约 1cm；妊娠时，子宫峡逐渐伸展变长，形成子宫下段，妊娠末期可延长到 7 ~ 11cm，峡壁逐渐变薄，剖宫取胎术常在此处施行。

27. 输卵管壶腹在输卵管峡与输卵管漏斗之间，约占输卵管全长的 2/3。输卵管壶腹具有管径粗、管腔大、管壁薄的特点，血液循环丰富，是正常时受精的部位，也是最容易发生宫外孕的部位。

28. 阴道的上端宽阔，环绕子宫颈的阴道部，两者之间围成的环状腔隙称阴道穹。阴道穹可分前穹、后穹和左、右侧穹四部，其中阴道前穹最浅，后穹最深，与直肠子宫陷凹仅隔阴道后壁和一层腹膜，左、右侧穹由前向后逐渐加深。

（三）简答题

29. 子宫位于小骨盆中央，在膀胱与直肠之间。成年女性子宫的正常姿势为前倾前屈位。未孕女性子宫呈前后扁平的倒置鸭梨形，可分为在两侧输卵管连接处上方，向上隆突的子宫底，下端细圆的子宫颈和子宫底与子宫颈之间的子宫体三部分。其中，子宫颈又可分为深入到阴道内的子宫颈阴道部和在阴道上方的子宫颈阴道上部。在子宫颈与子宫体之间稍细，称子宫峡。子宫峡在未妊娠时不明显，长不足 1cm，在妊娠期随着子宫的体积增大而延长，至妊娠末期可达 10cm 左右，形成子宫下段。

子宫的内腔可分为上、下两部，上部位于子宫体与子宫底内，称子宫腔，下部位于子宫颈内，称子宫颈管。未妊娠时，子宫腔呈前后扁平的倒置鸭三角形，底部两侧角有输卵管子宫口通输卵管，尖向下，通子宫颈管。子宫颈管呈长梭形，向上通子宫腔，向下的开口即子宫口，通向阴道。

30. 固定子宫的韧带有四对，其中从子宫两侧向外侧延伸到盆腔侧壁上的双层皱襞称子宫阔韧带，该韧带可防止子宫向两侧移位；子宫圆韧带起自子宫外侧缘，经子宫阔韧带和腹股沟管至大阴唇和阴阜皮下，这对韧带向前下方牵拉子宫，是维持子宫前倾的主要结构；位于子宫阔韧带基底部，自子宫颈至盆腔侧壁的子宫主韧带有固定子宫，防止子宫脱垂的作用；子宫骶韧带位于子宫颈后面，绕过直肠，附着于骶骨前面，向后上方牵拉子宫颈，对维持子宫前屈起主要作用。

（四）论述题

31. 输卵管全长分四部，由内侧向外侧依次为：输卵管子宫部、输卵管峡、输卵管壶腹、输卵管漏斗。行输卵管结扎术时在输卵管峡施行最为理想，因输卵管峡紧连在子宫外侧位置较固定，手术中便于寻找，且管径细、管腔小、管壁厚便于操作。输卵管包裹在子宫阔韧带上缘内，内连子宫，外侧端有标志性结构输卵管伞。手术中可借子宫及子宫阔韧带寻找输卵管，并借输卵管伞加以证实。

第六章　循环系统

第一节　心血管系统

习题

一、选择题

(一) A_1 型题

1. 关于心脏（　　）
   A. 前面全部被肺和胸膜覆盖
   B. 后方邻接气管、支气管
   C. 心底朝左后上方
   D. 心尖由左心室构成
   E. 心尖朝右前下方

2. 关于心脏（　　）
   A. 位于胸腔纵隔内，居正中线上
   B. 是推动血液循环的动力器官
   C. 只受纳体循环的静脉血
   D. 心壁的肌属平滑肌
   E. 心外膜褶叠成心瓣膜

3. 构成心底的主要是（　　）
   A. 左心房　　B. 左心室
   C. 右心房　　D. 右心室
   E. 心包

4. 心内注射部位应选在（　　）
   A. 胸骨右缘第 3 肋间
   B. 胸骨左缘第 3 肋间
   C. 胸骨右缘第 4 肋间
   D. 胸骨左缘第 4 肋间
   E. 胸骨右缘第 5 肋间

5. 在心包裸区进行心内注射，药物可进入（　　）
   A. 左心房　　B. 右心房
   C. 左心室　　D. 右心室
   E. 心尖

6. 冠状窦口（　　）
   A. 位于下腔静脉口与右房室口之间
   B. 位于左心房内
   C. 在房间隔上右心房一侧
   D. 在上腔静脉口与右心耳之间
   E. 在房间隔下部右侧

7. 右心室（　　）
   A. 构成心的右缘
   B. 构成心尖
   C. 其入口周缘附有二尖瓣
   D. 构成心胸肋面大部分
   E. 其出口周缘附有三尖瓣

8. 左心房（　　）
   A. 构成心的左缘
   B. 后方邻食管
   C. 房间隔上有卵圆窝
   D. 有左、右各一个肺静脉口
   E. 腔内含有静脉血

9. 左心室（　　）
   A. 构成心脏胸肋面的大部分
   B. 心室壁厚度小于右心室
   C. 发出左冠状动脉
   D. 发出右冠状动脉
   E. 构成心尖

10. 心壁（　　）
   A. 心肌层是心壁中最薄的一层
   B. 心内膜在房室口处褶叠成瓣膜
   C. 心外膜是脏胸膜的一部分
   D. 心房肌和心室肌相连续
   E. 心传导系中一部分结构位于心壁内

11. 卵圆窝位于（　　）
A. 室间隔下部
B. 右心房房间隔下部
C. 左心房的前壁
D. 右心房的后壁
E. 左心房房间隔上部

12. 主动脉弓最右侧的分支是（　　）
A. 右冠状动脉
B. 右锁骨下动脉
C. 右颈总动脉
D. 头臂干
E. 左颈总动脉

13. 上腔静脉（　　）
A. 由颈内静脉与头臂静脉汇成
B. 由颈内静脉与锁骨下静脉汇成
C. 由颈外静脉与头臂静脉汇成
D. 由左、右头臂静脉汇成
E. 由颈内静脉与颈外静脉汇成

14. 左、右颈总动脉（　　）
A. 在甲状软骨上缘分支
B. 发自主动脉弓
C. 发自头臂干
D. 沿胸锁乳突肌前缘上行
E. 分叉处的后方有颈动脉窦

15. 颈动脉窦（　　）
A. 是颈内动脉起始处的膨大部
B. 是颈外动脉起始处的膨大部
C. 是颈内、外动脉起始处的膨大部
D. 位于颈内、外动脉分叉处的后方
E. 是化学感受器

16. 颈外动脉（　　）
A. 左侧起自主动脉弓
B. 右侧起自头臂干
C. 在颈部不分支
D. 行于颈动脉鞘内
E. 有分支分布于硬脑膜

17. 面动脉的压迫止血点通常在（　　）
A. 外耳门前方
B. 口角外侧
C. 咬肌后缘与下颌角处
D. 咬肌前缘与下颌骨体下缘处
E. 内眦

18. 关于椎动脉（　　）
A. 穿经全部颈椎的横突孔
B. 发自颈总动脉
C. 发自颈外动脉
D. 经枕骨大孔入颅
E. 入颅后发出大脑后动脉

19. 腹腔干的直接分支是（　　）
A. 胃右动脉
B. 脾动脉
C. 肝固有动脉
D. 胃网膜右动脉
E. 胃网膜左动脉

20. 营养胃底的动脉是（　　）
A. 胃左动脉
B. 胃右动脉
C. 胃短动脉
D. 胃网膜左动脉
E. 胃网膜右动脉

21. 直肠上动脉来自（　　）
A. 主动脉腹部
B. 腹腔干
C. 肠系膜上动脉
D. 肠系膜下动脉
E. 髂总动脉

22. 参与掌浅弓形成的动脉是（　　）
A. 尺动脉末端
B. 桡动脉末端
C. 肱动脉末端
D. 拇主要动脉
E. 指掌侧总动脉

23. 大隐静脉（　　）
A. 起自足背静脉弓的外侧端
B. 经内踝后方沿小腿内侧上行

C. 经内踝前方沿小腿内侧上行
D. 经腹股沟韧带深面注入股静脉
E. 经外踝后方沿小腿后面皮下上行

24. 颈外静脉（　　）
A. 属于深静脉
B. 与同名动脉伴行
C. 注入颈内静脉
D. 注入锁骨下静脉
E. 注入颈总静脉

25. 直肠上部的静脉血回流到（　　）
A. 髂内静脉
B. 髂外静脉
C. 阴部内静脉
D. 肠系膜上静脉
E. 肠系膜下静脉

26. 直肠下部的静脉血回流到（　　）
A. 髂内静脉
B. 髂外静脉
C. 阴部内静脉
D. 肠系膜上静脉
E. 肠系膜下静脉

27. 汇合成肝门静脉的是（　　）
A. 脾静脉和肠系膜下静脉
B. 脾静脉和肠系膜上静脉
C. 肠系膜上静脉和肠系膜下静脉
D. 脾静脉和肝静脉
E. 肝静脉和肠系膜上静脉

28. 肝门静脉（　　）
A. 收集全部消化管的静脉血
B. 收集肝的静脉血
C. 收集肾的静脉血
D. 收集胃的静脉血
E. 收集肾上腺的静脉血

29. 肝门静脉高压可导致（　　）
A. 颈外静脉怒张
B. 大隐静脉曲张
C. 小隐静脉曲张
D. 精索静脉曲张
E. 脐周静脉曲张

（二）A_2 型题

30. 不参与心血管系统组成的是（　　）
A. 心　　B. 动脉　　C. 静脉
D. 胸导管　E. 毛细血管

31. 关于体循环，错误的是（　　）
A. 又称大循环
B. 始于左心室，终于右心房
C. 紧接着肺循环之后进行
D. 借房室口与肺循环沟通
E. 以动脉血滋养全身各器官

32. 关于肺循环，错误的是（　　）
A. 始于右心房，终于左心室
B. 肺动脉运送静脉血入肺
C. 有两对肺静脉
D. 肺静脉运送动脉血入心
E. 行程较短，只经过肺

33. 关于心的外形，错误的是（　　）
A. 心象倒置的圆锥体，稍大于本人的拳头
B. 心可分为心尖、心底、两面、三缘
C. 心右缘垂直向下，由右心室构成
D. 冠状沟是心房与心室在心表面的分界标志
E. 前、后室间沟是左、右心室在心表面的分界标志

34. 关于右心房的叙述，错误的是（　　）
A. 构成心的右缘
B. 有两个入口
C. 有向左前方突出的右心耳
D. 出口称右房室口
E. 在房间隔下部有卵圆窝

35. 关于心传导系叙述，错误的是（　　）
A. 能产生兴奋，传导冲动

B. 房室结位于房间隔下部
C. 窦房结位于上腔静脉与右心耳之间
D. 由神经纤维构成
E. 窦房结是心的正常起搏点

36. 关于冠状动脉叙述，错误的是（　）
A. 是营养心脏的血管
B. 后室间支走行于后室间沟
C. 左冠状动脉发出前室间支和旋支
D. 旋支营养左心房
E. 窦房结的血液供应来自左冠状动脉

37. 关于心尖，错误的是（　）
A. 朝向左前下方
B. 位于第 5 肋间隙，在左锁骨中线外侧 1 ~ 2cm
C. 位于左侧第 5 肋间隙，距前正中线 7 ~ 9cm
D. 心尖的位置，相当于心体表投影的左下点
E. 由左心室构成

38. 关于动脉韧带，错误的是（　）
A. 动脉韧带连接于肺动脉干分叉处与主动脉弓下缘之间
B. 是胎儿时期动脉导管在生后闭锁的遗迹
C. 在胎儿时期，动脉导管将肺动脉的血导向主动脉
D. 动脉导管在生后不久闭锁成动脉韧带
E. 动脉韧带连接于肺动脉干分叉处与主动脉弓上缘之间

39. 关于主动脉叙述，错误的是（　）
A. 起始于主动脉口
B. 主动脉弓自右前方弯向左后方
C. 自主动脉弓发出左、右头臂干
D. 根据其行程可分三部分
E. 下端在第 4 腰椎高度分叉

40. 关于脑膜中动脉的叙述，错误的是（　）
A. 是上颌动脉的分支
B. 营养硬脑膜
C. 经棘孔入颅
D. 其前支经翼点深面
E. 营养软脑膜

41. 关于颈内动脉，错误的是（　）
A. 是颈总动脉的分支
B. 在颅外没有分支
C. 起始处膨大部是化学感受器
D. 营养脑
E. 营养视器

42. 关于肋间后动脉，错误的是（　）
A. 12 对肋间后动脉均来自主动脉胸部
B. 分布于第 3 ~ 11 肋间隙的肋间后动脉来自主动脉胸部
C. 分布于第 1 ~ 2 肋间隙的肋间后动脉来自锁骨下动脉
D. 第 12 对肋间后动脉行于 12 肋下缘称肋下动脉
E. 肋下动脉也来自主动脉胸部

43. 关于腹腔干，错误的是（　）
A. 发自主动脉腹部的前壁
B. 直接发出肝固有动脉
C. 直接发出胃左动脉
D. 直接发出脾动脉
E. 分布范围包括食管腹段

44. 关于肠系膜上动脉，错误的是（　）
A. 发自腹主动脉
B. 发出分支胰十二指肠下动脉
C. 发出分支空肠动脉
D. 发出分支中结肠动脉
E. 发出分支左结肠动脉

45. 关于阴部内动脉，错误的是（　　）

A. 起自髂内动脉

B. 经梨状肌下孔出骨盆

C. 经坐骨大孔入坐骨肛门（直肠）窝

D. 分布于外生殖器及会阴肌和皮肤

E. 于坐骨直肠窝处发出 2～3 条肛动脉

46. 关于静脉，错误的是（　　）

A. 引导血液回心

B. 起自毛细血管

C. 管径比相应的动脉粗

D. 有浅静脉和深静脉之分

E. 管腔内流动的都是静脉血

47. 关于上腔静脉，错误的是（　　）

A. 由左、右头臂静脉合成

B. 有奇静脉汇入

C. 开口于右心房

D. 收集头颈及上肢的静脉血

E. 收集胸腔所有器官的静脉血

48. 关于颈内静脉，错误的是（　　）

A. 起自颅底颈静脉孔

B. 有颅内属支和颅外属支

C. 接受颈外静脉的汇入

D. 接受面静脉的汇入

E. 接受下颌后静脉的汇入

49. 关于头静脉，错误的是（　　）

A. 起自手背静脉网桡侧

B. 在前臂沿桡侧上行

C. 在臂部沿肱二头肌外侧沟上行

D. 行经胸大肌三角肌间沟

E. 注入头臂静脉

50. 关于大隐静脉，错误的是（　　）

A. 起自足背静脉弓内侧端

B. 经内踝前方

C. 在耻骨结节外下方注入股深静脉

D. 在小腿与隐神经伴行

E. 在大腿行于前内侧面

51. 不直接注入下腔静脉的是（　　）

A. 髂总静脉

B. 肾静脉

C. 右肾上腺静脉

D. 右睾丸静脉

E. 胃右静脉

52. 不属于肝门静脉属支的是（　　）

A. 胃左、右静脉

B. 肝静脉

C. 脾静脉

D. 肠系膜上静脉

E. 肠系膜下静脉

（三）X 型题

53. 腔内含静脉血的是（　　）

A. 下腔静脉　　B. 肺静脉

C. 右心室　　D. 右心房

E. 肝门静脉

54. 关于心的外形叙述，错误的有（　　）

A. 心尖圆钝，由右心室形成

B. 心右缘呈垂直位，由右心室形成

C. 心下面平坦，大部由左心室形成

D. 心前面圆隆，大部由右心室形成

E. 心左缘下份的大部由左心室形成

55. 从心表面观察，可见（　　）

A. 冠状沟是左、右心房的分界

B. 前、后室间沟是左、右心室的分界

C. 在心底面可见左心耳

D. 前面可见右心耳

E. 前、后室间沟在心尖稍左侧会合

56. 直视右心房腔内可见（　　）

A. 上、下腔静脉口

B. 冠状窦口

C. 卵圆窝

D. 右房室口

E. 窦房结

57. 关于右心房的叙述，正确的有（　　）

A. 构成心的右缘
B. 有两个入口，即上、下腔静脉口
C. 前面可见突出的右心耳
D. 房间隔上可见卵圆窝
E. 构成心底的大部分

58. 关于卵圆窝的叙述，正确的有（　　）

A. 是胎儿时期卵圆孔的遗迹
B. 位于房间隔左心房一侧
C. 其缺陷是先天性心脏病的一种
D. 在房间隔的上部
E. 位于房间隔右心房一侧

59. 右心室的结构包括（　　）

A. 二尖瓣
B. 腱索
C. 乳头肌
D. 动脉圆锥
E. 肺动脉口及肺动脉瓣

60. 关于右心室的叙述，正确的有（　　）

A. 构成心右缘
B. 构成心脏胸肋面的大部分
C. 其入口周缘附有二尖瓣
D. 内腔近出口处膨隆称动脉圆锥
E. 血液供应的大部分来自右冠状动脉

61. 关于左心房的叙述，正确的有（　　）

A. 构成心底的大部分
B. 血液供应来自左冠状动脉旋支
C. 后方与气管和气管杈相毗邻
D. 左、右各有一条肺静脉注入
E. 在房间隔上可见卵圆窝

62. 关于心壁的叙述，正确的有（　　）

A. 心房肌与心室肌互相连续
B. 心脏瓣膜由心内膜褶叠而形成
C. 心房肌与心室肌均附于纤维环上
D. 浆膜心包的脏层，即心外膜
E. 心房肌与心室肌可以同时收缩

63. 关于心的传导系统的叙述，正确的有（　　）

A. 由特殊心肌纤维构成
B. 由内脏神经的神经纤维构成
C. 房室结位于房间隔下部
D. 房室束分布到左、右心房
E. 能维持心脏舒缩的正常节律

64. 关于窦房结的叙述，正确的有（　　）

A. 位于上腔静脉口与右心耳之间
B. 位于房间隔的下部
C. 在心内膜的深面
D. 是心脏正常的起搏点
E. 血液供应来自右冠状动脉的分支

65. 关于冠状动脉的叙述，正确的有（　　）

A. 均发自主动脉弓
B. 是营养心脏和心包的动脉
C. 后室间支是右冠状动脉的分支
D. 前室间支是左冠状动脉的分支
E. 左冠状动脉发出旋支

66. 直视左心室腔内可见（　　）

A. 二尖瓣
B. 乳头肌
C. 腱索
D. 房室束及其分支
E. 主动脉口及主动脉瓣

67. 关于左冠状动脉的叙述，正确的有（　　）

A. 分支营养房室结
B. 其前室间支主干阻塞时，心肌梗死最严重部分在左心室前壁
C. 起于主动脉升部
D. 左心室侧壁由其旋支分支分布

E. 分支营养右心室后壁的一部分

68. 左冠状动脉前室间支发生阻塞时，心肌梗死部位可发生在（　　）

A. 左心室前壁　B. 左心室侧壁

C. 左心室后壁　D. 右心房

E. 室间隔前 2/3

69. 关于右冠状动脉的叙述，正确的有（　　）

A. 经过右心耳与肺动脉干之间向右行

B. 有分支营养窦房结

C. 前室间支为其分支

D. 主干延续为后室间支

E. 有分支分布到左心室前壁的一部分

70. 关于心的静脉的叙述，正确的有（　　）

A. 心大静脉自心尖沿前室间沟上行

B. 心小静脉自心尖沿后室间沟上行

C. 心中静脉位于冠状沟右侧部

D. 以上各静脉均汇入冠状窦

E. 冠状窦开口于左心房

71. 心的位置（　　）

A. 心包腔内

B. 胸腔中纵隔内

C. 前方平对胸骨体和第 2～6 肋软骨

D. 后方平对第 5～8 胸椎

E. 上连出入心的大血管

72. 关于颈动脉窦的叙述，正确的有（　　）

A. 是颈外动脉起始部的膨大

B. 由舌咽神经分支分布

C. 由迷走神经分支分布

D. 是颈内动脉起始部的膨大

E. 内含化学感受器

73. 关于颈外动脉的叙述，正确的是（　　）

A. 平甲状软骨上缘起于颈总动脉

B. 分支有甲状腺上、下动脉

C. 起始部膨大称颈动脉窦

D. 分支有面动脉、颞浅动脉

E. 分支有食管动脉

74. 关于脑膜中动脉的叙述，正确的是（　　）

A. 营养 3 层脑膜

B. 分布至硬脑膜

C. 是上颌动脉的分支

D. 在颅底经卵圆孔入颅

E. 前支经过颅侧面颞窝翼点的内面

75. 颈内动脉（　　）

A. 在颈部分支营养颈部器官

B. 营养脑和视器

C. 经颈动脉管入颅

D. 发出大脑前动脉

E. 发出大脑后动脉

76. 关于椎动脉的叙述，正确的有（　　）

A. 是发自颈总动脉的分支

B. 穿颅底的椎孔入颅

C. 入颅后，分支分布到脑和脊髓

D. 由锁骨下动脉发出

E. 向上穿过全部颈椎的横突孔

77. 椎动脉（　　）

A. 发自腋动脉

B. 向上穿过 7～1 颈椎横突孔

C. 经枕骨大孔入颅

D. 营养脑和脊髓

E. 入颅后，左右椎动脉在脑桥下缘合成一条基底动脉

78. 与颅内供血有关的动脉是（　　）

A. 颞浅动脉　　B. 上颌动脉

C. 颈内动脉　　D. 椎动脉

E. 腋动脉

79. 关于主动脉腹部的叙述，正确的有（　　）

A. 下端达第5腰椎下缘

B. 下腔静脉位于其右侧

C. 下端分为左、右髂内动脉

D. 其分支供应范围可达直肠

E. 在男性，有分支加入精索

80. 腹腔干营养的器官是（　　）

A. 肝、胆　　B. 脾、胰

C. 胃　　D. 空肠

E. 十二指肠

81. 关于腹腔干的叙述，正确的有（　　）

A. 分支有左、右肾动脉

B. 其胃左动脉支分支有胃短动脉

C. 其脾动脉支沿途分布到胰腺

D. 肝固有动脉是肝总动脉的分支

E. 胃左动脉有分支分布到食管腹段

82. 关于肝固有动脉的叙述，正确的有（　　）

A. 为脾动脉的分支

B. 行于小网膜内

C. 其右支分支营养胆囊

D. 其分支胃右动脉分布到胃大弯

E. 经肝门入肝

83. 行程中位置表浅，可触及其搏动的动脉是（　　）

A. 面动脉　　B. 桡动脉

C. 颞浅动脉　　D. 胫前动脉

E. 足背动脉

84. 关于静脉的叙述，正确的有（　　）

A. 是内含静脉血的血管

B. 全身静脉均有静脉瓣

C. 体循环的静脉最终均注入右心房

D. 浅静脉是位于浅筋膜内的静脉

E. 静脉比动脉管腔大、管壁薄

85. 关于上、下腔静脉的叙述，正确的有（　　）

A. 上腔静脉由左、右锁骨下静脉合成

B. 下腔静脉由左、右髂内静脉合成

C. 有奇静脉汇入上腔静脉

D. 上腔静脉注入右心房

E. 下腔静脉接受肝静脉的血液

86. 关于上肢浅静脉的叙述，正确的有（　　）

A. 有两条静脉起于手背静脉网

B. 无瓣膜

C. 肘正中静脉注入深部的锁骨下静脉

D. 头静脉行经胸大肌和三角肌之间

E. 贵要静脉行经前臂的桡侧

87. 直接汇入下腔静脉的是（　　）

A. 肝静脉　　B. 肝门静脉

C. 肾静脉　　D. 左睾丸静脉

E. 右肾上腺静脉

88. 关于下肢的浅静脉的叙述，正确的有（　　）

A. 大隐静脉经内踝前方上升

B. 小隐静脉经外踝前方上升

C. 大隐静脉上端注入股静脉

D. 小隐静脉有隐神经与之伴行

E. 瓣膜丰富

89. 直接与直肠静脉丛相通的静脉是（　　）

A. 直肠上静脉

B. 肠系膜下静脉

C. 直肠下静脉

D. 腹壁下静脉

E. 肛静脉

90. 关于肝门静脉的叙述，正确的有（　　）

A. 汇集肝的静脉血，出肝门

B. 位于小网膜的肝胃韧带内

C. 血液直接注入下腔静脉

D. 由肠系膜上静脉和脾静脉合成

E. 汇集腹腔内不成对器官静脉血入肝

91. 肝门静脉系与上、下腔静脉系之间的吻合部位在（　　）

A. 直肠静脉丛　　B. 膀胱静脉丛

C. 食管静脉丛　　D. 蔓状静脉丛

E. 脐周静脉网

二、非选择题

（一）填空题

92. 循环系统包括________系统和________系统。

93. 体循环与肺循环两者同步进行，通过________和________互相衔接交通。

94. 在体循环中，血液经毛细血管后由________血变为________血。

95. 心尖位于________。

96. 心表面有三条浅沟：________沟是心房与心室的表面分界线，________沟和________沟是左、右心室在心表面的分界线。

97. 心有四个腔，即________、________、________和________。

98. 右心房的三个入口分别是________、________和________。

99. 右心室的入口是________，口的周缘有________瓣；出口是________，口的周缘有________瓣。

100. 左心房的四个入口是________，出口是________。

101. 左心室的入口是________，口的周缘有________瓣；出口是________，口的周缘有________瓣。

102. 心壁由________、________和________三层构成。心的瓣膜均由________褶叠而成。

103. 心的传导系包括________、________、________及其分支。

104. 心的营养动脉是________和________，它们均起自________。

105. 左冠状动脉经左心耳与肺动脉根部之间向左行，随即分为________和________。

106. 心壁大部分静脉血汇集入________经________入右心房。

107. 浆膜心包的脏层被覆于________的外面，它就是构成心壁的________。

108. 浆膜心包的脏、壁两层在________互相移行，两者之间的腔隙称为________。

109. 动脉韧带是连于________分叉处与________凹面之间的一条结缔组织索，它是胎儿时期________的遗迹。

110. 主动脉根据行程可分为三部，即________、________、和________。

111. 主动脉弓凸侧发出三大分支，自右向左依次为________、________和________。

112. 右颈总动脉起自________，左颈总动脉起自________。颈总动脉外侧有________，两者间的后方有________，三者共同包被于颈动脉鞘内。

113. 颈动脉窦是________起始处的膨大部，壁内含________感受器。

114. 颈动脉小球位于________和________分叉处的后方，含________感受器。

115. 上颌动脉进入颅内的一个重要分支是________。该动脉穿________入颅中窝，营养________。

116. 椎动脉起自________动脉，向上穿________孔，经________孔入颅腔。

117. 肱动脉是________动脉的延续，向下到肘窝分为________动脉和________动脉。

118. 中医切脉点是________动脉，此动脉位于________肌腱和________肌腱之间，易于触到。

119. 掌浅弓由________和________吻合而成；掌深弓由________和________吻合而成。

120. 主动脉腹部发出的不成对脏支有________、________和________。

121. 腹腔干的三个分支是________、________和________。

122. 主动脉腹部发出的成对脏支有________、________和________。

123. 阑尾动脉是________动脉的分支，沿着________的游离缘走行。

124. 髂内动脉的脏支主要包括________、________和________。

125. 股动脉是________动脉的延续。在股三角内，外侧有________，内侧有________伴行。

126. 中医趺阳脉指的是________动脉，在踝关节前方位于________肌腱与________肌腱之间。

127. 上腔静脉由________汇合而成，并有________注入。

128. 头臂静脉在胸锁关节的后方由________静脉和________静脉汇合而成，汇合处夹角称________。

129. 头静脉起自________，其上部经三角肌与胸大肌之间，穿深筋膜注入________静脉或________静脉。

130. 贵要静脉起自________，至臂中部穿深筋膜注入________静脉或________静脉。

131. 下腔静脉由________汇合而成，经膈肌的________孔进入胸腔，最后注入________。

132. 大隐静脉起自________，经内踝的________方，沿小腿内侧，大腿前内侧上行，注入________。

133. 小隐静脉起自________，经外踝的________方，沿小腿后面中线上行，至腘窝处注入________。

134. 睾丸静脉右侧者以锐角注入________静脉，左侧者以直角注入________静脉。

135. 肝门静脉长约________ cm，由________静脉和________静脉汇合而成。输送血液入________。

136. 肝门静脉与上、下腔静脉系之间的吻合部位在________、________和________。

（二）名词解释

137. 动脉
138. 静脉
139. 毛细血管
140. 侧支循环
141. 冠状沟
142. 卵圆窝
143. 动脉圆锥
144. 三尖瓣
145. 二尖瓣
146. 肺动脉瓣
147. 主动脉瓣
148. 窦房结
149. 房室结
150. 冠状窦
151. 心包腔
152. 动脉韧带
153. 颈动脉窦
154. 颈动脉小球
155. 掌浅弓
156. 掌深弓
157. 静脉瓣
158. 上腔静脉
159. 静脉角
160. 头静脉
161. 贵要静脉
162. 肘正中静脉
163. 下腔静脉

164. 大隐静脉

165. 小隐静脉

166. 肝门静脉

（三）简答题

167. 循环系统由哪些部分组成？有何功能？

168. 试述体循环和肺循环的循环途径。

169. 心位于何处？毗邻关系如何？

170. 简述心的外形。

171. 心内有哪四个腔？各腔分别有哪些出入口？

172. 心的传导系统主要有哪些结构？

173. 何谓心包和心包腔？

174. 简述心在胸前壁的体表投影。

175. 主动脉升部和主动脉弓上有哪些重要分支？

176. 简述颈总动脉的起止、走行位置和分支。

177. 入颅的动脉共有几支？分布范围如何？

178. 主动脉胸部的起止和走行位置如何？有哪些主要分支？分布于何处？

179. 髂总动脉和髂外动脉的起止、行程和分支如何？

180. 髂内动脉主要有哪些分支？各分支的分布范围如何？

181. 面部主要有哪两个地方能摸到动脉的搏动？分别是什么动脉？压迫这些部位能临时止住哪些部位的出血？

182. 试述腋动脉和肱动脉的体表投影。

183. 试述颈总动脉和颈外动脉的体表投影。

184. 直接汇入上腔静脉的属支有哪些？它们收集血液的范围如何？

185. 上肢有哪些浅静脉？起始于何处？如何走行和汇入？

186. 下腔静脉如何组成？其走行位置、收纳范围如何？最后注入何处？

187. 下肢有哪些浅静脉？起始于何处？如何走行和汇入？

188. 直接汇入下腔静脉的静脉有哪些？收集范围如何？

189. 临床上精索静脉曲张为何多见于左侧？

190. 试述肝门静脉的组成、位置和收纳范围。

（四）论述题

191. 左、右房室口、肺动脉口和主动脉口上分别有哪些结构？有什么功能？

192. 简述冠状动脉的起源、走行、主要分支和分布。

193. 主动脉分哪几部分？走行位置如何？

194. 颈外动脉有哪些重要分支？各分布于何处？

195. 锁骨下动脉起止和行径如何？有哪些重要分支？分布于何处？

196. 腋动脉、肱动脉、桡动脉和尺动脉的起止位置、行径如何？主要分布于何处？

197. 主动脉腹部的起止和走行位置如何？有哪些主要分支？分布于何处？

198. 胃血液供应有哪些动脉？分别是哪些动脉的分支？各分布于胃的什么部位？

199. 小肠血液供应有哪些动脉？分别是哪些动脉的分支？各分布于小肠哪些部位？

200. 盲肠、阑尾和结肠血液供应有哪些动脉？分别是哪些动脉的分支？各分布于哪些部位？

201. 试述直肠静脉丛的组成及回流。

202. 肝门静脉与上、下腔静脉之间的吻合主要存在于哪几个部位？如何相连交通？

203. 简述肝门静脉的侧支循环。

204. 左足背部患一疖肿，于左臀部肌

肉注射某种抗菌素。试问药物经何途径到达患处？

205. 某患者阑尾炎，口服某种药物治疗，试问药物经何途径到达患处？

206. 口服黄连素后，尿液呈现黄色。问黄连素的代谢物经过哪些途径排出体外？

答案

一、选择题

（一）A_1 型题

1.D　2.B　3.A　4.D　5.D
6.A　7.D　8.B　9.E　10.B
11.B　12.D　13.D　14.A　15.A
16.E　17.D　18.D　19.B　20.C
21.D　22.A　23.C　24.D　25.E
26.A　27.B　28.D　29.E

（二）A_2 型题

30.D　31.C　32.A　33.C　34.B
35.D　36.E　37.B　38.E　39.C
40.E　41.C　42.A　43.B　44.E
45.C　46.E　47.E　48.C　49.E
50.C　51.E　52.B

（三）X 型题

53.ACDE　54.AB　55.BD
56.ABCD　57.ACD　58.ACE
59.BCDE　60.BDE　61.AB
62.BCD　63.ACE　64.ADE
65.CDE　66.ABCE　67.BCD
68.AE　69.ABD　70.AD
71.BCDE　72.BD　73.AD
74.BCE　75.BCD　76.CD
77.CDE　78.BCD　79.BDE
80.ABCE　81.CDE　82.BCE
83.ABCE　84.CDE　85.CDE
86.AD　87.ACE　88.ACE
89.ACE　90.DE　91.ACE

二、非选择题

（一）填空题

92. 心血管　淋巴

93. 左房室口　右房室口

94. 动脉　静脉

95. 第五肋间隙左锁骨中线内侧 1～2cm

96. 冠状　前室间　后室间

97. 右心房　右心室　左心房　左心室

98. 上腔静脉口　下腔静脉口　冠状窦口

99. 右房室口　三尖　肺动脉口　肺动脉

100. 肺静脉口　左房室口

101. 左房室口　二尖　主动脉口　主动脉

102. 心内膜　心肌　心外膜　心内膜

103. 窦房结　房室结　房室束

104. 左冠状动脉　右冠状动脉　主动脉升部

105. 前室间支　旋支

106. 冠状窦　冠状窦口

107. 心肌　心外膜

108. 出入心的大血管根部　心包腔

109. 肺动脉干　主动脉弓　动脉导管

110. 主动脉升部　主动脉弓　主动脉降部

111. 头臂干　左颈总动脉　左锁骨下动脉

112. 头臂干　主动脉弓　颈内静脉　迷走神经

113. 颈内动脉　压力

114. 颈内动脉　颈外动脉　化学

115. 脑膜中动脉　棘孔　硬脑膜

116. 锁骨下　横突　枕骨大

117. 腋　尺　桡

118. 桡　肱桡　桡侧腕屈

119. 尺动脉终支　桡动脉的掌浅支

桡动脉终支　尺动脉的掌深支

120. 腹腔干　肠系膜上动脉　肠系膜下动脉

121. 胃左动脉　肝总动脉　脾动脉

122. 肾上腺中动脉　肾动脉　睾丸（卵巢）动脉

123. 回结肠　阑尾系膜

124. 直肠下动脉　子宫动脉　阴部内动脉

125. 髂外　股神经　股静脉

126. 足背　踇长伸　趾长伸

127. 左右头臂静脉　奇静脉

128. 颈内　锁骨下　静脉角

129. 手背静脉网桡侧　腋　锁骨下

130. 手背静脉网尺侧　肱　腋

131. 左右髂总静脉　腔静脉　右心房

132. 足背静脉弓内侧端　前　股静脉

133. 足背静脉弓外侧端　后　腘静脉

134. 下腔　左肾

135. 6～8cm　肠系膜上　脾　肝

136. 食管静脉丛　直肠静脉丛　脐周静脉网

（二）名词解释

137. 动脉是输送血液离开心脏的管道。

138. 静脉是引导血液回到心脏的管道。

139. 毛细血管是动脉与静脉间的微血管，毛细血管管壁极薄，具有一定的通透性，是血液与组织细胞间进行物质交换的场所。

140. 侧支循环是指某些较大的动脉还发出与主干平行的侧副管，它自主干近侧端发出，又汇合于主干的远侧端。在正常情况下，侧副管的管腔很小，如果主干受阻，侧副管即变粗大，代替主干发挥运血作用形成侧支循环。

141. 冠状沟是指心房与心室间的环状横沟。

142. 卵圆窝在右心房房间隔下部的一个卵圆形浅窝，为胎儿时期的卵圆孔于出生后闭合的遗迹，先天性房间隔缺损多在此发生。

143. 靠近肺动脉口部的右心室内腔，呈圆锥形，其壁光滑，称为动脉圆锥。

144. 右房室口周缘附有三片三角形瓣膜，称为三尖瓣，它通过腱索连于乳头肌上，可防止血液向右心房逆流。

145. 左房室口周缘附有两片三角形瓣膜，称为二尖瓣，它可防止血液向左心房逆流。

146. 肺动脉瓣位于肺动脉口周围的三个半月形瓣膜，可防止血液向右心室逆流。

147. 主动脉瓣位于主动脉口边缘的三个袋状的半月形瓣膜，可防止血液向左心室逆流。

148. 窦房结位于上腔静脉与右心耳之间的心外膜深面，是心自律性兴奋的发源地，是心的正常起搏点。

149. 房室结位于房间隔下部右侧心内膜深面，在冠状窦口的前上方，呈扁椭圆形。它接受窦房结传来的冲动，并将冲动经房室束传至心室。

150. 冠状窦位于左心房和左心室之间的冠状沟后部内。收集心壁大部分静脉血，再经冠状窦口入右心房。

151. 心包可分浆膜心包和纤维心包，浆膜心包又可分为脏层和壁层，脏、壁两层之间的腔称心包腔，内含少量浆液。

152. 在肺动脉干分叉处与主动脉弓下缘之间的一条结缔组织索，称为动脉韧带，是胎儿时期的动脉导管于出生后闭锁的遗迹。

153. 颈动脉窦是颈内动脉起始处膨大的部分。壁内有感觉神经末梢，为压力感受器。

154. 颈动脉小球是颈内、外动脉分叉处后方的椭圆形小体，为化学感受器。

155. 掌浅弓位于手掌屈指肌腱浅面，由尺动脉终支和桡动脉的掌浅支吻合而成。

156. 掌深弓位于手掌屈指肌腱深面，由桡动脉终支和尺动脉的掌深支吻合而成。

157. 静脉瓣是由静脉管壁内膜形成的皱襞。顺血流开放，逆血流关闭，可防止血液逆流。

158. 上腔静脉是短粗的静脉干，由左、右头臂静脉汇成，并有奇静脉注入。收集头、颈、胸部（心除外）及上肢的静脉血。

159. 静脉角是由同侧颈内静脉和锁骨下静脉在胸锁关节后方汇合处形成的夹角。

160. 头静脉起自手背静脉网的桡侧，沿前臂桡侧及肱二头肌外侧沟上行，经三角肌与胸大肌之间，穿深筋膜注入腋静脉或锁骨下静脉。

161. 贵要静脉起于手背静脉网的尺侧，沿前臂尺侧及肱二头肌内侧沟上行，约至臂中部穿深筋膜注入肱静脉或腋静脉。

162. 肘正中静脉变异甚多，在肘窝部的皮下，自头静脉发出至贵要静脉的一条交通支。临床上常通过肘正中静脉进行药物注射、输液或取血。

163. 下腔静脉是人体最大的静脉，由左、右髂总静脉汇成，收集下肢、盆部和腹部的静脉血。

164. 大隐静脉为全身最大的浅静脉，在足的内侧缘起于足背静脉弓，经内踝前方沿小腿和大腿内侧上行，于耻骨结节下外方3～4cm处，穿深筋膜入股静脉。大隐静脉在内踝前方，位置表浅，临床上常在此作静脉穿刺或切开。

165. 小隐静脉起始于足背静脉弓的外侧端，经外踝后方沿小腿后面中线上行到达腘窝，穿深筋膜注入腘静脉。

166. 肝门静脉收集肝以外的腹腔不成对脏器的静脉血。由肠系膜上静脉和脾静脉合成，入肝门后在肝内反复分支汇入肝血窦，肝血窦的血液又合成肝静脉出肝注入下腔静脉。

（三）简答题

167. 循环系统是由一套复杂封闭的管道系统组成，可分为心血管系统和淋巴系统两部分。心血管系统内流动的是血液；淋巴系统内流动的是淋巴。心血管系统由心、动脉、毛细血管、静脉组成。淋巴系统由淋巴管道、淋巴器官和淋巴组织组成。

循环系统的主要功能：①输送营养物质和氧气：通过血液循环和淋巴循环把消化道吸收的营养物质、肺吸入的氧输送到全身各处。②运送代谢产物：全身各组织细胞的代谢产物，经血液循环运送到肺、肾和皮肤等器官排出体外。③输送激素：内分泌腺产生的激素进入血液，经血液循环输送到身体各组织细胞，发挥各激素功能。

168. 体循环，又称大循环。血液循环由左心室开始，经主动脉及其各级分支，流到全身各器官的毛细血管。血液中的营养物质、氧气透过毛细血管壁，借助组织液与组织细胞进行营养物质、氧气和代谢产物的交换，以后代谢产物也经毛细血管壁进入血液，使动脉血变成静脉血，再经小静脉，中静脉和大静脉（上、下腔静脉）流回右心房。

肺循环，又称小循环。血液循环由右心室开始，经肺动脉干，左、右肺动脉及其各级分支，流至肺泡周围毛细血管网，在此进行气体交换，使静脉血变成动脉血，又经左、右肺静脉及各级属支，最后流入左心房。

169. 心脏位于胸腔的纵隔内，约2/3在人体正中线的左侧，1/3在右侧。整个心外面包裹心包。心前面大部分被肺和胸膜覆盖，只有一小部分借心包与胸骨体和肋软骨直接相贴；心后面是食管、迷走神经和主动脉胸部等结构；心的两侧与肺和胸膜腔相邻；上方是连心的大血管；下方是膈。

170. 心脏外形似倒置的圆锥体，大小比本人的拳头稍大。心可分为一尖、一底、两面、三缘和三沟。一尖：即心尖，朝左前下方，位于第5肋间隙，左锁骨中线内侧1~2cm处。一底：即心底，朝右后上方，有心大血管相连。两面：即胸肋面和膈面。胸肋面朝向前上方，该面大部分是右心室；膈面朝向后下方，贴膈，该面大部分是左心室。三缘：即心右缘、心左缘，心下缘。心右缘较垂直；心左缘较倾斜并钝圆；心下缘较水平。三沟：即冠状沟、前室间沟和后室间沟。冠状沟是近心底处略呈环行的浅沟，为心房与心室的表面分界线；前室间沟位于胸肋面，是从冠状沟向下到心尖右侧的浅沟；后室间沟位于膈面，是从冠状沟向前下到心尖右侧的浅沟。前、后室间沟是左、右心室在心表面的分界线。

171. 心内有四个腔：即右心房、右心室、左心房，左心室。

(1) 右心房入口：上腔静脉口、下腔静脉口和冠状窦口。出口：右房室口。

(2) 右心室入口：右房室口。出口：肺动脉口。

(3) 左心房入口：两对肺静脉口。出口：左房室口。

(4) 左心室入口：左房室口。出口：主动脉口。

172. 心的传导系统由特殊心肌纤维构成，能产生兴奋、传导冲动，维持心舒缩的正常节律。心传导系统主要由窦房结、房室结、房室束及其分支构成。

(1) 窦房结　为心自动节律性兴奋的发源地，即心脏正常起搏点。窦房结位于上腔静脉与右心耳之间的心外膜深面，为一椭圆形结构。

(2) 房室结　为一扁椭圆形结构，位于房间隔下部，冠状窦口前上方的心内膜深面。房室结发出房室束进入心室，它可将窦房结传来的冲动传到心室。

(3) 房室束　又称希氏（His）束，由房室结发出，在室间隔上部分为左脚（左束支）和右脚（右束支），分别沿室间隔两侧心内膜深面下降，其分支最后形成浦肯野（Purkinje）纤维网，与心室肌纤维相连。

173. 心包是包裹心和大血管根部的锥形囊，可分为浆膜心包和纤维心包。浆膜心包可分为脏层和壁层。脏层又称心外膜，位于心肌的外表面；壁层衬于纤维心包内表面。脏、壁层在出入心脏的大血管根部相互移行，两层之间的腔隙，称心包腔，内含少量浆液，心在搏动时可起润滑作用。纤维心包，又称心包纤维层，位于浆膜心包壁层外面，并与之紧密结合，向上与出入心脏的大血管外膜相移行，向下与膈的中心腱紧密相连。

174. 心在胸前壁的体表投影用四点及其间的连线来确定。

①左上点：在左侧第2肋软骨下缘，距胸骨左缘约1.2cm处。②右上点：在右侧第3肋软骨上缘，距胸骨右缘约1cm处。③右下点：在右侧第6胸肋关节处。④左下点：在左侧第5肋间隙，距前正中线约7~9cm或在左锁骨中线内侧约1~2cm处。

将左上点与右上点之间划一条横线为心上界；右上点与右下点之间引一条微凸向右的线为心右界；右下点与左下点之间划一条横线为心下界；左上点与左下点之间引一条凸向左的弧线为心左界。

175. 主动脉升部的根部有左、右冠状动脉发出。

主动脉弓凸侧有3个重要分支，自右向左依次为头臂干、左颈总动脉和左锁骨下动脉。头臂干行向右上方，至右胸锁关节后方分为右颈总动脉和右锁骨下动脉。

176. 颈总动脉有左颈总动脉和右颈总

动脉之分。右颈总动脉起自头臂干，左颈总动脉起自主动脉弓。左、右颈总动脉均沿食管、气管和喉的外侧上升，到甲状软骨上缘处分为颈内动脉和颈外动脉。颈总动脉外侧有颈内静脉伴行，两者之间的后方有迷走神经走行，三者共同包裹于颈动脉鞘内。

177. 有 3 支

(1) 颈内动脉：是颈总动脉的分支，经颈动脉管入颅，分布于脑和视器。

(2) 椎动脉：是锁骨下动脉的分支，上行穿上 6 位颈椎横突孔经枕骨大孔入颅，分布于脑和脊髓。

(3) 脑膜中动脉：是上颌动脉的分支，经棘孔入颅分布于硬脑膜。

178. 主动脉胸部是主动脉的一部分，在左侧第 4 胸椎下缘平面接续主动脉弓，初沿脊柱左侧下行，后逐渐转到其前方，穿膈的主动脉裂孔后移行为主动脉腹部。主动脉胸部的分支有壁支和脏支。

(1) 壁支：肋间后动脉，共 9 对，位于第 3～11 肋间隙内。肋下动脉，1 对，沿第 12 肋下缘行走。它们的分支分布到胸、腹壁的肌和皮肤等处。

(2) 脏支：主要有支气管动脉和食管动脉，分支营养同名器官。

179. 髂总动脉：可分为左髂总动脉和右髂总动脉，两者在平第 4 腰椎下缘自主动脉腹部分出，沿腰大肌内侧缘向下外方斜行，至骶髂关节的前方，分为髂内动脉和髂外动脉。

髂外动脉：在骶髂关节处起自髂总动脉，沿腰大肌内侧缘下行，经腹股沟韧带深面到大腿前面移行为股动脉。在腹股沟韧带的上方，自髂外动脉发出腹壁下动脉，贴腹前壁内面行向内上方，进入腹直肌鞘内，营养腹直肌等结构。

180. 髂内动脉的分支可分为脏支和壁支两大类。

(1) 脏支：主要的脏支有以下几支：①直肠下动脉　分布于直肠下部。②子宫动脉　该动脉仅见于女性。其分支分布于子宫、卵巢、输卵管等处。③阴部内动脉　该动脉主要分布到外生殖器以及会阴的肌肉和皮肤等处。阴部内动脉在坐骨直肠窝处发出 2～3 支肛动脉，分布于肛门周围诸肌及皮肤等处。

(2) 壁支：主要的壁支有以下几支：①闭孔动脉　该动脉分支分布于大腿内收肌群等处。②臀上动脉　该动脉分布到臀中、小肌等。③臀下动脉　该动脉分布到臀大肌等。

181. 面部能摸到动脉搏动的部位，一处位于下颌骨体下缘和咬肌前缘，深面为面动脉。压迫面动脉能临时止住睑裂以下面部出血。另一处位于外耳门前方，颧弓后端，深面为颞浅动脉。压迫颞浅动脉能临时止住额、顶、颞部出血。

182. 上肢外展、掌心向上，从锁骨中点到肱骨内、外上髁间连线中点稍下方处连一条线。该线在背阔肌下缘以上部分为腋动脉，以下部分为肱动脉。

183. 自胸锁关节向上到下颌角与乳突间连线的中点引一条线，为颈总动脉和颈外动脉的体表投影。在甲状软骨上缘平面以上部分为颈外动脉，以下部分为颈总动脉。

184. 有左、右头臂静脉和奇静脉。头臂静脉收集同侧头颈及上肢的静脉血，奇静脉收集右侧胸壁及胸腔内脏的静脉血（心除外，左侧胸壁的静脉血则经过半奇静脉和副半奇静脉注入奇静脉）。

185. 上肢的浅静脉主要有：头静脉、贵要静脉和肘正中静脉。

(1) 头静脉：起始于手背静脉网的桡侧部，上行到桡腕关节上方转到前臂的前外侧，沿前臂桡侧及肱二头肌外侧沟上升，经三角肌与胸大肌之间，穿深筋膜注入腋静脉或锁骨下静脉。

（2）贵要静脉：起始于手背静脉网的尺侧部，从手背转到前臂的前内侧，沿前臂尺侧及肱二头肌内侧沟上升，到臂中部，穿深筋膜注入肱静脉或腋静脉。

（3）肘正中静脉：位于肘关节前方皮下，自头静脉向内上方连到贵要静脉，但有时可出现变异。

186. 下腔静脉是人体最粗大的静脉之一，在第5腰椎附近由左、右髂总静脉汇合而成，沿主动脉腹部的右侧上升，经肝的后方，穿膈的腔静脉孔进入胸腔，最后注入右心房。下腔静脉收集下肢、盆部和腹部的静脉血。

187. 下肢的浅静脉主要有大隐静脉和小隐静脉。

（1）大隐静脉：起始于足背静脉弓的内侧端，经内踝前方，沿小腿内侧和大腿的内侧面上行，至耻骨结节外下方3~4cm处，穿深筋膜，注入股静脉。

（2）小隐静脉：起始于足背静脉弓的外侧端，经外踝后方沿小腿后面中线向上到达腘窝，穿深筋膜注入腘静脉。

188. 有左右髂总静脉、左右肾静脉，右睾丸（或卵巢）静脉、右肾上腺静脉和肝静脉，髂总静脉收集同侧盆部和下肢的静脉血，其它静脉则收集同名器官的静脉血。

189. 精索静脉曲张常见于左侧，睾丸静脉起自睾丸和附睾，蔓状缠绕睾丸动脉组成蔓状静脉丛，从此丛向上逐渐汇合成睾丸静脉，右侧者以锐角注入下腔静脉，左侧者呈直角注入左肾静脉，故此静脉曲张以左侧多见。

190. 肝门静脉由肠系膜上静脉和脾静脉汇合而成。肝门静脉向右上方斜行，进入肝十二指肠韧带内，经胆总管和肝固有动脉之间的后方，到肝门分为2支，分别进入肝左、右叶。肝门静脉收集胃、小肠、大肠（至直肠中部）、胰、胆囊和脾等器官的静脉血。

（四）论述题

191. 右房室口周缘有三片呈三角形的瓣膜，称三尖瓣。三尖瓣边缘有许多腱索向下连到室壁上的乳头肌。肺动脉口周缘有三片呈半月形的瓣膜，称肺动脉瓣。左房室口周缘有两片呈三角形的瓣膜，称二尖瓣。二尖瓣边缘有许多腱索向下连到室壁上的乳头肌。主动脉口周缘有三片呈半月形的瓣膜，称主动脉瓣。

当心室收缩时，二尖瓣和三尖瓣由于血流的推动，两者各自瓣膜互相对合，封闭房室口，由于乳头肌的收缩，腱索牵拉，防止瓣膜翻向心房，从而阻止血液逆流入心房；此外，由于心室收缩，腔内压升高，左、右心室内的血液各自冲开肺动脉瓣和主动脉瓣，血液进入肺动脉干和主动脉。当心室舒张时，二尖瓣和三尖瓣打开，心房内血液进入心室；肺动脉瓣和主动脉瓣关闭，防止血液逆流入心室。

192. 冠状动脉可分为左冠状动脉和右冠状动脉，两者均是营养心脏的动脉。

（1）左冠状动脉起源于主动脉升部根部的左侧，经肺动脉干与左心耳之间左行，立即分为前室间支和旋支。前室间支沿前室间沟下行，绕心尖右侧至后室间沟，与右冠状动脉的后室间支吻合。前室间支分布于左心室前壁、室间隔前2/3和右心室前壁的一部分。旋支沿冠状沟左行，绕过心左缘至心的膈面，分支分布于左心室侧壁、后壁及左心房。

（2）右冠状动脉起源于主动脉升部根部的右侧，经肺动脉干与右心耳之间，沿冠状沟右行，绕心右缘后进入后室间沟，称为后室间支，其终支与左冠状动脉的前室间支吻合。右冠状动脉的分支分布于右心房、右心室、室间隔后1/3及左心室后壁的一部分、房室结和窦房结。

193. 主动脉按其行程分为三部：主动脉升部（升主动脉）、主动脉弓和主动脉降部（降主动脉）。

主动脉升部起自左心室主动脉口，向右前上方斜行，在右侧第2胸肋关节高度续于主动脉弓。主动脉弓于胸骨柄的后方呈弓状弯向左后方至第4胸椎体下缘平面移行为主动脉降部。主动脉降部沿胸椎体前面下降，穿膈的主动脉裂孔入腹腔。继沿腰椎前面下降，到第4腰椎体处分为左、右髂总动脉。主动脉降部以膈的主动脉裂孔为界，上部为主动脉胸部（胸主动脉），下部为主动脉腹部（腹主动脉）。

194. 颈外动脉自颈总动脉分出，向上穿腮腺达下颌颈高度，分为颞浅动脉和上颌动脉两终支。

(1) 甲状腺上动脉：发自于颈外动脉根部，行向前下方，分支分布至甲状腺及喉。

(2) 舌动脉：于舌骨后部（大角）平面起自颈外动脉，向前内侧进入舌内，分布于舌。

(3) 面动脉：在舌动脉稍上方发自颈外动脉，经下颌下腺深面，经咬肌前缘处绕下颌体下缘到面部，迂曲向上，到眼内眦称为内眦动脉。面动脉沿途分支分布到下颌下腺以及面部的肌和皮肤等。

(4) 颞浅动脉：颈外动脉终支之一，在外耳门前方上行，分支到颞、顶、额部。

(5) 上颌动脉：颈外动脉另一终支，行向前内方。其重要分支为脑膜中动脉，穿棘孔入颅中窝，分前、后两支，营养硬脑膜。上颌动脉还分支到上、下颌牙齿及上颌窦等处。

195. 锁骨下动脉有左、右之分，右锁骨下动脉起自头臂干，左锁骨下动脉起自主动脉弓，经胸廓上口到颈根部，跨过第1肋上方，至第1肋外侧缘处，移行为腋动脉。主要分支及其分布如下：

(1) 椎动脉：自锁骨下动脉内侧段起始，向上行穿过第6～1颈椎横突孔，经枕骨大孔入颅，分布于脑和脊髓。

(2) 胸廓内动脉：起自锁骨下动脉的下面，经胸廓上口入胸腔，行于第1～7肋软骨后面距胸骨外侧缘约1.25cm处，其终支穿膈入腹直肌鞘内，成为腹壁上动脉。胸廓内动脉的分支分布于肋间肌、乳房、心包、膈和腹直肌等。

(3) 甲状颈干：起自锁骨下动脉的上面，为一短动脉干，其主要分支为甲状腺下动脉，分布到甲状腺等处。

196. (1) 腋动脉：在第1肋外缘处接续锁骨下动脉，经腋腔向外下行，到背阔肌下缘处移行为肱动脉。腋动脉的分支主要分布于肩肌、胸肌、背阔肌和乳房等。

(2) 肱动脉：为腋动脉的延续，与正中神经一起，在肱二头肌内侧沟内下行，至肘窝平桡骨颈平面分为桡动脉和尺动脉。肱动脉的分支主要分布于臂部。

(3) 桡动脉：起自肱动脉，沿肱桡肌深面下行，继而在肱桡肌腱与桡侧腕屈肌腱之间，在桡腕关节处绕过桡骨茎突远侧至手背侧，穿第1掌骨间隙到掌侧深面，与尺动脉的掌深支吻合形成掌深弓。桡动脉在前臂沿途分支分布于前臂桡侧部肌肉等；此外，还发出掌浅支，与尺动脉的终支构成掌浅弓。桡动脉在手部发出拇主要动脉，分布于拇指掌面两侧缘和示指掌面桡侧缘。

(4) 尺动脉：起自肱动脉，向内下斜行，后于尺侧腕屈肌与指浅屈肌之间下行，在桡腕关节处经豌豆骨的外侧入手掌，其终支与桡动脉的掌浅支吻合成掌浅弓。尺动脉在前臂分支，主要分布于前臂尺侧部肌肉等；在手掌部的分支主要是掌深支。

197. 主动脉腹部在膈的主动脉裂孔处接续主动脉胸部，沿腰椎体前方下降，至第

4腰椎体下缘处分为左、右髂总动脉。主动脉腹部的右侧有下腔静脉伴行。主动脉腹部的主要分支：

(1) 腹腔干：在主动脉裂孔稍下方从主动脉腹部的前壁发出。腹腔干的分支主要分布于胃、肝、胆囊、脾、胰、十二指肠和食管腹段等。

(2) 肠系膜上动脉：在腹腔干起始处稍下方，起自主动脉腹部的前壁。其分支主要分布于十二指肠、胰头、空肠、回肠、盲肠、阑尾、升结肠和横结肠等处。

(3) 肠系膜下动脉：在第3腰椎高度发自主动脉腹部的前壁。其分支主要分布于降结肠、乙状结肠和直肠上、中部。

(4) 肾上腺中动脉：起自主动脉腹部的侧壁，分支分布于肾上腺。

(5) 肾动脉：起自主动脉腹部的侧壁，其分支经肾门入肾。

(6) 睾丸动脉（卵巢动脉）：该动脉在肾动脉起始处的稍下方，起自主动脉腹部的前壁。其分支分布于睾丸、附睾或卵巢、输卵管等器官。

198.（1）胃左动脉：是腹腔干的分支。从腹腔干分出后，向左上方行至胃贲门处，然后沿胃小弯向右行与胃右动脉吻合。分布于胃小弯。

(2) 胃右动脉：肝总动脉分出肝固有动脉，肝固有动脉分出胃右动脉。胃右动脉沿胃小弯向左行，与胃左动脉吻合。分布于胃小弯。

(3) 胃网膜左动脉：脾动脉分出胃网膜左动脉，该动脉沿胃大弯向右行，与胃网膜右动脉吻合。分布于胃大弯。

(4) 胃网膜右动脉：肝总动脉分出胃十二指肠动脉，胃十二指肠动脉再分出胃网膜右动脉。胃网膜右动脉沿胃大弯向左行，与胃网膜左动脉吻合。分布于胃大弯。

(5) 胃短动脉：脾动脉在近脾门处分出胃短动脉。胃短动脉约2~4支分布到胃底和胃的贲门部。

199.（1）胰十二指肠上动脉：腹腔干分出肝总动脉，肝总动脉又分出胃十二指肠动脉，后者再分出胰十二指肠上动脉。胰十二指肠上动脉下行于十二指肠降部和胰头之间，分支分布于十二指肠和胰头。

(2) 胰十二指肠下动脉：肠系膜上动脉分出胰十二指肠下动脉，该动脉的分支分布于十二指肠和胰，并与胰十二指肠上动脉吻合。

(3) 空肠动脉和回肠动脉：两者均是肠系膜上动脉的分支，共有15~20支，分别分布于空肠和回肠。

(4) 回结肠动脉：肠系膜上动脉分出回结肠动脉，该动脉的分支分布于回肠末端等处。

200.（1）盲肠和阑尾：回结肠动脉是肠系膜上动脉的分支之一，从该动脉分出后向右下方行走，分布于盲肠、阑尾和回肠末端等处。分布于阑尾的阑尾动脉是回结肠动脉的分支。

(2) 结肠：分布于结肠的动脉有右结肠动脉、中结肠动脉、左结肠动脉和乙状结肠动脉。右结肠动脉和中结肠动脉均是肠系膜上动脉的分支，右结肠动脉分布于升结肠，中结肠动脉分布于横结肠；左结肠动脉和乙状结肠动脉均是肠系膜下动脉的分支，左结肠动脉分布于降结肠，乙状结肠动脉分布于乙状结肠。

201. 直肠静脉丛由内丛和外丛组成。内丛位于直肠粘膜下层和皮下组织内，在肛柱和痔环处较密集；外丛在直肠肌层的外围。内、外两丛相互交通吻合。由直肠外丛形成直肠上静脉、直肠下静脉和肛静脉。直肠上静脉内的静脉血，经肠系膜下静脉、脾静脉、肝门静脉、肝血窦、肝静脉汇入下腔静脉；直肠下静脉内的静脉血，经髂内静脉、髂总静脉汇入下腔静脉；肛静脉内的静脉血，经阴部内静脉、髂内静脉、髂总静脉汇入下腔静脉。

202.（1）食管静脉丛位于食管壁内。肝门静脉系的胃左静脉与上腔静脉系的食管静脉，借食管静脉丛相连而交通。

（2）直肠静脉丛位于直肠壁内。肝门静脉系的直肠上静脉与下腔静脉系的直肠下静脉和肛静脉，借直肠静脉丛相连而交通。

（3）脐周静脉网位于腹前壁脐周围。肝门静脉系的附脐静脉与上腔静脉系的胸腹壁静脉、腹壁上静脉；与下腔静脉系的腹壁浅静脉、腹壁下静脉，借脐周静脉网相连而交通。

203. 正常肝门静脉循环发生阻碍，肝门静脉内的血液可通过肝门静脉属支与腔静脉系间的吻合支形成侧支循环，经上、下腔静脉系回流。肝门静脉的侧支循环途径主要有3条。

（1）肝门静脉→胃左静脉→食管静脉丛→食管静脉→奇静脉→上腔静脉。

（2）肝门静脉→脾静脉→肠系膜下静脉→直肠上静脉→直肠静脉丛→直肠下静脉及肛静脉→髂内静脉→髂总静脉→下腔静脉。

（3）肝门静脉→附脐静脉→脐周静脉网有向上、向下两条途径：

向上：胸腹壁静脉→腋静脉→锁骨下静脉；腹壁上静脉→胸廓内静脉→头臂静脉→上腔静脉。

向下：腹浅壁静脉→大隐静脉→股静脉；腹壁下静脉→髂外静脉→髂总静脉→上腔静脉

204. 左侧臀部毛细血管吸收→臀上静脉和臀下静脉→左髂内静脉→左髂总静脉→下腔静脉→右心房→右心室→肺动脉干→左、右肺动脉→左、右肺泡毛细血管→左、右肺静脉→左心房→左心室→主动脉升部→主动脉弓→主动脉降部→左髂总动脉→左髂外动脉→左股动脉→左腘动脉→左胫前动脉→左足背动脉→左足背动脉的分支达患处。

205. 口服某种药物：口腔→咽→食管→胃→小肠→小肠壁毛细血管吸收→肠系膜上静脉→肝门静脉→肝血窦→肝静脉→下腔静脉→右心房→右心室→肺动脉干→左、右肺动脉→左、右肺泡毛细血管→左、右肺静脉→左心房→左心室→主动脉升部→主动脉弓→主动脉降部→肠系膜上动脉→回结肠动脉→阑尾动脉→阑尾。

206. 黄连素→口腔→咽→食管→胃→小肠→小肠壁毛细血管吸收→肠系膜上静脉→肝门静脉→肝血窦→肝静脉→下腔静脉→右心房→右心室→肺动脉干→左、右肺动脉→左、右肺泡毛细血管→左、右肺静脉→左心房→左心室→主动脉升部→主动脉弓→主动脉降部→左、右肾动脉→肾过滤→肾乳头孔→肾小盏→肾大盏→肾盂→左、右输尿管→膀胱→尿道→体外。

第二节　淋 巴 系 统

习题

一、选择题

（一）A_1 型题

1. 胸导管注入（　　）
   A. 左锁骨下静脉
   B. 左颈内静脉
   C. 右颈内静脉
   D. 左静脉角
   E. 右静脉角
2. 右淋巴导管注入（　　）
   A. 左锁骨下静脉
   B. 左颈内静脉
   C. 右颈内静脉
   D. 左静脉角
   E. 右静脉角
3. 胸导管（　　）
   A. 收集下半身的淋巴
   B. 起自乳糜池
   C. 由左、右腰干合成
   D. 起始后经膈的食管裂孔入胸腔
   E. 注入左锁骨下静脉
4. 右淋巴导管（　　）
   A. 收集上半身的淋巴
   B. 由右颈干和右锁骨下干合成
   C. 长约 35cm
   D. 注入右静脉角
   E. 亦称胸导管
5. 脾的位置（　　）
   A. 位于右季肋区
   B. 与右第 9 ~ 11 肋相对
   C. 长轴与第 10 肋相一致
   D. 与右肾相邻
   E. 正常情况下在左肋弓下能触及

（二）A_2 型题

6. 脾的说法，错误的是（　　）
   A. 位于左季肋区
   B. 与左第 9 ~ 11 肋相对
   C. 长轴与第 10 肋相一致
   D. 与右肾相邻
   E. 正常情况下在左肋弓下不能触及
7. 关于胸导管的说法，错误的是（　　）
   A. 是全身最粗大的淋巴管道
   B. 长约 30 ~ 40cm
   C. 其下端起自乳糜池
   D. 由左、右腰干合成
   E. 注入左静脉角
8. 关于右淋巴导管的说法，错误的是（　　）
   A. 长约 1.5cm
   B. 收集右半头颈部、右上肢、右半胸部等处的淋巴
   C. 由右颈干、右支气管纵隔干、右锁骨下干汇合而成
   D. 注入右静脉角
   E. 注入左静脉角

（三）X 型题

9. 毛细淋巴管（　　）
   A. 是淋巴管道的起始部
   B. 管壁由单层内皮细胞和基膜构成
   C. 内皮细胞外有纤维细丝牵拉
   D. 内皮细胞间连接紧密
   E. 无基膜和外周细胞
10. 淋巴干（　　）
   A. 由淋巴管汇合而成
   B. 共有 9 条
   C. 收集成对脏器淋巴的肠干

D. 收集成单脏器淋巴的腰干

E. 收集头颈部淋巴的左、右颈干

11. 腋淋巴结（　　）

A. 位于腋窝的疏松结缔组织内

B. 约有 15 ~ 20 个

C. 按位置可分四群

D. 其输出管左侧注入左颈干，右侧注入右颈干

E. 其输出管汇合成锁骨下干

12. 支气管肺淋巴结（　　）

A. 位于肺门处

B. 又称肺门淋巴结

C. 收集肺内支气管的淋巴管

D. 收集肺浅层和肺内的淋巴管

E. 其输出管注入气管旁淋巴结

二、非选择题

（一）填空题

13. 淋巴系统由________、________和________组成。

14. 淋巴器官包括________、________、胸腺和腭扁桃体等。

15. 淋巴管道可分为________、________、________和________。

16. 淋巴管由________汇合而成，管壁内面有丰富的________，可分为________两组。

17. 全身各部的浅、深淋巴管汇合成九条淋巴干：即收集头颈部淋巴的左、右________，收集上肢淋巴的左、右________，收集胸部淋巴的左、右________，收集下肢、盆部及腹部成对脏器淋巴的左、右________，收集腹部不成对脏器淋巴的________。

18. 九条淋巴干汇集成两条淋巴导管，即________和________。

19. 与淋巴结凸侧相连的淋巴管称________，数目较多。位于淋巴结门处的淋巴管为________。

20. 下颌下淋巴结位于________附近，收集________的淋巴，其输出管注入________淋巴结。

21. 颈外侧浅淋巴结沿________排列，收集________的淋巴，其输出管注入________淋巴结。

22. 颈外侧深淋巴结为沿________排列的一条纵行淋巴结链。该链下部的淋巴结除位于颈内静脉下段周围外，还延伸到锁骨上方，该部淋巴结又称________。

23. 腋淋巴结按位置可分为五群，即________、________、________、________、________。腋淋巴结的输出管汇合成________。

24. 支气管肺淋巴结位于肺门处，又称________，收集________的淋巴管，其输出管注入________。

25. 腹股沟深淋巴结位于________根部的周围，收纳________的输出管及________的深淋巴管，其输出管注入________。

26. 髂外淋巴结位于________的周围，收纳________的输出管和________深淋巴管，其输出管注入________。

27. 髂内淋巴结位于________的周围，收纳________等处的淋巴管，其输出管注入________。

28. 髂总淋巴结位于________的周围，收纳________的输出管，其输出管注入________。

29. 腰淋巴结位于________和________周围，收纳________的淋巴管和髂总淋巴结的输出管，其输出管汇合成左、右________，注入________。

30. ________、________、________淋巴结的输出管汇合成一条肠干，注入________。

31. 脾可分为________两面，________

两端和________两缘。

（二）名词解释

32. 乳糜池

33. 锁骨上淋巴结

34. 颈外侧浅淋巴结

35. 输出淋巴管

36. 输入淋巴管

37. 脾门

38. 脾切迹

39. 颈外侧深淋巴结

40. 腋淋巴结

41. 肺门淋巴结

42. 气管旁淋巴结

43. 腹腔淋巴结

44. 腹股沟浅淋巴结

45. 腹股沟深淋巴结

46. 腰淋巴结

（三）简答题

47. 试述淋巴系统的组成及主要功能。

48. 试述毛细淋巴管的起始、构成及特点。

49. 试述淋巴管的组成及特点。

50. 试述胸导管的长度、起始、走行、收集范围及注入部位。

51. 试述右淋巴导管的长度、收集范围及注入部位。

52. 试述淋巴结的结构特点及功能。

53. 试述下颌下淋巴结的位置、收集范围和注入。

54. 试述颈外侧浅淋巴结的位置、收集范围和注入。

55. 试述颈外侧深淋巴结的位置、收集范围和注入。

56. 试述腋淋巴结分群的名称及注入。

57. 试述腹股沟浅淋巴结的位置、收集范围和注入。

58. 试述腹股沟深淋巴结的位置、收集范围和注入。

59. 试述肠干的组成及注入。

60. 试述腰淋巴结的位置、收纳范围及注入。

61. 试述脾的位置、形态特点及功能。

答案

一、选择题

（一）A_1 型题

1.D　2.E　3.B　4.D　5.C

（二）A_2 型题

6.D　7.D　8.E

（三）X 型题

9.ACE　10.ABE　11.ABE　12.ABD

二、非选择题

（一）填空题

13. 淋巴管道　淋巴器官　淋巴组织

14. 淋巴结　脾

15. 毛细淋巴管　淋巴管　淋巴干　淋巴导管

16. 毛细淋巴管　瓣膜　浅、深淋巴管

17. 颈干　锁骨下干　支气管纵隔干　腰干　肠干

18. 胸导管　右淋巴导管

19. 输入淋巴管　输出淋巴管

20. 下颌下腺　面部及口腔器官　颈外侧深

21. 颈外静脉　枕部、耳后部、腮腺周围及颈外侧浅层　颈外侧深

22. 颈内静脉　锁骨上淋巴结

23. 胸肌淋巴结　外侧淋巴结　肩胛下淋巴结　中央淋巴结　尖淋巴结　锁骨下干

24. 肺门淋巴结　肺浅面及肺内　支气管纵隔干

25. 股静脉　腹股沟浅淋巴结　下肢

髂外淋巴结

26. 髂外血管　腹股沟深淋巴结　腹前壁下部　髂总淋巴结

27. 髂内血管　盆腔脏器、会阴及臀部　髂总淋巴结

28. 髂总血管　髂外、内淋巴结　腰淋巴结

29. 下腔静脉　腹主动脉　腹后壁、腹腔成对器官　腰干　乳糜池

30. 腹腔淋巴结　肠系膜上淋巴结　肠系膜下　乳糜池

31. 膈、脏　前、后　上、下

（二）名词解释

32. 乳糜池为位于第12胸椎下缘到第1腰椎体前面，由左、右腰干及肠干汇合而成的梭形膨大，为胸导管的起始处。

33. 颈外侧深淋巴结链下部的淋巴结除位于颈内静脉下段周围外，还延伸到锁骨上方，该部的淋巴结称为锁骨上淋巴结。患胃癌或食道癌时，癌细胞可经胸导管逆流到左锁骨上淋巴结。

34. 颈外侧浅淋巴结为沿颈外静脉排列的淋巴结，为淋巴结结核的好发部位。

35. 位于淋巴结门处的淋巴管称为输出淋巴管。

36. 与淋巴结凸侧相连的淋巴管称输入淋巴管。

37. 脾的脏面凹陷，中央处有血管、神经等出入，称脾门。

38. 脾的上缘较锐利，有2～3个切迹，称为脾切迹，可作为触诊脾的标志。

39. 颈外侧深淋巴结沿颈内静脉排列的一条纵行淋巴结链。上部位于鼻咽部及舌根的后方，下部位于颈内静脉下段的周围及锁骨的上方。

40. 腋淋巴结位于腋窝的疏松结缔组织内，约有15～20个，可分五群，即胸肌淋巴结、肩胛下淋巴结、外侧淋巴结、中央淋巴结和尖淋巴结。收集上肢、胸前外侧壁的浅、深淋巴管和肩背部的输出淋巴管，其输出管汇合成锁骨下干，左侧注入胸导管，右侧注入右淋巴导管。

41. 位于肺门处的淋巴结称肺门淋巴结，又称为支气管肺淋巴结，收集肺浅层和肺内的淋巴管，其输出管注入气管支气管淋巴结。

42. 气管旁淋巴结位于气管两侧的淋巴结，收集气管支气管淋巴结的输出管，其输出淋巴管与胸壁、纵隔的淋巴管汇合成支气管纵隔干，左侧注入胸导管，右侧注入右淋巴导管。

43. 腹腔淋巴结位于腹腔干周围的淋巴结，收纳腹腔干分支分布范围的淋巴管。

44. 腹股沟浅淋巴结位于腹股沟韧带下方、大腿阔筋膜浅面的淋巴结，收纳腹前外侧壁下部、外生殖器和下肢的浅淋巴管，其输出管注入腹股沟深淋巴结。

45. 腹股沟深淋巴结位于股静脉根部周围的淋巴结，收纳腹股沟浅淋巴结的输出管及下肢的深淋巴管，其输出管注入髂外淋巴结。

46. 腰淋巴结位于腹主动脉和下腔静脉周围排列的淋巴结，收纳腹后壁、腹腔成对脏器的淋巴管和髂总淋巴结的输出管，其输出管汇合成左、右腰干注入乳糜池。

（三）简答题

47. 淋巴系统由淋巴管道、淋巴器官和淋巴组织组成。其主要功能是产生淋巴细胞、滤过淋巴和参与免疫反应等。

48. 毛细淋巴管是淋巴管道的起始部，以膨大的盲端起于组织间隙。其管壁由无基膜的内皮细胞构成，内皮细胞间的间隙较大，因此通透性较大，分布较广。

49. 淋巴管由毛细淋巴管汇合而成，管壁内有丰富的淋巴管瓣，可分浅、深淋巴管两组。浅、深淋巴管之间有广泛的交通。

50. 胸导管长约30～40cm，其下端起自乳糜池，后经主动脉裂孔入胸腔，沿胸椎右前方上行，到第5胸椎高度向左侧斜行，出胸廓上口到颈根部，呈弓形弯曲注入左静脉角。收集下半身及左上半身的淋巴，即全身3/4部位的淋巴。

51. 右淋巴导管为一短干，长约1.5cm，由右颈干、右支气管纵隔干和右锁骨下干汇合而成，注入右静脉角，收集右上半身的淋巴，即全身1/4的淋巴。

52. 淋巴结为圆形或椭圆形、大小不等的小体，一侧凸隆，另一侧凹陷，其凸侧有输入淋巴管相连，门处有输出淋巴管，前一级的输出淋巴管可成为后一级淋巴结的输入淋巴管。淋巴结一般成群存在于较隐蔽的部位，可分浅、深淋巴结，其功能是滤过淋巴、产生淋巴细胞和参与免疫反应。

53. 下颌下淋巴结位于下颌下腺附近的淋巴结，收集面部和口腔器官的淋巴，其输出管注入颈外侧深淋巴结。

54. 颈外侧浅淋巴结沿颈外静脉排列的淋巴结，收集枕部、耳后部、腮腺周围及颈外侧浅层的淋巴，其输出管注入颈外侧深淋巴结。

55. 颈外侧深淋巴结沿颈内静脉排列的一条纵行淋巴结链，上部位于鼻咽部及舌根后方，下部除位于颈内静脉下段外，还延伸到锁骨的上方，颈外侧深淋巴结直接或间接收集头颈部的淋巴结的输出管，其输出管汇集成颈干，左颈干注入胸导管，右颈干注入右淋巴导管。

56. 腋淋巴结位于腋窝的疏松结缔组织内，可分五群，即胸肌淋巴结、外侧淋巴结、肩胛下淋巴结、中央淋巴结、尖淋巴结。腋淋巴结的输出管汇合成锁骨下干，左侧者注入胸导管，右侧者注入右淋巴导管。

57. 腹股沟浅淋巴结位于腹股沟韧带下方，大腿阔筋膜浅面，收纳腹前外侧壁下部、外生殖器和下肢的浅淋巴管，其输出管注入腹股沟深淋巴结。

58. 腹股沟深淋巴结位于股静脉根部的周围，收纳腹股沟浅淋巴结的输出管及下肢的深淋巴管，其输出管注入髂外淋巴结。

59. 肠干由腹腔淋巴结、肠系膜上淋巴结和肠系膜下淋巴结的输出管汇合而成，注入乳糜池。

60. 腰淋巴结位于腹主动脉和下腔静脉周围，收集腹后壁、腹腔成对脏器的淋巴管和髂总淋巴结的输出管，其输出管汇合成左、右腰干，注入乳糜池。

61. 脾位于左季肋区，与第9～11肋相对，其长轴于第10肋相一致，脾可分为膈、脏两面，前、后两端和上、下两缘。膈面凸隆光滑，脏面凹陷，中央有血管、神经等出入，称脾门。上缘较锐利，有2～3个切迹，称脾切迹，下缘较钝。其功能主要有造血、储血、滤血、清除衰老红细胞和参与免疫反应等。

第七章　内分泌系统

习题

一、选择题

（一）A_1 型题

1. 关于内分泌系统的描述，正确的是（　　）
   A. 其分泌物称细胞因子
   B. 是体内除神经系统外的重要调节系统
   C. 不受神经系统调节
   D. 其分泌物的运输主要靠神经轴突
   E. 是有管腺

2. 以下哪项属内分泌组织（　　）
   A. 肾上腺　B. 胸腺
   C. 垂体　D. 松果体
   E. 胰岛

3. 关于甲状腺的描述，正确的是（　　）
   A. 形态为“X”型，分左右二叶
   B. 锥状叶常由左叶或右叶向上伸出
   C. 分泌甲状腺素和降钙素
   D. 吞咽时，可随喉上下移动
   E. 左右叶后外侧有颈内动脉、颈内静脉、膈神经通过

4. 下述叙述中，正确的是（　　）
   A. 甲状腺分泌甲状旁腺素
   B. 肾上腺皮质分泌肾上腺素
   C. 神经垂体分泌抗利尿激素
   D. 腺垂体分泌生长激素
   E. 碘是合成甲状旁腺素的重要原料

5. 甲状腺峡多位于（　　）
   A.1～2 气管软骨环前方
   B.2～4 气管软骨环前方
   C.3～5 气管软骨环前方
   D.4～6 气管软骨环前方
   E.5～6 气管软骨环前方

6. 肾上腺（　　）
   A. 左、右各一，均为肾形
   B. 左侧呈半月形，右侧呈三角形
   C. 右侧似半月形，左侧呈三角形
   D. 左右肾上腺均位于肾脏上端，在腹膜腔内
   E. 肾上腺皮质激素又称肾上腺素

7. 垂体（　　）
   A. 位于颅前窝的垂体窝内
   B. 腺垂体分泌的促甲状腺素由神经垂体释放
   C. 神经垂体分泌抗利尿激素
   D. 一般女性的垂体较男性的大
   E. 腺垂体和神经垂体都具有内分泌功能

8. 甲状旁腺（　　）
   A. 左、右各一个
   B. 每个均黄豆大小
   C. 位于甲状腺前方
   D. 功能与甲状腺相同
   E. 可调节钙的代谢，维持血钙平衡

（二）A_2 型题

9. 关于内分泌系统的描述，错误的是（　　）
   A. 内分泌系统由内分泌器官组成
   B. 所有的内分泌腺都没有排泄导管
   C. 不同的内分泌腺分泌不同的激素
   D. 内分泌腺接受神经系统的调节，也可影响神经系统的功能
   E. 内分泌激素随血液和淋巴液循环运送到全身

10. 关于甲状腺的描述，错误的是

(　　)

A. 甲状腺左、右叶贴于喉下部和气管上部两侧

B. 甲状腺左、右叶后外侧有颈内动脉、颈内静脉、迷走神经经过

C. 吞咽时甲状腺可随喉上、下移动

D. 甲状腺素的主要作用是促进新陈代谢

E. 甲状腺峡常有向上伸出的锥状叶

(三) X 型题

11. 内分泌腺的描述，正确的有(　　)

A. 全都独立存在，肉眼可见

B. 均为无管腺

C. 分泌物通称为激素

D. 激素对机体的新陈代谢起调节作用

E. 一种激素一般只作用于某种特定的细胞或器官

12. 内分泌腺的描述，正确的有(　　)

A. 独立存在，肉眼可见的为内分泌器官；分散存在于其他组织内的称内分泌组织

B. 只有内分泌器官能分泌激素

C. 激素中含有消化酶，故能参与新陈代谢的调节

D. 激素由内分泌腺直接进入血液或淋巴液循环

E. 所有的内分泌器官均左右成对

13. 成年后失去功能的内分泌腺有(　　)

A. 甲状腺和甲状旁腺　B. 肾上腺

C. 胸腺　D. 垂体

E. 松果体

14. 位于颅腔内的内分泌器官有(　　)

A. 甲状腺　B. 松果体

C. 垂体　D. 甲状旁腺

E. 胸腺

15. 关于甲状腺的叙述，正确的有(　　)

A. 是人体最大的内分泌器官

B. 分左、右侧叶及甲状腺峡

C. 甲状腺峡有向上伸出的锥状叶

D. 甲状腺峡通常跨过 2～4 气管软骨环前方

E. 可分泌甲状腺素和甲状旁腺素

16. 甲状腺(　　)

A. 形如“H”，分左、右侧叶，中间以甲状腺峡相连

B. 侧叶上端达甲状软骨中部，下抵第 6 气管软骨环

C. 甲状腺峡越过环状软骨前方

D. 吞咽时甲状腺不随喉上下移动

E. 甲状腺侧叶后缘有颈总动脉、颈内静脉和迷走神经通过

17. 肾上腺(　　)

A. 位于肾脏上端，属腹膜内位器官

B. 左侧的近似半月形，右侧的呈三角形

C. 可分为表层的肾上腺皮质和深层的肾上腺髓质

D. 肾上腺髓质分泌的肾上腺素，其主要作用是调节水盐代谢

E. 肾上腺皮质可分泌多种激素

18. 肾上腺(　　)

A. 调节水盐代谢的盐皮质激素由肾上腺皮质分泌

B. 调节碳水化合物代谢的糖皮质激素由肾上腺皮质分泌

C. 肾上腺皮质还可分泌影响性行为和副性征的性激素

D. 肾上腺素由肾上腺髓质分泌

E. 去甲肾上腺素由肾上腺皮质分泌

19. 甲状旁腺(　　)

A. 上、下各一对，均呈绿豆大小

B. 均贴附于甲状腺侧叶前面或埋在甲状腺组织中

C. 上一对多位于甲状腺上动脉附近

D. 下一对多位于甲状腺下动脉附近

E. 甲状旁腺素的主要作用是维持血钾平衡

20. 垂体（　）

A. 是人体最复杂的内分泌腺

B. 左右成对，借垂体柄与下丘脑相连

C. 一般男性的垂体较女性的大

D. 位于颅中窝的垂体窝内

E. 分脑垂体和腺垂体

21. 腺垂体包括（　）

A. 远侧部　B. 结节部

C. 中间部　D. 漏斗部

E. 正中隆起

22. 腺垂体分泌的激素不包括（　）

A. 生长激素

B. 催乳素

C. 促甲状腺激素

D. 抗利尿激素

E. 催产素

23. 神经垂体释放的激素（　）

A. 生长激素

B. 催乳素

C. 促甲状腺激素

D. 抗利尿激素

E. 催产素

二、非选择题

（一）填空题

24. 内分泌系统包括肉眼可见的________和分散于其他器官中的________，两者又都称为________。

25. 常见的内分泌组织有________、________、________、________。

26. 内分泌腺的分泌物称________，直接渗入________或________，然后借循环系统运送到全身。

27. 人体重要的内分泌器官有________、________、________、________、________和________等，其中成年时已萎缩的有________和________。

28. 甲状腺的侧叶贴附在________下部和________上部的侧面，甲状腺峡跨过________的前方。甲状腺峡常向上伸出一长短不一的________。

29. 甲状腺前面有________遮盖，侧叶后外侧有________、________和________通过。

30. 甲状旁腺一般有________对，一般位于________的后缘或埋在________，下一对甲状旁腺多位于________附近。

31. 甲状旁腺分泌的________，具有调节________代谢的功能。

32. 肾上腺位于________之后，两肾________，与肾脏一起包埋在________之中，左肾上腺近似________形，右肾上腺呈________形。肾上腺表面的称________，内部的称________。

33. 垂体一般呈________形，位于________窝内，借________与________相连，依其发生与构造可分为________和________，其中后者释放的激素由________产生。

34. 垂体前叶包括________部和________部，加上垂体后叶的________部共同称为________垂体。

35. 松果体位于________的后上方，一般在________岁以后逐渐萎缩。

36. 胸腺位于________内，________后逐渐退化。

（二）名词解释

37. 内分泌腺

38. 内分泌器官

39. 内分泌组织

40. 靶细胞或靶器官

41. 甲状腺峡

42. 锥状叶

43. 腺垂体

44. 神经垂体

(三) 简答题

45. 内分泌系统包括哪些部分？它们有什么不同？

46. 内分泌腺有哪些结构特点？

47. 内分泌系统的主要功能是什么？

48. 甲状腺形态如何？位于什么地方？有什么功能？

49. 甲状旁腺位于何处？

50. 肾上腺位于何处？形态如何？可分为几个部分？

51. 垂体位于何处？腺垂体和神经垂体是如何划分的？它们各有哪些功能？

答案

一、选择题

(一) A_1 型题

1.B　2.E　3.D　4.D　5.B

6.B　7.D　8.E

(二) A_2 型题

9.A　10.B

(三) X 型题

11.BCE　12.AD　13.CE　14.BC

15.BCD　16.ABE　17.BCE　18.ABCD

19.AD　20.ADE　21.ABC　22.DE

23.DE

二、非选择题

(一) 填空题

24. 内分泌器官　内分泌组织　内分泌腺

25. 胰腺内的胰岛　卵巢内的卵泡细胞　黄体细胞　睾丸内的间质细胞

26. 激素　血液　淋巴液

27. 垂体　松果体　甲状腺　甲状旁腺　肾上腺　胸腺　松果体　胸腺

28. 喉　气管　2~4气管软骨环　锥状叶

29. 舌骨下肌群　颈总动脉　颈内静脉　迷走神经

30. 2　甲状腺侧叶　甲状腺组织内　甲状腺下动脉

31. 甲状旁腺素　钙

32. 腹膜　上端　肾脂肪囊　半月　三角　肾上腺皮质　肾上腺髓质

33. 椭圆　垂体　漏斗　下丘脑　腺垂体　神经垂体　下丘脑

34. 远侧　结节　中间　腺

35. 背侧丘脑　7~8

36. 上纵隔　成年

(二) 名词解释

37. 内分泌腺是指没有排泄导管的腺体，又称无管腺。其分泌物称激素，直接渗入血液或淋巴液，随血液循环运送到全身。

38. 有独立存在的形态结构，肉眼可见的内分泌腺，称内分泌器官，如甲状腺、甲状旁腺、肾上腺、垂体、松果体、胸腺等。

39. 分散在其他器官中具有内分泌作用的细胞团块，称内分泌组织，如胰岛、睾丸间质细胞、卵泡和黄体等。

40. 一种激素一般只作用于某种特定的细胞或器官，这些激素作用的细胞或器官称靶细胞或靶器官。

41. 甲状腺峡是甲状腺的一部分，连于左、右甲状腺侧叶下部之间，跨越2~4气管软骨环前方，行气管切开术时，应尽量避开。

42. 甲状腺峡常向上伸出一细长的腺组

织，伸出的部分称为锥状叶。

43. 垂体是人体最复杂的内分泌腺，据其发生和结构特点分腺垂体和神经垂体，其中腺垂体包含垂体前叶全部和垂体后叶的中间部。腺垂体具有分泌多种激素的功能。

44. 神经垂体包括神经部和漏斗，储存和释放抗利尿激素和催乳素。

（三）简答题

45. 内分泌系统由内分泌器官和内分泌组织组成。内分泌器官是结构上独立存在，肉眼可直接观察的内分泌腺，如甲状腺、甲状旁腺、肾上腺、垂体、松果体和胸腺等；内分泌组织为分散于其他器官和组织中具有内分泌作用的细胞团块，如胰中的胰岛、睾丸中的间质细胞、卵巢中的卵泡和黄体等。两者又都统称为内分泌腺。

46. 内分泌腺的结构特点除了体积小、重量轻外，最重要的是没有排泄导管，故又称无管腺。内分泌腺的分泌物（激素）直接渗入血液或淋巴液，然后随血液循环运送到全身。

47. 内分泌腺的分泌物称激素，激素对机体的新陈代谢、生长发育、生殖功能和维持机体内环境稳定起着重要的调节作用。

48. 甲状腺为一近似“H”形的棕红色腺体，有左、右两个侧叶，两侧叶的中下部有一甲状腺峡相连，有时甲状腺峡向上伸出一细长的锥状叶。甲状腺位于颈前部，贴附于喉下部和气管上部的侧面，侧叶的上端平甲状软骨中部，下端抵达第 6 气管软骨环。甲状腺峡跨过第 2 ~ 4 气管软骨环前方。甲状腺分泌的激素主要是甲状腺素，这是一种含碘的激素，主要作用是促进机体新陈代谢，维持机体生长发育，特别是骨骼和神经系统的发育。

49. 甲状旁腺共两对，均为扁椭圆形，绿豆大小的腺体，贴于甲状腺侧叶后缘或包埋在甲状腺组织中。上一对甲状旁腺多位于甲状腺侧叶后缘的中上 1/3 交界处；下一对甲状旁腺常位于甲状腺下动脉附近。

50. 肾上腺位于肾脏上端，腹膜之后，与肾脏共同包埋在肾脂肪囊内。左肾上腺近似半月形，右肾上腺呈三角形。肾上腺实质的浅层部分为肾上腺皮质，内部的为肾上腺髓质。

51. 垂体是一椭圆形的腺体，位于颅中窝中部的垂体窝内，借漏斗与下丘脑相连。腺垂体是指垂体前叶和垂休后叶的中间部，腺垂体分泌的激素（以前叶远侧部为主）主要有生长素、催乳素、黑色细胞刺激素、促甲状腺激素、促肾上腺皮质激素、促性腺激素等，这些激素除了与生长发育有关外，更重要的是可影响其他内分泌腺的分泌活动；神经垂体包括垂体后叶的神经部和漏斗，它本身不产生激素，由神经垂体释放的抗利尿激素和催产素均由下丘脑产生，因此，神经垂体只是一个贮存和释放激素的场所。

第八章 感 觉 器

习题

一、选择题

(一) A_1 型题

1. 属于眼球壁的结构是（　　）
   A. 上直肌　　B. 虹膜
   C. 泪腺　　D. 结膜
   E. 眼睑
2. 眼球壁由外向内依次为（　　）
   A. 纤维膜、视网膜、血管膜
   B. 血管膜、视网膜、纤维膜
   C. 血管膜、纤维膜、视网膜
   D. 纤维膜、血管膜、视网膜
   E. 视网膜、血管膜、纤维膜
3. 巩膜静脉窦位于什么膜相接处的深面（　　）
   A. 巩膜与脉络膜
   B. 角膜与视网膜
   C. 视网膜与脉络膜
   D. 角膜与巩膜
   E. 虹膜与脉络膜
4. 血管膜由前向后依次为（　　）
   A. 虹膜、脉络膜、睫状体
   B. 睫状体、脉络膜、虹膜
   C. 脉络膜、虹膜、睫状体
   D. 脉络膜、睫状体、虹膜
   E. 虹膜、睫状体、脉络膜
5. 属于眼球壁血管膜的是（　　）
   A. 睫状体　　B. 晶状体
   C. 角膜　　D. 巩膜
   E. 结膜
6. 属于眼球壁的是（　　）
   A. 玻璃体　　B. 晶状体
   C. 睫状体　　D. 结膜
   E. 眼睑
7. 视网膜由前向后分为（　　）
   A. 睫状体部、虹膜部、视部
   B. 视部、虹膜部、睫状体部
   C. 睫状体部、视部、虹膜部
   D. 视部、睫状体部、虹膜部
   E. 虹膜部、睫状体部、视部
8. 视网膜视部组织结构的内层神经细胞层由外向内分（　　）
   A. 感光细胞、双极细胞、神经节细胞
   B. 神经节细胞、双极细胞、感光细胞
   C. 双极细胞、神经节细胞、感光细胞
   D. 双极细胞、感光细胞、神经节细胞
   E. 神经节细胞、感光细胞、双极细胞
9. 属于眼球内容物的是（　　）
   A. 泪腺　　B. 眼睑
   C. 晶状体　　D. 睫状体
   E. 瞳孔开大肌
10. 属于眼球内容物的是（　　）
    A. 房水　　B. 瞳孔括约肌
    C. 上直肌　　D. 泪囊
    E. 虹膜
11. 产生眼房水的器官是（　　）
    A. 玻璃体　　B. 晶状体
    C. 睫状体　　D. 虹膜
    E. 泪腺
12. 眼前房位于什么之间（　　）
    A. 虹膜与角膜
    B. 角膜与结膜

C. 虹膜与晶状体
D. 角膜与晶状体
E. 睫状体与虹膜

13. 眼后房位于什么之间（　　）
A. 虹膜与玻璃体
B. 晶状体与玻璃体
C. 虹膜与角膜
D. 虹膜与晶状体
E. 角膜与晶状体

14. 与眼球屈光作用无关的结构是（　　）
A. 角膜　　B. 瞳孔
C. 房水　　D. 晶状体
E. 玻璃体

15. 视近物时（　　）
A. 睫状肌舒张、晶状体变厚
B. 睫状肌收缩、睫状小带拉紧
C. 睫状小带拉紧、晶状体变薄
C. 睫状小带拉紧、晶状体变厚
E. 睫状肌收缩、晶状体变厚

16. 视近物时（　　）
A. 睫状小带放松、晶状体变厚
B. 睫状肌舒张、睫状小带放松
C. 睫状肌舒张、睫状小带拉紧
D. 睫状小带拉紧、晶状体变薄
E. 睫状肌舒张、晶状体变薄

17. 视近物时（　　）
A. 睫状小带拉紧、晶状体变厚
B. 睫状肌收缩、睫状小带放松
C. 睫状小带放松、晶状体变薄
D. 睫状小带拉紧、晶状体变薄
E. 睫状肌舒张、睫状小带拉紧

18. 视远物时（　　）
A. 睫状小带拉紧、晶状体变厚
B. 睫状肌收缩、晶状体变薄
C. 睫状肌舒张、睫状小带放松
D. 睫状小带拉紧、晶状体变薄
E. 睫状肌舒张、晶状体变厚

19. 视远物时（　　）
A. 睫状肌舒张、晶状体变薄
B. 睫状小带拉紧、晶状体变厚
C. 睫状肌舒张、睫状小带放松
D. 睫状小带放松、晶状体变薄
E. 睫状肌收缩、睫状小带啦紧

20. 视远物时（　　）
A. 睫状肌收缩、睫状小带放松
B. 睫状肌舒张、睫状小带拉紧
C. 睫状肌收缩、睫状小带拉紧
D. 睫状肌舒张、晶状体变厚
E. 睫状小带拉紧、晶状体变厚

21. 属于眼副器的是（　　）
A. 虹膜　　B. 角膜
C. 结膜　　D. 脉络膜
E. 睫状体

22. 属于眼副器的是（　　）
A. 玻璃体　　B. 晶状体
C. 睫状体　　D. 虹膜
E. 眼睑

23. 使瞳孔转向外下方的肌是（　　）
A. 下直肌　　B. 下斜肌
C. 外直肌　　D. 上直肌
E. 上斜肌

24. 使瞳孔转向内上方的肌是（　　）
A. 上直肌　　B. 下直肌
C. 上斜肌　　D. 下斜肌
E. 内直肌

25. 使瞳孔转向内下方的肌是（　　）
A. 内直肌　　B. 外直肌
C. 上直肌　　D. 下直肌
E. 下斜肌

26. 使瞳孔转向外上方的肌是（　　）
A. 上直肌　　B. 下直肌
C. 上斜肌　　D. 下斜肌
E. 外直肌

27. 眼动脉发自（　　）
A. 颈内动脉　　B. 颈总动脉

C. 颈外动脉　　D. 椎动脉

E. 面动脉

28. 属于鼓室下壁的是（　　）

A. 颈动脉壁　　B. 乳突壁

C. 颈静脉壁　　D. 迷路壁

E. 鼓膜壁

29. 属于鼓室前壁的是（　　）

A. 颈动脉壁　　B. 乳突壁

C. 颈静脉壁　　D. 迷路壁

E. 鼓膜壁

30. 属于鼓室内侧壁的是（　　）

A. 颈动脉壁　　B. 乳突壁

C. 颈静脉壁　　D. 迷路壁

E. 鼓膜壁

31. 属于鼓室外侧壁的是（　　）

A. 颈动脉壁　　B. 乳突壁

C. 颈静脉壁　　D. 迷路壁

E. 鼓膜壁

32. 属于鼓室后壁的是（　　）

A. 颈动脉壁　　B. 乳突壁

C. 颈静脉壁　　D. 迷路壁

E. 鼓膜壁

33. 听小骨链排列顺序由外向内为（　　）

A. 砧骨、锤骨、镫骨

B. 镫骨、锤骨、砧骨

C. 镫骨、砧骨、锤骨

D. 砧骨、镫骨、锤骨

E. 锤骨、砧骨、镫骨

34. 能感受直线变速运动刺激的（　　）

A. 椭圆囊斑　　B. 壶腹嵴

C. 前庭　　D. 螺旋器

E. 蜗管

35. 能感受旋转变速运动刺激的（　　）

A. 蜗管　　B. 螺旋器

C. 前庭　　D. 椭圆囊斑

E. 壶腹嵴

36. 属于听觉感受器的是（　　）

A. 蜗管　　B. 螺旋器

C. 前庭　　D. 椭圆囊斑

E. 壶腹嵴

（二）A_2 型题

37. 不属于眼球壁的结构是（　　）

A. 睫状体　　B. 角膜

C. 巩膜　　D. 结膜

E. 脉络膜

38. 关于角膜的描述，错误的是（　　）

A. 位于眼球正前方

B. 占纤维膜的前 1/6

C. 有折光作用

D. 有丰富的血管

E. 感觉极为敏锐

39. 关于巩膜描述，错误的是（　　）

A. 占纤维膜后 5/6

B. 是无色透明的纤维膜

C. 后方有视神经通过

D. 与视神经鞘相延续

E. 有保护眼球内容物的作用

40. 关于虹膜描述，错误的是（　　）

A. 位于眼球血管膜的最前部

B. 呈圆盘状中央有瞳孔

C. 内有两种排列方向不同的平滑肌

D. 瞳孔括约肌收缩使瞳孔缩小

E. 瞳孔开大肌受副交感神经支配

41. 关于睫状体描述，错误的是（　　）

A. 位于角膜与巩膜移行部的内面

B. 借睫状小带与晶状体相连

C. 内有平滑肌称睫状肌

D. 睫状肌受交感神经支配

E. 具有产生房水和参与调节视力的作用

42. 关于脉络膜描述，错误的是

(   )

A. 占眼球血管膜的后2/3
B. 前端连于睫状体，后方有视神经通过
C. 内含平滑肌为睫状肌
D. 内有丰富的血管和色素细胞
E. 位于巩膜与视网膜之间

43. 关于眼房水描述，错误的是(   )

A. 为无色透明的液体
B. 由睫状肌产生
C. 充满眼球房内
D. 有营养角膜和晶状体作用
E. 有屈光作用

44. 关于视神经盘描述，错误的是(   )

A. 位于视网膜的后部
B. 呈圆盘状的隆起
C. 是神经节细胞的轴突集结而成
D. 有视网膜中央血管出入
E. 此处感光最弱

45. 关于晶状体描述，错误的是(   )

A. 位于虹膜和玻璃体之间
B. 呈双凸透镜状
C. 属于眼副器
D. 无血管和神经分布
E. 借睫状小带连睫状突上

46. 关于玻璃体描述，错误的是(   )

A. 是无色透明的胶状体
B. 充满于晶状体与视网膜之间
C. 有支撑视网膜的作用
D. 借睫状小带连于睫状突上
E. 有屈光作用

47. 下列错误的是(   )

A. 视近物时睫状肌收缩
B. 视近物时睫状小带拉紧
C. 视远物时晶状体变薄
D. 视远物时睫状肌舒张
E. 睫状小带拉紧晶状体能变薄

48. 关于结膜描述，错误的是(   )

A. 连于眼球与眼睑之间
B. 薄而透明无血管
C. 按其部位可分三部分
D. 球结膜覆盖于巩膜前面
E. 结膜穹隆分结膜上、下穹

49. 下列描述，错误的是(   )

A. 泪点是泪道的起点
B. 泪小管分上泪小管和下泪小管
C. 泪小管开口于泪囊
D. 泪囊上端是盲端，下端接鼻泪管
E. 鼻泪管开口上鼻道

50. 不属于眼副器的结构是(   )

A. 结膜　B. 角膜　C. 泪腺
D. 眼睑　E. 眼球外肌

51. 不属于眼副器的结构是(   )

A. 鼻泪管
B. 上睑提肌
C. 泪囊
D. 瞳孔开大肌
E. 上斜肌

52. 不属于中耳分部的是(   )

A. 鼓室　B. 咽鼓管
C. 听小骨　D. 乳突窦
E. 乳突小房

53. 不属于内耳感受器的是(   )

A. 椭圆囊斑　B. 球囊斑
C. 壶腹嵴　D. 前庭
E. 螺旋器

54. 不属于膜迷路的是(   )

A. 椭圆囊　B. 蜗管
C. 球囊　D. 耳蜗
E. 膜半规管

55. 关于咽鼓管描述，错误的是(   )

A. 是连通鼓室和鼻咽部的管道
B. 咽鼓管咽口开口鼻咽部侧壁
C. 咽鼓管鼓室口开口于鼓室下壁
D. 平时咽鼓管咽口是关闭状态
E. 小儿的咽鼓管短而宽

56. 关于内耳描述，错误的是（　　）
A. 位于鼓室与内耳道底之间
B. 膜迷路是套在骨迷路内的膜性囊道
C. 膜迷路内含有内淋巴
C. 膜迷路与骨迷路之间内充满外淋巴
E. 内、外淋巴经蜗孔相通

57. 关于鼓膜描述，错误的是（　　）
A. 是椭圆形半透明的薄膜
B. 位于外耳道底与鼓室之间
C. 与外耳道底约成直角
D. 上 1/4 薄而松弛称松弛部
E. 前下方有一三角形光锥

58. 关于外耳道描述，错误的是（　　）
A. 是指外耳门与鼓膜之间的弯曲管道
B. 分外 2/3 软骨部和内 1/3 的骨部
C. 软骨部指向内后上方，骨部指向内前下
D. 作外耳道检查时可将耳郭拉向后上方
E. 成人的外耳道长约 2.5cm

（三）X 型题

59. 属于眼球壁结构的是（　　）
A. 脉络膜　B. 视网膜　C. 结膜
D. 巩膜　E. 睫状体

60. 属于眼球壁纤维膜的是（　　）
A. 结膜　B. 巩膜　C. 眼睑
D. 角膜　E. 脉络膜

61. 属于眼球壁血管膜的是（　　）
A. 睫状体　B. 虹膜　C. 结膜
D. 巩膜　E. 脉络膜

62. 属于眼球内容物的是（　　）
A. 眼睑　B. 泪器　C. 房水
D. 晶状体　E. 玻璃体

63. 属于眼副器的是（　　）
A. 结膜　B. 眼睑　C. 泪器
D. 巩膜　E. 角膜

64. 属于内耳感受器的是（　　）
A. 前庭　B. 膜半规管
C. 椭圆囊斑　D. 壶腹嵴
E. 螺旋器

65. 属于内耳位置觉感受器的是（　　）
A. 椭圆囊斑　B. 球囊斑
C. 壶腹嵴　D. 前庭
E. 螺旋器

66. 能感受直线变速的感受器是（　　）
A. 椭圆囊斑　B. 球囊斑
C. 壶腹嵴　D. 前庭
E. 螺旋器

67. 与眼房水有关的是（　　）
A. 角膜　B. 晶状体
C. 睫状体　D. 巩膜静脉窦
E. 结膜

68. 属于眼球骨骼肌的是（　　）
A. 睫状肌　B. 瞳孔开大肌
C. 上睑提肌　D. 上直肌
E. 下斜肌

69. 属于膜迷路的是（　　）
A. 耳蜗　B. 壶腹嵴　C. 蜗管
D. 球囊　E. 前庭

70. 属于骨迷路的是（　　）
A. 前庭　B. 骨半规管
C. 耳蜗　D. 蜗管
E. 壶腹嵴

二、非选择题

(一) 填空题

71. 视器由________和________两部分组成。

72. 眼球由________和________两部分组成。

73. 眼球壁由外向内依为________、________、________三层。

74. 眼球壁纤维膜由前向后分________、________两部分。

75. 眼球壁血管膜由前向后分________、________、________三部分。

76. 虹膜内有两种排列方向不同的平滑肌是________、________。

77. 巩膜静脉窦位于________和________相接处的深面。

78. 视网膜由前向后分________、________、________三部分。

79. 视网膜内层神经细胞层由________、________、________三层组成。

80. 眼球内容物包括________、________、________。

81. 眼球房是________与________之间的腔隙。

82. 视近物时，睫状肌________，睫状小带________，晶状体________。

83. 视远物时，睫状肌________，睫状小带________，晶状体________。

84. 眼副器包括________、________、________、________。

85. 眼睑由浅入深分________、________、________、________、________5层。

86. 结膜按其所在部位可分为________、________、________三部分。

87. 泪器由________和________两部分组成。

88. 泪道由________、________、________、________组成。

89. 眼球外肌包括________、________、________、________、________、________、________。

90. 前庭蜗器包括________、________、________三部分。

91. 外耳包括________、________、________三部分。

92. 中耳包括________、________、________。

93. 听小骨由外侧至内侧为________、________、________。

94. 骨迷路包括________、________、________三部分。

95. 膜迷路包括________、________、________、________。

96. 前庭器包括________、________、________。

97. 鼓膜的上 1/4 称________，下 3/4 称________，中心向内凹陷称________。

98. 鼓室的前壁为________，下壁为________，后壁为________，外侧壁为________。

99. 鼓室内侧壁，岬的后上方有卵圆形的孔称________，岬的后下方的圆孔称________。

100. 骨半规管 3 个分别称________、________、________。

(二) 名词解释

101. 巩膜静脉窦
102. 虹膜角膜角
103. 视神经盘
104. 黄斑
105. 前庭器
106. 视网膜盲部
107. 眼房
108. 房水

109. 结膜穹隆

110. 咽鼓管

111. 乳突窦

112. 鼓室

（三）简答题

113. 眼房水的循环途径？

114. 视近物或视远物时，睫状肌、睫状小带、晶状体的变化如何？

115. 鼓室壁的构成如何？

116. 声波空气传导的途径如何？

117. 泪液产生与流出的途径如何？

118. 试述虹膜的结构。

119. 中耳的分部及连通如何？小儿为何易患中耳炎？

120. 为什么长时间看书后，每隔一段时间最好看看室外远物？

答案

一、选择题

（一）A_1 型题

1.B	2.D	3.D	4.E	5.A
6.C	7.E	8.A	9.C	10.A
11.C	12.A	13.D	14.B	15.E
16.A	17.B	18.D	19.A	20.B
21.C	22.E	23.E	24.A	25.D
26.D	27.A	28.C	29.A	30.D
31.E	32.B	33.E	34.A	35.E
36.B				

（二）A_2 型题

37.D	38.D	39.B	40.E	41.D
42.C	43.B	44.E	45.C	46.D
47.B	48.B	49.E	50.B	51.D
52.C	53.D	54.D	55.C	56.E
57.C	58.B			

（三）X 型题

59.ABDE	60.BD	61.ABE
62.CDE	63.ABC	64.CDE
65.ABC	66.AB	67.ABCD
68.CDE	69.BCD	70.ABC

二、非选择题

（一）填空题

71. 眼球　眼副器

72. 眼球壁　内容物

73. 纤维膜　血管膜　视网膜

74. 角膜　巩膜

75. 虹膜　睫状体　脉络膜

76. 瞳孔开大肌　瞳孔括约肌

77. 角膜　巩膜

78. 虹膜部　睫状体部　视部

79. 感光细胞　双极细胞　神经节细胞

80. 房水　晶状体　玻璃体

81. 角膜　晶状体

82. 收缩　放松　变厚

83. 舒张　拉紧　变薄

84. 眼睑　结膜　泪器　眼球外肌

85. 皮肤　皮下组织　肌层　睑板　结膜

86. 球结膜　睑结膜　结膜穹隆

87. 泪腺　泪道

88. 泪点　泪小管　泪囊　鼻泪管

89. 上直肌　下直肌　内直肌　外直肌　上斜肌　下斜肌

90. 外耳　中耳　内耳

91. 耳郭　外耳道　鼓膜

92. 鼓室　咽鼓管　乳突窦和乳突小房

93. 锤骨　砧骨　镫骨

94. 骨半规管　前庭　耳蜗

95. 膜半规管　椭圆囊　球囊　蜗管

96. 椭圆囊斑　球囊斑　壶腹嵴

97. 松弛部　紧张部　鼓膜脐

98. 颈动脉壁　颈静脉壁　乳突壁　鼓膜壁

99. 前庭窗　蜗窗

100. 前骨半规管　后骨半规管　外骨半规管

（二）名词解释

101. 巩膜与角膜相接处深面有一环形的管道，称巩膜静脉窦，是房水回流的通道。

102. 在眼球前房的周缘，虹膜与角膜交界处的环行间隙为虹膜角膜角。

103. 在视网膜的后部，神经节细胞的轴突集结成束，并形成呈圆盘状的隆起，称视神经盘有视网膜中央血管出入，此处无感光作用，又称生理盲点。

104. 在视神经盘的颞侧约 0.35cm 处，有一黄色小区为黄斑，其中央凹陷称中央凹，是感光最敏锐的地方。

105. 椭圆囊斑、球囊斑和壶腹嵴的合称前庭器，是位置觉感受器。其中椭圆囊斑和球囊斑能感受直线加速或减速运动的刺激，壶腹嵴能感受旋转变速运动的刺激。

106. 视网膜的虹膜部和睫状体部，是贴附于虹膜和睫状体的内面，无感光作用，故称视网膜盲部。

107. 眼房是眼球内角膜和晶状体之间的空腔，中间被虹膜分为眼球前房和眼球后房，两房借瞳孔相通。

108. 房水为无色透明的液体，由睫状体产生，充满于眼房内。除有屈光作用外，还有营养角膜和晶状体及维持眼压的作用。

109. 结膜穹隆介于睑结膜与球结膜之间的相移行部分，分别形成结膜上穹和结膜下穹。

110. 咽鼓管是连通鼓室和鼻咽部的管道，可分为前内侧 2/3 的软骨部和后外侧 1/3 的骨部。

111. 乳突窦是鼓室后上方的较大腔隙，向前开口鼓室，向后与乳突小房交通。

112. 鼓室是颞骨岩部内含气的不规则小腔，为中耳最主要的部分，位于鼓膜与内耳外侧壁之间，有 6 个壁组成，内有听小骨。

（三）简答题

113. 眼房水由睫状体产生→眼球后房→瞳孔→眼球前房→虹膜角膜角→巩膜静脉窦→眼静脉。

114. 视近物时睫状肌收缩，睫状小带松弛，晶状体变厚；视远物时，睫状肌舒张，睫状小带拉紧，晶状体变薄。

115. 有 6 个壁：

上壁是盖壁，为一薄骨板与颅中窝相隔。

下壁是颈静脉壁，借一薄骨板与颈内静脉起始部相隔。

前壁是颈动脉壁，即颈动脉管后壁。

后壁是乳突壁，通过乳突窦与乳突小房相通。

外侧壁是鼓膜壁，以鼓膜与外耳道相隔。

内侧壁是迷路壁，此壁中部隆凸称岬，岬的后上方有前庭窗，后下方有蜗窗。

116. 声波→外耳道→鼓膜→锤骨→砧骨→镫骨→前庭窗→外淋巴→内淋巴→螺旋器→蜗神经→听觉中枢。

117. 泪液由泪腺产生→结膜上穹→泪点→泪小管→泪囊→鼻泪管→下鼻道。

118. 位于眼球血管膜的最前部，呈圆盘状，中央有一瞳孔。可随光线的强弱而缩小和扩大。虹膜内有两种平滑肌，一种环绕于瞳孔周围，称瞳孔括约肌，收缩时瞳孔缩小，受副交感神经支配。另一种以瞳孔为中心呈放射状排列，称瞳孔开大肌，收缩时瞳孔开大，受交感神经支配。

119. 中耳由鼓室、咽鼓管、乳突窦和乳突小房构成。咽鼓管是连通鼓室和鼻咽部的管道，使鼓室和外界气压相等。幼儿的咽鼓管较成人短而平，腔径也相对较大，所以咽部感染时易沿咽鼓管侵入鼓室，引起中耳炎。

120. 因为在看书时（视近物），睫状肌处于收缩状态，长时间会使睫状肌疲劳，每隔一段时间看看室外的远物，有放松睫状肌的作用。

第九章 神经系统

第一节 脊髓和脊神经

习题

一、选择题

(一) A_1 型题

1. 神经系统根据其位置可区分为( )
   A. 脑神经和脊神经
   B. 中枢神经和周围神经
   C. 躯体神经和内脏神经
   D. 交感神经和副交感神经
   E. 脑和脊髓

2. 中枢神经系统包括( )
   A. 脑神经和脊神经
   B. 脊髓和脊神经
   C. 脑和脑神经
   D. 脑和周围神经
   E. 脑和脊髓

3. 对内脏神经的描述，正确的是( )
   A. 分布于内脏、心血管和腺体的神经
   B. 分布于心肌、平滑肌和腺体的神经
   C. 交感神经和副交感神经的总称
   D. 交感神经是内脏运动神经
   E. 副交感神经是内脏感觉神经

4. 神经节是指神经元胞体的集团，通常位于( )
   A. 中枢神经系统内
   B. 周围神经系统内
   C. 有的在中枢神经系统内，有的在周围神经系统内
   D. 只存在于躯体神经的周围部
   E. 只存在于内脏神经系统的周围部

5. 神经核( )
   A. 功能相同的神经元胞体在中枢神经内的集团
   B. 功能相同的神经元胞体在中枢神经外的集团
   C. 功能相同的神经元突起在中枢神经内的集合
   D. 功能相同的神经元突起在中枢神经外的集合
   E. 以上都不对

6. 关于运动神经元的叙述，正确的是( )
   A. 是单极神经元
   B. 是多极神经元
   C. 是多个轴突
   D. 位于脊神经节内
   E. 是假单极神经元

7. 有关假单极神经元的叙述，正确的是( )
   A. 胞体位于脑和脊髓中
   B. 周围突构成脊神经中的交感纤维
   C. 中枢突构成脊髓丘脑束
   D. 为联络神经元
   E. 以上都不对

8. 成人脊髓下端的位置在( )
   A. 第一骶椎水平
   B. 第五腰椎下缘水平
   C. 第四腰椎下缘水平

D. 第三腰椎下缘水平
E. 第一腰椎下缘水平

9. 关于脊髓的描述，正确的是（　　）
A. 与椎管等长
B. 全长呈圆柱形，粗细一致
C. 成人上端在第一腰椎下缘水平
D. 下端在枕骨大孔处与中脑相连
E. 可分为 31 个节段

10. 脊髓（　　）
A. 背侧有一条深的后正中裂
B. 腹侧有一条浅的前正中沟
C. 新生儿脊髓下端平齐第一腰椎下缘
D. 在胸段大部分有侧角，小部分没有侧角
E. 前、后外侧沟内有脊神经根丝出入

11. 终丝（　　）
A. 为神经组织
B. 为脊神经根丝
C. 为脊髓圆锥下端的细丝
D. 由神经纤维构成
E. 由软脊膜形成

12. 脊髓第 9 胸髓节段受损，可考虑何处椎骨损伤（　　）
A. 第 8 胸椎　　B. 第 7 胸椎
C. 第 6 胸椎　　D. 第 9 胸椎
E. 第 10 胸椎

13. 关于脊髓灰质的叙述，正确的是（　　）
A. 全部脊髓节段中都有前角、后角和侧角
B. 后角细胞是运动神经元
C. 前、后角细胞是感觉神经元
D. 侧角细胞是交感神经元
E. 侧角细胞是交感神经元和副交感神经元

14. 皮质脊髓侧束纤维交叉的水平位于（　　）
A. 内囊的白质密集区
B. 中脑的大脑脚底
C. 脑干的结合臂交叉
D. 延髓的椎体下方
E. 相应节段的脊髓白质前连合

15. 经脊髓白质前连合交叉至对侧纤维束是（　　）
A. 皮质脊髓束
B. 脊髓丘脑束
C. 红核脊髓束
D. 薄束
E. 楔束

16. 第 2~4 骶脊髓节段内（　　）
A. 有楔束没有薄束
B. 有交感神经元
C. 有副交感神经元
D. 没有皮质脊髓束
E. 没有脊髓丘脑束

17. 在下胸段脊髓节段切面上，缺如的是（　　）
A. 脊髓侧角　　B. 薄束
C. 楔束　　D. 皮质脊髓束
E. 脊髓丘脑束

18. 脊髓丘脑侧束传导（　　）
A. 同侧肢体的痛、温觉
B. 对侧肢体的痛、温觉
C. 同侧肢体的粗触觉
D. 对侧肢体的粗触觉
E. 对侧肢体的痛、温、粗触觉

19. 有关薄束和楔束的叙述，正确的是（　　）
A. 楔束是 T_4 以下脊神经节细胞的中枢突组成
B. 薄束是 T_4 以上脊神经节细胞的中枢突组成
C. 它们止于延髓的薄束核及楔束核

D. 在后索，薄束在楔束的外侧

E. 它属于非意识本体觉传导通路的第二级神经元发出的纤维

20. 薄束传导（　）

A. 下肢精细触觉

B. 上肢精细触觉

C. 上肢本体觉

D. 上肢温度觉

E. 下肢痛觉

21. 31 对脊神经的性质（　）

A. 前根是感觉性的

B. 后根是运动性的

C. 前支是运动性的

D. 后支是感觉性的

E. 出椎间孔后的脊神经是混合性的

22. 每条脊神经前根内均有（　　）

A. 躯体运动纤维

B. 交感神经纤维

C. 副交感神经纤维

D. 躯体感觉纤维

E. 内脏感觉纤维

23. 能构成脊神经后支的是（　　）

A. 脊神经节内的假单极神经元的中枢突

B. 后角细胞轴突

C. 前角运动细胞轴突

D. 脊神经后根

E. 对侧后角细胞轴突

24. 枕大神经的纤维来自（　　）

A. 第 1 颈神经后支

B. 第 2 颈神经后支

C. 第 3 颈神经后支

D. 第 1 颈神经前支

E. 第 2 颈神经前支

25. 颈丛分支中属于肌支的是（　　）

A. 枕小神经　　B. 耳大神经

C. 颈横神经　　D. 锁骨上神经

E. 膈神经

26. 下列属于颈丛分支的神经是（　　）

A. 迷走神经　　B. 耳大神经

C. 腋神经　　D. 桡神经

E. 副神经

27. 有关颈丛的叙述，正确的是（　　）

A. 由第 1 ~ 4 颈神经前后支组成

B. 躯体运动纤维发自第 1 ~ 4 胸髓前角细胞

C. 皮支发自第 1 ~ 4 颈节后角细胞

D. 肌支不含感觉纤维

E. 皮支分布于枕部、耳部、颈前区和肩部的皮肤

28. 膈神经（　　）

A. 是臂丛的一个重要分支

B. 是一对运动神经

C. 穿斜角肌间隙下行

D. 右侧膈神经还有分支分布到肝和胆囊表面的腹膜

E. 以上都正确

29. 有关膈神经的叙述，正确的是（　　）

A. 发自臂丛

B. 经肺根前方下降

C. 运动纤维发自胸 2 ~ 5 节前角

D. 感觉纤维来源胸 2 ~ 5 脊神经节细胞

E. 运动纤维分布至心包

30. 臂丛的组成是（　　）

A. 由全部颈神经前支交织而成

B. 由第 5 ~ 8 颈神经和第 1 胸神经组成

C. 由第 5 ~ 8 颈神经前支和第 1 胸神经前支的一部分组成

D. 由第 5 ~ 8 颈神经前根和第 1 胸神经前根的一部分组成

E. 由内侧束、外侧束和后束交织而

成

31. 属于臂丛外侧束发出的神经是（　　）

A. 尺神经　　B. 正中神经
C. 桡神经　　D. 肌皮神经
E. 腋神经

32. 臂丛内侧束单独发出的神经是（　　）

A. 尺神经　　B. 正中神经
C. 桡神经　　D. 肌皮神经
E. 腋神经

33. 常见的尺神经损伤的部位是（　　）

A. 腋窝内　　B. 上臂中部
C. 肘部　　D. 前臂
E. 此处未列出

34. 支配肱二头肌的神经来自（　　）

A. 胸背神经　　B. 肌皮神经
C. 尺神经　　D. 正中神经
E. 桡神经

35. 胸背神经支配（　　）

A. 斜方肌　　B. 背阔肌
C. 前锯肌　　D. 大圆肌
E. 胸大肌

36. 支配前臂伸肌的神经是（　　）

A. 正中神经　　B. 尺神经
C. 桡神经浅支　　D. 肌皮神经
E. 桡神经深支

37. 手掌桡侧三个半手指的皮肤感觉由（　　）

A. 尺神经管理
B. 正中神经管理
C. 桡神经管理
D. 前臂内侧皮神经管理
E. 前臂外侧皮神经管理

38. "垂腕症"是损伤了哪条神经（　　）

A. 尺神经
B. 正中神经
C. 桡神经
D. 正中神经与尺神经
E. 肌皮神经

39. 下列什么神经损伤会出现"猿手"畸形（　　）

A. 尺神经
B. 正中神经
C. 桡神经
D. 正中神经与尺神经
E. 尺神经与桡神经

40. 正中神经与尺神经共同支配的肌肉是（　　）

A. 旋前圆肌　　B. 旋前方肌
C. 指浅屈肌　　D. 指深屈肌
E. 以上都不对

41. 支配鱼际肌的神经是（　　）

A. 正中神经　　B. 尺神经
C. 桡神经　　D. 肌皮神经
2. 桡神经深支

42. 支配小鱼际肌的神经是（　　）

A. 正中神经　　B. 尺神经
C. 桡神经深支　　D. 肌皮神经
E. 腋神经

43. 支配指浅屈肌的神经是（　　）

A. 正中神经　　B. 尺神经
C. 肌皮神经　　D. 腋神经
E. 桡神经

44. 支配指伸肌的神经是（　　）

A. 正中神经　　B. 桡神经
C. 尺神经　　D. 腋神经
E. 肌皮神经

45. 有关手掌皮肤的神经支配，正确的是（　　）

A. 手掌的尺侧皮肤为桡神经浅支支配
B. 手掌桡侧 2/3 区的皮肤为尺神经支配
C. 桡侧 3 个半指掌面皮肤为正中神

经支配

D. 手掌尺侧1个半手指的皮肤为肌皮神经支配

E. 以上均不对

46. 哪一条神经受损不能使臂外展（　　）

A. 正中神经　　B. 桡神经浅支

C. 尺神经　　D. 桡神经深支

E. 以上都不对

47. 不受肋间神经支配的肌肉是（　　）

A. 胸大肌　　B. 肋间内肌

C. 肋间外肌　　D. 腹外斜肌

E. 腹内斜肌

48. 股神经（　　）

A. 损伤时不能屈小腿

B. 位于股动脉内侧

C. 接受整个小腿皮肤感觉

D. 接受小腿内侧皮肤感觉

E. 接受小腿外侧皮肤感觉

49. 关于股神经的叙述，正确的是（　　）

A. 支配腰大肌

B. 是骶丛的分支

C. 支配股二头肌

D. 支配股四头肌

E. 支配股薄肌

50. 闭孔神经支配（　　）

A. 缝匠肌　　B. 半腱肌

C. 股二头肌　　D. 半膜肌

E. 股薄肌

51. 支配股二头肌的神经是（　　）

A. 胫神经　　B. 腓总神经

C. 股神经　　D. 坐骨神经

E. 闭孔神经

52. 为了避开坐骨神经，臀部肌肉注射的最佳部位是（　　）

A. 外上1/4部

B. 内上1/4部

C. 外下1/4部

D. 内下1/4部

E. 上述四个象限的交点处

53. 通过梨状肌上孔的神经（　　）

A. 臀下神经

B. 臀上神经

C. 坐骨神经

D. 股后皮神经

E. 臀上皮神经

54. 通过坐骨小孔的神经（　　）

A. 臀下神经

B. 臀上神经

C. 坐骨神经

D. 阴部神经

E. 股后皮神经

55. 坐骨神经支配的肌肉是（　　）

A. 耻骨肌　　B. 短收肌

C. 长收肌　　D. 股薄肌

E. 半膜肌

56. 腓浅神经支配的肌肉是（　　）

A. 小腿三头肌

B. 小腿肌前群

C. 小腿肌后群

D. 小腿肌外侧群

E. 足底肌

57. 腓深神经支配的肌肉是（　　）

A. 小腿三头肌

B. 小腿肌前群

C. 小腿肌后群

D. 小腿肌外侧群

E. 足底肌

58. 足下垂并内翻畸形是损伤（　　）

A. 腓总神经　　B. 腓浅神经

C. 腓深神经　　D. 胫神经

E. 股神经

59. 支配小腿三头肌的神经（　　）

A. 腓浅神经　　B. 腓深神经

C. 腓总神经　　D. 胫神经

E. 隐神经

60. 有关阴部神经的叙述，正确的是（　　）

A. 发自腰丛

B. 由梨状肌上孔出盆腔

C. 是坐骨神经的分支

D. 支配会阴部的肌

E. 支配肛门内括约肌

61. 支配足外翻肌的神经是（　　）

A. 胫神经　　B. 腓浅神经

C. 腓深神经　　D. 股神经

E. 隐神经

62. 患者足不能跖屈、内翻力弱，损伤的神经应是（　　）

A. 坐骨神经　　B. 胫神经

C. 腓总神经　　D. 腓浅神经

E. 腓深神经

63. 患者不能伸踝关节，损伤的神经应是（　　）

A. 股神经　　B. 胫神经

C. 腓深神经　　D. 腓浅神经

E. 隐神经

64. 腓总神经损伤出现（　　）

A. 足内翻位，钩状足

B. 足外翻位，钩状足

C. 足内翻位，足下垂

D. 足外翻位，足下垂

E. 以上均不正确

65. 腓骨颈骨折，最易损伤（　　）

A. 腘动脉　　B. 胫神经

C. 腓总神经　　D. 隐神经

B. 坐骨神经

66. 分布于小腿后面及足底皮肤的神经是（　　）

A. 腓浅神经　　B. 胫神经

C. 腓深神经　　D. 隐神经

B. 坐骨神经

67. 分布小腿内侧面皮肤的神经是（　　）

A. 腓浅神经　　B. 腓神经

C. 腓深神经　　D. 隐神经

B. 坐骨神经

68. 分布于足背皮肤的神经是（　　）

A. 腓浅神经　　B. 胫神经

C. 腓深神经　　D. 坐骨神经

E. 隐神经

69. 胸椎骨折致剑突以下皮肤感觉丧失，脊髓损伤平面可能是（　　）

A. 第 2 胸髓　　B. 第 4 胸髓

C. 第 6 胸髓　　D. 第 8 胸髓

E. 第 10 胸髓

70. 管理脐平面皮肤感觉的后角细胞位于（　　）

A. 脊髓第 2 胸节

B. 脊髓第 4 胸节

C. 脊髓第 6 胸节

D. 脊髓第 8 胸节

E. 脊髓第 10 胸节

（二）A_2 型题

71. 关于躯体神经的分布对象，错误的是（　　）

A. 骨骼肌

B. 心肌和平滑肌

C. 直接连结

D. 间接连结

E. 皮肤

72. 有关假单极神经元的叙述，错误的是（　　）

A. 其中枢突可终于孤束核

B. 其中枢突可构成后根

C. 其周围突可与皮肤或肌、腱的感受器相连

D. 其中枢突可终于背侧丘脑

E. 其中枢突可终于薄束核及楔束核

73. 关于脊髓的叙述，错误的是

(　　)

A. 下端变细为脊髓圆锥

B. 新生儿脊髓下端平第3腰椎

C. 末端向下延伸为马尾

D. 前、后外侧沟内有成排的脊神经根丝出入

E. 可分为31个脊髓节段

74. 有关脊神经前根纤维的说法，错误的是（　　）

A. 31对脊神经前根都有躯体运动纤维

B. 31对脊神经前根的躯体运动纤维都来自前角运动细胞

C. 胸1～腰3前根还含有交感神经节前纤维

D. 骶2～4前根还含有副交感节前纤维

E. 脊神经前根的交感纤维来自交感干神经节

75. 有关脊神经后根纤维的叙述，错误的是（　　）

A. 由脊神经节内假单极神经元的中枢突组成

B. 直接或经中间神经元与脊髓运动神经元联系

C. 直接进入脊髓后索上行到延髓

D. 终止于感觉传导通路的第2级神经元

E. 形成脊髓丘脑束

76. 有关脊神经纤维成分的叙述，错误的是（　　）

A. 脊神经的躯体运动纤维来源于前角运动神经元

B. 脊神经的交感纤维来源于侧角细胞

C. 脊神经的副交感纤维来源于骶副交感神经元

D. 脊神经的内脏感觉纤维来源于交感干神经节细胞

E. 脊神经的躯体感觉纤维来源于脊神经节细胞

77. 有关脊神经的叙述，错误的是（　　）

A. 前根是运动性

B. 后根是感觉性

C. 前支是运动性

D. 后支是混合性

E. 前支和后支都是混合性

78. 下列不属于颈丛皮支的是（　　）

A. 枕大神经　　B. 枕小神经

C. 耳大神经　　D. 颈横神经

E. 锁骨上神经

79. 有关肌皮神经的叙述，错误的是（　　）

A. 发自臂丛外侧束

B. 向外斜穿喙肱肌

C. 在肱二头肌与肱肌之间下行

D. 支配肱二头肌、喙肱肌和肱肌

E. 不含有躯体感觉纤维

80. 有关正中神经的叙述，错误的是（　　）

A. 由臂丛内侧束和外侧束的两根合成

B. 在臂部不分支

C. 在臂部与肱动脉伴行

D. 其肌支在前臂部支配桡、尺神经不支配的前臂肌前群

E. 其肌支支配全部手肌

81. 正中神经损伤运动障碍的表现，错误的是（　　）

A. 不能旋前

B. 屈腕能力减弱

C. 拇指不能对掌

D. 不能伸指

E. 鱼际肌萎缩

82. 有关尺神经叙述，错误的是

(　　)

A. 发自内侧束

B. 经尺神经沟

C. 支配尺侧腕屈肌和指深屈肌的桡侧半

D. 支配手肌内侧大部分

E. 在豌豆骨桡侧入手掌

83. 有关桡神经叙述，错误的是(　　)

A. 发自后束

B. 经肱骨桡神经沟

C. 浅支与桡动脉伴行

D. 浅支分布于手背桡侧半皮肤

E. 深支支配肱三头肌

84. 不属于腰丛分支的神经是(　　)

A. 髂腹下神经

B. 髂腹股沟神经

C. 股神经

D. 闭孔神经

E. 股后皮神经

85. 关于股神经的描述，错误的是(　　)

A. 发自腰丛

B. 在腹股沟韧带深面位于股动脉的外侧

C. 肌支支配大腿肌前群

D. 皮支分布大腿前面的皮肤

E. 是全身最粗大的神经

86. 关于隐神经的描述，错误的是(　　)

A. 为股神经的分支

B. 与大隐静脉伴行

C. 分布于小腿内侧面及足内侧缘皮肤

D. 支配小腿内侧肌群

E. 是股神经的最长皮支

87. 不是骶丛分支的神经是(　　)

A. 股神经　　B. 坐骨神经

C. 阴部神经　　D. 臀上神经

E. 臀下神经

88. 有关坐骨神经的叙述，错误的是(　　)

A. 从梨状肌下孔出骨盆

B. 在坐骨结节与小转子之间通过

C. 在臀大肌深面下行

D. 多在腘窝上角附近分为胫神经及腓总神经

E. 其分支支配大腿后群肌

89. 有关坐骨神经的叙述，错误的是(　　)

A. 发自骶丛

B. 行经大转子与坐骨结节之间

C. 位于臀中肌的深面

D. 为全身最粗大、最长的神经

E. 其分支支配大腿后群肌

90. 有关腓总神经的叙述，错误的是(　　)

A. 发自坐骨神经

B. 沿腘窝上外侧缘向外下方行

C. 绕腓骨颈至小腿前面

D. 分为腓浅神经和腓深神经

E. 该神经损伤后，出现钩状足畸形

(三) X 型题

91. 关于脊髓的叙述，正确的有(　　)

A. 上端平枕骨大孔处与延髓相连

B. 与椎管全长一致

C. 有颈膨大和腰骶膨大

D. 全长粗细一致

E. 成人下端平第 1 腰椎体下缘

92. 关于脊髓的叙述，正确的有(　　)

A. 位于椎管内

B. 表面无被膜包裹

C. 呈前后稍扁的圆柱形

D. 全长粗细不等

E. 成人在第 3、4 腰椎棘突之间进行腰椎穿刺不会损伤脊髓

93. 关于脊髓节段的叙述，正确的有（　　）

A. 共 31 个节段

B. 颈髓有 7 个节段

C. 胸髓有 12 个节段

D. 腰髓有 5 个节段

E. 骶髓有 4 个节段

94. 关于马尾的叙述，正确的有（　　）

A. 由腰、骶、尾脊神经前、后根组成

B. 由腰、骶、尾脊神经前、后支组成

C. 位于脊髓圆锥之下

D. 浸泡在脑脊液中

E. 为一坚硬不易弯曲的结构

95. 关于脊髓灰质的叙述，正确的有（　　）

A. 在横切面上呈“H”形

B. 前角含有躯体运动神经元

C. 后角含有多极神经元

D. 侧角含有交感神经元

E. 腰髓的中间带含有副交感神经元

96. 关于脊髓侧角的叙述，正确的有（　　）

A. 存在于脊髓全长

B. 存在于第 1 胸节段到第 3 腰节段

C. 存在于骶髓

D. 其轴突组成前根

E. 为交感神经的低位中枢

97. 关于薄束和楔束的叙述，正确的有（　　）

A. 位于脊髓后索内

B. 由对侧后角细胞的轴突组成

C. 上升直接止于同侧薄束核、楔束核

D. 传导痛温觉

E. 传导同侧躯干、四肢的意识性本体觉和精细触觉

98. 关于脊髓丘脑侧束的叙述，正确的有（　　）

A. 由同侧脊神经节细胞的中枢突组成

B. 由对侧后角细胞的轴突组成

C. 传导对侧躯干和四肢的痛、温觉

D. 传导同侧躯干和四肢的痛、温觉

E. 损伤后，平面 1～2 节段以下的对侧痛、温觉障碍

99. 关于皮质脊髓侧束的叙述，正确的有（　　）

A. 由对侧大脑皮质运动神经元的轴突组成

B. 由不交叉的纤维组成

C. 位于外侧索的后部

D. 止于同侧的前角运动细胞

E. 传导躯干、四肢的随意运动

100. 肱二头肌反射消失，损伤的结构可能是（　　）

A. 正中神经

B. 臂丛

C. 桡神经浅支

D. 肌皮神经

E. 第 5 颈髓节段到第 6 颈髓节段

101. 关于脊神经的性质的叙述，正确的有（　　）

A. 是混合性

B. 前根是运动性

C. 后根是感觉性

D. 前支是运动性

E. 后支是感觉性

102. 脊神经的后支通常是（　　）

A. 呈节段性分布，一般不形成丛

B. 较相应的前支短而细小

C. 肌支分布于脊柱两侧深部的肌

D. 主要皮支有枕大神经、臀上皮神经和臀中皮神经
E. 后支是感觉性的

103. 关于颈丛的叙述，正确的有（　　）
A. 由全部颈神经的前支组成
B. 由第 1～4 颈神经的前支组成
C. 位于胸锁乳突肌上部的深面
D. 在胸锁乳突肌后缘的中点发出皮支
E. 发出膈神经

104. 关于膈神经的叙述，正确的有（　　）
A. 发自颈丛
B. 是运动性神经
C. 是感觉性神经
D. 经胸廓上口进入胸腔
E. 沿肺根的前方，心包的两侧，下降至膈

105. 关于臂丛的叙述，正确的有（　　）
A. 由第 1～8 颈神经前支和第 1 胸神经前支构成
B. 在腋窝内，围绕腋动脉
C. 在腋窝形成内侧束、外侧束和后束
D. 外侧束发出桡神经
E. 后束发出尺神经

106. 关于正中神经的叙述，正确的有（　　）
A. 由臂丛的内侧束和外侧束两根合成
B. 沿肱二头肌的内侧沟下行至肘窝
C. 主干损伤后，前臂不能旋前
D. 支配肱二头肌
E. 支配骨间肌和鱼际肌

107. 正中神经损伤可出现（　　）
A. 前臂不能旋后
B. 拇指不能对掌
C. 屈腕能力减弱
D. 拇指不能伸
E. 鱼际肌萎缩

108. 关于正中神经的叙述，正确的有（　　）
A. 发自臂丛后束
B. 伴肱动脉下行
C. 臂部无分支
D. 支配指深屈肌
E. 皮支可分布于手掌桡侧 2/3 区的皮肤

109. 关于尺神经的叙述，正确的有（　　）
A. 为臂丛的内侧束最粗大的神经
B. 经肱骨内上髁后方的尺神经沟进入前臂
C. 与正中神经等共同支配前臂肌前群
D. 在臂部不分支
E. 支配手肌内侧大部分

110. 尺神经损伤可出现（　　）
A. 屈腕能力减弱
B. 拇指不能对掌
C. 拇指不能内收
D. 小指不能伸
E. 小鱼际肌萎缩

111. 支配指深屈肌的神经是（　　）
A. 桡神经　　B. 正中神经
C. 尺神经　　D. 腋神经
E. 肌皮神经

112. 关于桡神经的叙述，正确的有（　　）
A. 发自臂丛后束
B. 紧贴肱骨体中部前面
C. 经肱三头肌深面
D. 经桡神经沟
E. 在肱骨外上髁后方分为浅、深两

支

113. 桡神经损伤（　　）

A. 在肱骨外上髁下方损伤，不能伸肘

B. 在臂上部损伤不能伸肘伸腕伸指

C. 桡神经浅支损伤不能伸指

D. 在臂中部或肱骨外上髁处损伤都能出现垂腕姿态

E. 感觉丧失以手背第1、2掌骨之间皮肤最明显

114. 出现垂腕，可能损伤的神经是（　　）

A. 桡神经

B. 桡神经浅支

C. 桡神经深支

D. 臂丛外侧束

E. 臂丛后束

115. 臂丛后束发出的神经有（　　）

A. 桡神经　　B. 正中神经

C. 尺神经　　D. 腋神经

E. 胸背神经

116. 支配臂肌的神经有（　　）

A. 桡神经　　B. 腋神经

C. 正中神经　　D. 尺神经

E. 肌皮神经

117. 支配前臂肌前群的神经有（　　）

A. 桡神经　　B. 腋神经

C. 正中神经　　D. 尺神经

E. 肌皮神经

118. 关于腰丛的叙述，正确的有（　　）

A. 位于腰大肌深面

B. 由第1～5腰神经的前支组成

C. 分支主要支配大腿肌前群和内侧群肌

D. 主要皮支分布于大腿前面、内侧面，腹股沟区皮肤，小腿内侧及足内侧缘皮肤

E. 主要分支有股神经、闭孔神经和阴部神经

119. 股神经损伤时，可出现（　　）

A. 股四头肌萎缩

B. 股四头肌肌张力降低

C. 膝跳反射消失

D. 不能伸小腿

E. 大腿前面和内侧面皮肤感觉消失

120. 关于隐神经的叙述，正确的有（　　）

A. 是股神经的分支

B. 与大隐静脉伴行

C. 分布至大腿内侧面的皮肤

D. 分布至小腿内侧面的皮肤

E. 分布至足内侧缘的皮肤

121. 关于骶丛的叙述，正确的有（　　）

A. 由第4腰神经前支一部分，以及第5腰神经和全部骶、尾神经的前支组成

B. 位于盆腔内，在梨状肌的前面

C. 发出坐骨神经

D. 发出阴部神经

E. 发出胫神经

122. 穿梨状肌下孔的神经有（　　）

A. 臀上神经　　B. 闭孔神经

C. 坐骨神经　　D. 阴部神经

E. 臀下神经

123. 坐骨神经干发出分支支配的肌肉有（　　）

A. 股二头肌　　B. 半腱肌

C. 半膜肌　　D. 小腿三头肌

E. 腓骨长、短肌

124. 支配大腿肌的神经有（　　）

A. 股神经　　B. 闭孔神经

C. 坐骨神经　　D. 阴部神经

E. 臀下神经

125. 关于胫神经的叙述，正确的有

(　　)

A. 为坐骨神经干的直接延续

B. 在小腿三头肌深面下行

C. 经内踝后方至足底

D. 伴胫后动脉下降

E. 为混合性神经

126. 胫神经损伤后，可能出现（　　）

A. 足底皮肤感觉丧失

B. 足内翻力减弱

C. 足外翻

D. 足不能跖屈

E. 钩状足

127. 关于腓总神经的叙述，正确的有(　　)

A. 发自股神经

B. 分腓浅、深神经

C. 腓骨颈处易受损伤

D. 皮支分布于小腿前外侧面下部和足背皮肤

E. 腓深神经与胫前动脉伴行

128. 腓总神经损伤后，可能出现(　　)

A. 足下垂

B. 足内翻位

C. 行走时呈“跨阈步态”

D. 足不能背屈

E. 足背感觉丧失

129. 腓深神经支配的肌肉有（　　）

A. 胫骨前肌

B. 趾长伸肌

C. 腓骨长、短肌

D. 第三腓骨肌

E. 足背肌

130. 在行程中，有一段紧贴骨面行走的神经是（　　）

A. 桡神经　　B. 正中神经

C. 尺神经　　D. 腋神经

E. 腓总神经

二、非选择题

(一) 填空题

131. 中枢神经系统包括________和________。

132. 周围神经系统包括________和________。

133. 躯体神经主要分布于________和________。

134. 内脏神经主要分布于________、________和________。

135. 神经组织由________和________组成。

136. 按神经元突起的数目可分为________、________和________。

137. 按神经元的功能可分为________、________和________。

138. 神经元包括________和________两部分。

139. 假单极神经元的胞体在________或________内。

140. 反射弧五个基本组成部分为________、________、________、________和________。

141. 脊髓位于________内，上端在________处与延髓相续，成人脊髓下端平________下缘。

142. 每侧脊髓灰质可分为________、________和________。

143. 每侧脊髓白质可分为________、________和________。

144. 上行纤维束由________、________、________和________组成。

145. 下行纤维束由________、________、________和________组成。

146. 在上行传导束中，薄束和楔束传导肢体同侧的________和________。

147. 脊髓丘脑侧束、前束分别传导躯

干、四肢的________、________及________。

148. 躯体反射根据感受器部位不同，又分为________和________。

149. 脊髓的功能是________和________。

150. 脊神经的________是运动性的，________是感觉性的。

151. 脊神经出椎间孔后立即分为________和________，它们都是________。

152. 脊神经的躯体运动纤维来源于________。

153. 脊神经的躯体感觉纤维来源于________。

154. 脊神经内的交感神经纤维直接来源于________。

155. 脊神经的副交感神经纤维来源于________。

156. 颈丛由________组成，在________深面发出皮支和肌支。

157. 颈丛的主要皮支有________、________、________和________。

158. 颈丛的肌支为________，经胸廓上口入胸腔，沿________前方，________的两侧，下降至膈。

159. 右侧膈神经的感觉纤维还分布到________和________表面的腹膜等处。

160. 臂丛由________组成，在颈根部先经________穿出，再经________进入腋窝。

161. 肌皮神经的肌支支配________、________和________，在肘关节稍上方穿深筋膜延续为________。

162. 正中神经发自臂丛________的两根夹持腋动脉向下合成，沿________下行至肘窝，行于前臂________之间，经腕管入掌。

163. 尺神经发自________，沿________随肱动脉下降，经肱骨内上髁后方的________至前臂。

164. 桡神经经肱三头肌深面紧贴________向下外行，至________前方分________两支。

165. 腋神经在腋窝发自臂丛的________，绕________行向后外，支配________、________、肩关节和肩部皮肤。

166. 支配三角肌的神经是________，支配背阔肌的神经是________。

167. 支配肱二头肌的神经是________，支配肱三头肌的神经是________。

168. 第1～第11对胸神经前支，各自位于相应的肋间隙内，称________；第12胸神经前支位于第12肋的下方，称________。

169. 腰丛由________组成，位于________的深面，________的前方。

170. 腰丛分支中最大的神经是________，自腰大肌外缘穿出，沿________之间下行，经________深面至大腿前面股三角内。

171. 股神经有一支最长的皮支为________，与________伴行，向下分布于________的皮肤。

172. 支配大腿前群肌的神经是________，支配大腿内侧群肌的神经是________。

173. 骶丛由________组成，位于骨盆腔内，在骶骨和________的前面，其最大的分支是________。

174. 阴部神经的分支有________、________和________。

175. 坐骨神经自________出骨盆，在臀大肌的深面，经________与________之间至大腿后面。

176. 支配大腿后群肌的神经是________，支配小腿三头肌的神经是

________。

177. 经梨状肌下孔穿出骨盆的神经有________、________、________和________。

178. 支配小腿外侧群肌的神经是________，支配小腿前群肌的神经是________。

179. 脊髓第4胸段支配________平面皮肤。

180. 脊髓第10胸段支配________平面皮肤。

（二）名词解释

181. 中枢神经系统

182. 周围神经系统

183. 神经纤维

184. 突触

185. 假单极神经元

186. 灰质

187. 白质

188. 神经核

189. 神经节

190. 纤维束

191. 神经

192. 反射和反射弧

193. 脊髓圆锥

194. 终丝

195. 脊髓节段

196. 颈膨大

197. 腰骶膨大

198. 马尾

199. 白质前连合

200. 躯体反射

（三）简答题

201. 神经系统的区分如何？

202. 什么叫灰质、白质、神经核、神经节、纤维束和神经？

203. 什么叫反射？反射弧包括哪几个环节？膝跳反射的途径如何？

204. 脊髓前角、侧角和后角的细胞名称如何？性质如何？

205. 试述薄束和楔束的组成。

206. 脊神经的性质如何？纤维成分的来源和分布如何？

207. 脊神经丛有哪些？各由哪些脊神经前支组成？

208. 试述颈丛的组成、位置及分支如何？

209. 试述臂丛的组成、位置、分束及分支如何？

210. 上臂和前臂的肌肉，各由什么神经支配？

211. 试述腰丛的组成、位置及分支如何？

212. 试述骶丛的组成、位置及分支如何？并指出梨状肌上、下孔和坐骨小孔各有哪些神经通过？

213. 使肩关节屈、伸及外展的肌各有哪些？各由何神经支配？

214. 使肘关节做屈、伸的肌各有哪些？各由何神经支配？

215. 使髋关节屈、伸及内收的肌各有哪些？各由何神经支配？

216. 使膝关节屈、伸的肌各有哪些？各由何神经支配？

217. 使足跖屈、足背屈、足外翻及足内翻的肌各有哪些？各由何神经支配？

218. 膈神经起始、走行、纤维成分及支配？损伤后有何临床表现？

219. 腋神经的起始、走行、纤维成分及支配如何？损伤后产生何种症状？

220. 桡神经的起始、走行、纤维成分、分支支配如何？损伤后产生哪些症状？

221. 正中神经起始、走行、纤维成分、支配如何？损伤后主要产生何种症状？

222. 尺神经起始、走行、纤维成分及支配如何？损伤后产生哪些症状？

223. 股神经的起始、纤维成分、走行、支配及损伤后症状如何？

224. 坐骨神经的起始、纤维成分、走行、支配如何？

225. 胫神经的起始、走行、纤维成分、支配及损伤后症状如何？

226. 腓总神经的起始、走行、纤维成分、支配及损伤症状如何？

（四）论述题

227. 一男性主诉走路不知高低如踩棉花状，检查发现患者闭眼站立时下肢站立不稳，身体摇晃倾斜，不能确定脚的位置和运动方向，精细触觉消失，其它感觉存在，两下肢膝跳反射消失，但肌力正常，无瘫痪症状，无肌萎缩。临床诊断为脊髓痨，试问病变部位？为什么？

228. 某病人高热后，发现左下肢肌肉瘫痪，肌张力低下，肌肉萎缩，膝跳反射消失，病理反射阴性。试问病变在何处，为什么？

229. 肱骨中段骨折易损伤哪条神经，该神经损伤后出现什么症状？为什么？

230. 试述尺神经损伤后，出现“爪形手”的形态学基础？

231. 一长期使用腋杖不当的病人产生腕下垂，上肢不能外展，三角肌部位和手背桡侧半皮肤感觉减弱，试问受损的是什么神经，为什么？

232. 腓骨颈骨折易损伤哪条神经，该神经损伤后出什么症状？为什么？

答案

一、选择题

（一）A_1 型题

1.B　2.E　3.A　4.B　5.A
6.B　7.E　8.E　9.E　10.E
11.C　12.C　13.D　14.D　15.B
16.C　17.C　18.A　19.C　20.A
21.E　22.A　23.C　24.B　25.E
26.B　27.E　28.D　29.B　30.C
31.D　32.A　33.C　34.B　35.B
36.E　37.B　38.C　39.D　40.D
41.A　42.B　43.A　44.B　45.C
46.E　47.A　48.D　49.D　50.E
51.D　52.A　53.B　54.D　55.E
56.D　57.B　58.A　59.D　60.D
61.B　62.B　63.C　64.C　65.C
66.B　67.D　68.A　69.C　70.E

（二）A_2 型题

71.B　72.D　73.C　74.E　75.E
76.D　77.C　78.A　79.E　80.E
81.D　82.C　83.E　84.E　85.E
86.D　87.A　88.B　89.C　90.E

（三）X 型题

91.ACE　92.ACDE　93.ACD
94.AD　95.ABCD　96.BDE
97.ACE　98.BCE　99.ACDE
100.BDE　101.ABC　102.ABCD
103.BCDE　104.ADE　105.BC
106.ABC　107.BCE　108.BCE
109.ABCDE　110.ACE　111.BC
112.ACDE　113.ABDE　114.ACE
115.ADE　116.AE　117.ACD
118.ACD　119.ABCDE　120.ABDE
121.ABCD　122.CDE　123.ABC
124.ABC　125.ABCDE　126.ABCDE
127.BCDE　128.ABCDE　129.ABDE
130.ACDE

二、非选择题

（一）填空题

131. 脑　脊髓
132. 脑神经　脊神经
133. 皮肤　运动系统
134. 内脏　心血管　腺体

135. 神经细胞　神经胶质

136. 假单极神经元　双极神经元　多极神经元

137. 感觉神经元　运动神经元　联络神经元

138. 胞体　突起

139. 脑神经节　脊神经节

140. 感受器　传入神经　反躯中枢　传出神经　效应器

141. 椎管　枕骨大孔　第 1 腰椎

142. 前角　中间带　后角

143. 前索　外侧索　后索

144. 薄束　楔束　脊髓丘脑束　脊髓小脑束

145. 皮质脊髓束　红核脊髓束　前庭脊髓束　网状脊髓束

146. 本体觉　精细触觉

147. 痛觉　温度觉　粗触觉

148. 浅反射　深反射

149. 传导　反射

150. 前根　后根

151. 前支　后支　混合性的

152. 前角运动神经元

153. 脊神经节细胞

154. 侧角细胞

155. 骶副交感神经元

156. 第 1 ~ 4 颈神经前支　胸锁乳突肌

157. 枕小神经　耳大神经　颈横神经　锁骨上神经

158. 膈神经　肺根　心包

159. 肝　胆囊

160. 第 5 ~ 8 颈神经前支和第 1 胸神经前支的大部分　斜角肌间隙　锁骨后方

161. 肱二头肌　喙肱肌　肱肌　前臂外侧皮神经

162. 内侧束和外侧束　肱二头肌内侧沟　浅、深屈肌

163. 臂丛内侧束　肱二头肌内侧沟　尺神经沟

164. 桡神经沟　肱骨外上髁　浅、深

165. 后束　肱骨外科颈　三角肌　小圆肌

166. 腋神经　胸背神经

167. 肌皮神经　桡神经

168. 肋间神经　肋下神经

169. 第 12 胸神经前支一部分、第 1 ~ 3 腰神经前支和第 4 腰神经前支一部分　腰大肌　腰椎横突

170. 股神经　腰大肌和髂肌　腹股沟韧带

171. 隐神经　大隐静脉　小腿内侧面及足内侧缘

172. 股神经　闭孔神经

173. 第 4 腰神经前支一部分和第 5 腰神经前支以及全部骶、尾神经前支　梨状肌　坐骨神经

174. 肛神经　会阴神经　阴茎神经（阴蒂神经）

175. 梨状肌下孔　股骨大转子　坐骨结节

176. 坐骨神经　胫神经

177. 坐骨神经　臀下神经　股后皮神经　阴部神经

178. 腓浅神经　腓深神经

179. 乳头

180. 脐

（二）名词解释

181. 中枢神经系统包括脑和脊髓。脑位于颅腔内，脊髓位于椎管内。

182. 周围神经系统包括与脑相连的 12 对脑神经和与脊髓相连 31 对脊神经。

183. 神经元较长的突起（主要由轴突）及套在外面的鞘状结构（即髓鞘），称为神经纤维。在中枢神经系统内的鞘状结构由少突胶质细胞构成，在周围神经系统内的鞘状结构由雪旺细胞构成。

184. 一个神经元与另一个神经元相联系的接触点，称为突触。最多见的突触方式是一个神经元的轴突末梢与另一个神经元的胞体或树突接触，分别成为轴－体突触和轴－树突触。

185. 假单极神经元的胞体在脑神经节及脊神经节内，其周围突与感受器相连，其中枢突进入脑和脊髓。

186. 在中枢神经内，神经元的胞体连同其树突集中的部位，色泽灰暗称为灰质。在大脑、小脑表面的灰质，分别称大脑皮质和小脑皮质。

187. 在中枢神经内，神经元的轴突集中的部位，因多数轴突具有髓鞘包裹，颜色苍白，称为白质。在大脑、小脑深面的白质，分别称大脑髓质和小脑髓质。

188. 在中枢神经内，包埋在白质内的灰质团块，内有形态和功能相同的神经元胞体，称为神经核。

189. 在周围神经，神经元胞体集中的地方，外形略膨大，称为神经节，如脑神经节、脊神经节等。

190. 在中枢神经白质内，起止、行程和功能相同的神经纤维集聚成束，称为纤维束或传导束。

191. 在周围神经，神经纤维集合成大小、粗细不等的集束，由不同数目的集束再集合成一条神经。

192. 反射是指神经系统对内、外环境的刺激所作出的反应，其活动的形态基础是反射弧。反射弧由感受器、传入神经、反射中枢、传出神经和效应器五个部分组成。

193. 脊髓的下端变细呈圆锥状的结构，称脊髓圆锥。

194. 脊髓圆锥末端向下延续为一根细丝，称为终丝。该丝无神经组织，止于尾骨后面的骨膜，有稳定脊髓的作用。

195. 与每对脊神经前、后根相连的1段脊髓，称为1个脊髓节段。共有31个节段，即8个颈段，12个胸段，5个腰段，5个骶段和1个尾段。

196. 自颈髓第4节段到胸髓第1节段的脊髓膨大部分，称为颈膨大。

197. 自腰髓第2节段到骶髓第1节段的脊髓膨大部分，称为腰骶膨大。

198. 腰、骶、尾段的神经根在未出相应的椎间孔之前，在椎管内垂直下行，围绕终丝形成马尾。

199. 灰质连合与前正中裂之间的白质，称为白质前连合，由左右交叉纤维构成。

200. 刺激皮肤、粘膜、肌及腱等感受器引起骨骼肌运动的反射，称为躯体反射。根据感受器部位不同，又分为浅反射和深反射。

（三）简答题

201.

神经系统
- 中枢神经系统
  - 脑：颅腔
  - 脊髓：椎管
- 周围神经系统
  - 脑神经、脊神经
    - 躯体神经
      - 感觉神经
      - 运动神经
    - 内脏神经
      - 感觉神经
      - 运动神经

202. 位于中枢内，神经元胞体和树突集中的地方，色灰暗，称为灰质。位于中枢内，神经元轴突集中的地方，因多数轴突具有髓鞘包裹颜色苍白，称为白质。在中枢神经内，包埋在白质内的灰质团块，是功能和形态相同的神经元胞体，称为神经核。在周围神经系统内，神经元胞体集聚的地方，外形略膨大，称为神经节，如脊神经节等。在中枢神经白质内，起止、行程和功能相同的神经纤维集聚成束，称为纤维束，又名传导束。在周围神经，神经纤维集合成粗细不等的集束，由不同数目的集束再集合成一条由结缔组织被膜包裹的神经。

203. 反射是指神经系统对内、外环境

的刺激所做出的反应，其活动的形态基础是反射弧。反射弧由感受器、传入神经、反射中枢、传出神经和效应器五个部分组成。膝跳反射的途径：刺激→髌韧带感受器→股神经→后根→后角细胞→前角细胞→前根→股神经→股四头肌收缩。

204. 脊髓前角主要为运动神经元，通称前角细胞，属躯体运动性，支配躯干和四肢的骨骼肌运动；侧角内含中、小型多极神经元，通称侧角细胞，属内脏运动性，支配胸腹腔脏器运动；后角内含多极神经元，通称后角细胞，属感觉性，传导躯干、四肢的浅感觉。

205. 薄束和楔束位于脊髓后索内，薄束在后正中沟两旁，纵贯脊髓全长，楔束在薄束的外侧，仅见于第4胸节以上。它们都由脊神经节假单极神经元的中枢突经后根入同侧后索上行而成。其周围突随脊神经分布于躯干和四肢的肌、腱、关节的本体觉感受器和皮肤的精细触觉感受器。薄束起自同侧第4胸节以下的脊神经节细胞，主要传导下半身来的冲动；楔束起自同侧第4胸节以上的脊神经节细胞，主要传导上半身来的冲动。

206. 每对脊神经都是由前根和后根在椎间孔合并而成，前根为运动性，后根为感觉性，所以脊神经是混合性神经。每对脊神经均含四种纤维成分：（1）躯体感觉纤维——来源于脊神经节细胞，分布于皮肤、骨骼肌、腱和关节。（2）内脏感觉纤维——来源于脊神经节细胞，分布于内脏、心血管和腺体。（3）躯体运动纤维——来源于脊髓前角运动神经元，分布于骨骼肌。（4）内脏运动纤维——来源于侧角细胞及骶副交感核，支配平滑肌、心肌的运动和腺体的分泌。

207. 脊神经丛有颈丛、臂丛、腰丛和骶丛，但胸神经前支不形成丛。颈丛由第1～4颈神经前支组成；臂丛由第5～8颈神经前支和第1胸神经前支大部分组成；腰丛由第1～3腰神经前支、第12胸神经前支及第4腰神经前支的一部分共同组成；骶丛由第4腰神经前支一部分、第5腰神经前支和全部骶、尾神经前支组成。

208. 颈丛由第1～4颈神经前支组成。位于胸锁乳突肌上部的深面。皮支主要有枕小神经、耳大神经、颈横神经和锁骨上神经；肌支主要为膈神经。

209. 臂丛由第5～8颈神经前支及第1胸神经前支的大部分组成。在颈根部穿斜角肌间隙，再经锁骨后方进入腋窝。在腋窝内，围绕腋动脉形成内侧束、外侧束和后束。内侧束分出前臂内侧皮神经、臂内侧皮神经、尺神经和正中神经内侧根，外侧束分出肌皮神经、正中神经外侧根，后束分出腋神经、桡神经和胸背神经。

210. 上臂肌前群（肱二头肌、喙肱肌和肱肌）由肌皮神经支配，后群（肱三头肌）由桡神经支配；前臂肌前群由桡神经（肱桡肌）、尺神经（尺侧腕屈肌和指深屈肌尺侧半）和正中神经（桡侧腕屈肌、掌长肌、旋前圆肌、旋前方肌、拇长屈肌、指浅屈肌和指深屈肌桡侧半）支配，后群肌（桡侧腕长伸肌、桡侧腕短伸肌、指伸肌、小指伸肌、尺侧腕伸肌、肘肌、拇长展肌、拇长伸肌、拇短伸肌、示指伸肌和旋后肌）由桡神经支配。

211. 腰丛由第12胸神经前支的一部分、第1～3腰神经前支和第4腰神经前支一部分组成。位于腰大肌的深面，发出分支到髂肌、腰方肌、腹股沟区及大腿的前部和内侧部。主要分支有髂腹下神经、髂腹股沟神经、股外侧皮神经、股神经和闭孔神经。

212. 骶丛由第4腰神经前支一部分、第5腰神经前支、全部骶神经前支和尾神经前支组成。位于骨盆腔内，在骶骨和梨状肌前面。其主要分支有臀上神经、臀下神经、阴部神经、股后皮神经和坐骨神经。梨状肌上孔穿出的神经有臀上神经，梨状肌下孔穿出的神经有臀下神经、阴部神经、股后皮神经和坐骨神经，通过坐骨小孔的神经有阴部神经。

213. 伸肩关节肌有背阔肌，由胸背神经支配；还有三角肌后部肌束，由腋神经支配；以及大圆肌，由肩胛下神经支配。屈肩关节肌是肱二头肌和喙肱肌，由肌皮神经支配；以及三角肌前部肌束，由腋神经支配。展肩关节肌为三角肌和冈上肌，由腋神经支配。

214. 屈肘关节肌是肱二头肌和肱肌，由肌皮神经支配；还有肱桡肌，由桡神经支配；以及旋前圆肌，由正中神经支配。伸肘关节肌是肱三头肌，由桡神经支配。

215. 屈髋关节肌有股直肌、缝匠肌及髂腰肌，由股神经支配；还有阔筋膜张肌，由臀上神经支配。伸髋关节肌为股二头肌、半腱肌和半膜肌，由坐骨神经支配；还有臀大肌，由臀下神经支配。内收髋关节肌为内收肌群（耻骨肌、长收肌、短收肌、大收肌和股薄肌），由闭孔神经支配。

216. 伸膝关节肌是股四头肌，由股神经支配。屈膝关节的肌有股二头肌、半膜肌及半腱肌，由坐骨神经支配；还有缝匠肌，由股神经支配；还有股薄肌，由闭孔神经支配；以及腓肠肌，由胫神经支配。

217. 使足跖屈肌有小腿三头肌、趾长屈肌、踇长屈肌和胫骨后肌，由胫神经支配；以及腓骨长肌和腓骨短肌，由腓浅神经支配。使足背屈肌有胫骨前肌、踇长伸肌、趾长伸肌，由腓深神经支配。使足外翻肌是腓骨长肌和腓骨短肌，由腓浅神经支配。使足内翻肌是胫骨前肌，由腓深神经支配；还有胫骨后肌、趾长屈肌和踇长屈肌，由胫神经支配。

218. 膈神经发自颈丛，经胸廓上口入胸腔，沿肺根前方，心包的两侧下降至膈。运动纤维支配膈肌，感觉纤维分布于胸膜和心包。右侧膈神经的感觉纤维还分布到肝和胆囊表面的腹膜。损伤后同侧半膈肌瘫痪，导致腹式呼吸减弱或消失，严重者有窒息感。

219. 腋神经发自臂丛后束，绕肱骨外科颈行向后外，支配三角肌及肩部的皮肤。损伤后上肢不能外展，呈方形肩。

220. 桡神经发自臂丛后束，经肱三头肌深面紧贴肱骨体中部后面沿桡神经沟向下外行，至肱骨外上髁前方分为浅、深两支，桡神经在臂部支配肱三头肌和肱桡肌。

桡神经浅支为皮支，与桡动脉伴行，分布于手背桡侧半和桡侧 2 个半指近节背面的皮肤。桡神经深支为肌支，穿旋后肌至前臂背侧，支配前臂所有伸肌。桡神经本干损伤时，运动障碍主要表现为不能伸腕、伸指，呈垂腕姿态；感觉障碍以手背第 1、2 掌骨之间的皮肤最明显。

221. 正中神经发自臂丛外侧束及内侧束，沿肱二头肌内侧沟下行到肘窝，从肘窝向下行于前臂正中，位于前臂浅、深屈肌之间，经腕管入手掌。肌支支配除肱桡肌、尺侧腕屈肌、指深屈肌尺侧半以外的前臂前群肌以及手肌外侧大部分。皮支主要分布于掌桡侧 2/3 区、桡侧 3 个半指掌面及桡侧 3 个指手背面末 2 节的皮肤。正中神经损伤后，前臂不能旋前，屈腕能力减弱，拇指不能对掌，鱼际肌萎缩；感觉障碍以桡侧 3 指远节最明显。

222. 尺神经发自臂丛内侧束，沿肱二头肌内侧沟下降，经肱骨内上髁后方的尺神经沟至前臂，在尺侧腕屈肌深面随尺动脉下行，于豌豆骨外侧入手掌。肌支支配尺侧腕屈肌、指深屈肌尺侧半及手肌内侧大部分。皮支分布于手掌尺侧 1/3 区和尺侧 1 个半指的皮肤以及手背尺侧 1/2 区和尺侧 2 个半指的皮肤。尺神经损伤后，屈腕能力减弱，拇指不能内收，各指不能互相拼拢，小鱼际肌萎缩平坦，指间关节屈曲呈“爪形手”。

223. 股神经发自腰丛，沿腰大肌和髂肌之间下行，经腹股沟韧带深面至大腿前面股三角内，位于股动脉外侧。运动纤维主要支配股四头肌；感觉纤维分布于大腿前面皮肤、小腿内侧面及足内侧缘的皮肤（隐神经）。股神经损伤，不能伸小腿，膝跳反射消失，大腿前面和小腿内侧面皮肤感觉障碍。

224. 坐骨神经发自骶丛，自梨状肌下孔出骨盆，位于臀大肌的深面，经股骨大转子与坐骨结节之间下行至大腿后面，在股二头肌长头深面继续下行，一般在腘窝上角附近分为胫神经和腓总神经。运动纤维支配大腿肌后群、小腿肌和足肌，感觉纤维分布于小腿及足的皮肤。

225. 胫神经发自坐骨神经，沿腘窝中线在小腿三头肌深面伴胫后动脉下行，通过内踝后方至足底，分成足底内侧神经和足底外侧神经。运动纤维支配小腿肌后群和足底肌；感觉纤维分布于小腿后面和足底的皮肤。胫神经损伤后，足不能跖屈，足内翻力减弱，出现足背屈和外翻位，呈“钩状足”畸形；感觉障碍主要在足底。

226. 腓总神经发自坐骨神经，沿腘窝上外侧缘向外下方行，绕腓骨颈至小腿前面，分为腓深神经与腓浅神经。运动纤维支配小腿前群肌和外侧群肌。感觉纤维支配小腿前外侧面下部及足背、趾背的皮肤。腓总神经损伤后，足不能背屈，足不能外翻，不能伸趾，出现足下垂并内翻，呈“马蹄”内翻足畸形；感觉障碍在小腿前外侧面下部和足背。

（四）论述题

227. 脊髓后索发生病变，并累及后根。脊髓后根粗纤维长升支形成薄束和楔束，短纤维构成薄束和楔束的侧支入脊髓灰质可组成腱反射弧。当后索及后根病变时，可引起腱反射消失。因为主要影响下肢，所以病变部位可能在腰髓的薄束。

228. 病变在第2腰髓节段以下脊髓左侧前角细胞。左第2腰髓节段以下前角细胞的轴突参加骶丛，支配左下肢的肌肉，这是下运动神经元损伤，所以出现题中所述的症状。

229. 肱骨中段骨折时易损伤桡神经，因为桡神经紧贴肱骨体上的桡神经沟行走。损伤后，主要出现为桡神经深支支配的前臂肌瘫痪，不能伸腕和伸指，呈垂腕姿态；另外桡神经浅支所分布的手背桡侧半和桡侧2个半指节背面皮肤感觉障碍，以手背第1、2掌骨之间的皮肤最为明显。

230. 尺神经支配第3、4蚓状肌，蚓状肌的作用是屈掌指关节和伸指间关节，所以尺神经损伤后，第4、5指的掌指关节过伸和指间关节屈曲，形似鹰爪，故称爪形手。

231. 臂丛是由第5～8颈神经前支及第1胸神经前支的大部分组成。臂丛在锁骨下动脉的后上方，经锁骨之后进入腋窝，围绕腋动脉形成内侧束、外侧束和后束。该病人受损的是后束，后束主要的分支是腋神经和桡神经。腋神经肌支支配三角肌和小圆肌，皮支分布到肩关节和肩部的皮肤，三角肌和小圆肌的作用是外展肩关节，故损伤了腋神经会出现上肢不能外展，三角肌部位皮肤感觉减弱。桡神经肌支支配肱三头肌、肱桡肌以及前臂后群所有的伸肌，皮支分布手背桡侧半皮肤，故损伤了桡神经会出现腕下垂和手背桡侧半皮肤感觉减弱。

232. 腓骨颈骨折易损伤腓总神经，腓总神经自坐骨神经发出后，自腘窝上外侧缘向外下方行，绕腓骨颈到小腿前面，故此处骨折易伤及腓总神经。主要症状有：足不能背屈，不能外翻，不能伸趾。出现足下垂并内翻，走路呈跨阈步态，小腿前外侧面下部和足背皮肤感觉障碍。腓总神经分为腓浅神经和腓深神经，腓浅神经肌支支配腓骨长、短肌，皮支分布于小腿前外侧面下部和足背皮肤；腓深神经支配小腿肌前群和足背肌。腓总神经损伤后，因腓骨长、短肌以及胫骨前肌瘫痪，而胫骨后肌拮抗，故出现内翻；又因蹋长伸肌、趾长伸肌以及胫骨前肌瘫痪，而小腿肌后群拮抗，故出现足下垂；皮支损伤后，会出现分布区域的小腿前外侧面下部和足背皮肤感觉障碍。

第二节　脑和脑神经、传导通路

习题

一、选择题

（一）A_1 型题

1. 在延髓出入的神经有（　　）

A. 展神经　　B. 舌下神经
C. 动眼神经　　D. 面神经
E. 滑车神经

2. 在延髓橄榄的背侧自上而下排列的神经根丝是（　　）

A. 迷走神经、舌咽神经和副神经
B. 舌下神经、迷走神经和副神经
C. 舌咽神经、迷走神经和副神经
D. 副神经、面神经和舌咽神经
E. 副神经、迷走神经和舌咽神经

3. 在脑桥出入的神经有（　　）

A. 滑车神经　　B. 面神经
C. 动眼神经　　D. 视神经
E. 舌咽神经

4. 关于脑桥外形腹面的说法，正确的是（　　）

A. 腹面膨隆宽阔
B. 基底沟容纳椎动脉
C. 可见小脑上脚
D. 在基底部内侧有三叉神经根
E. 以上都不是

5. 在脑桥与延髓分界的沟内，从中线向外侧排列的神经根是（　　）

A. 展神经、面神经和前庭蜗神经
B. 面神经、展神经和前庭蜗神经
C. 前庭蜗神经、面神经和三叉神经
D. 三叉神经、面神经和前庭蜗神经
E. 前庭蜗神经、面神经和展神经

6. 关于第四脑室底的说法，最正确的是（　　）

A. 只位于在延髓的背面
B. 只位于脑桥的背面
C. 上外侧界为小脑上脚
D. 下外侧界是小脑中脚
E. 是菱形凸出

7. 关于菱形窝内的结构的说法，正确的是（　　）

A. 髓纹是脑桥和延髓在腹面的分界线
B. 近髓纹上方的圆形隆凸，为面神经丘
C. 面神经丘内埋面神经核
D. 不包括舌下神经三角
E. 髓纹外上方可见迷走神经三角

8. 在中脑出入的神经有（　　）

A. 动眼神经　　B. 舌咽神经
C. 舌下神经　　D. 三叉神经
E. 迷走神经

9. 属于脑干的结构（　　）

A. 纹状体　　B. 灰结节
C. 漏斗　　D. 大脑脚

E. 以上都不是

10. 疑核支配的肌是（　　）

A. 睫状肌

B. 喉肌

C. 瞳孔括约肌

D. 表情肌

E. 咀嚼肌

11. 支配喉肌的神经（　　）

A. 副神经　　B. 三叉神经

C. 迷走神经　　D. 舌咽神经

E. 颈神经

12. 属于内脏运动核的是（　　）

A. 动眼神经副核

B. 疑核

C. 孤束核

D. 三叉神经脊束核

E. 动眼神经核

13. 与眼轮匝肌运动有关的神经是（　　）

A. 上颌神经　　B. 眼神经

C. 滑车神经　　D. 面神经

E. 动眼神经

14. 舌下神经核支配的肌是（　　）

A. 颏舌肌　　B. 颊肌

C. 咬肌　　D. 喉肌

E. 以上都不是

15. 属于内脏感觉核（　　）

A. 楔束核

B. 孤束核

C. 三叉神经脑桥核

D. 薄束核

E. 迷走神经背核

16. 支配睫状肌的神经是（　　）

A. 滑车神经　　B. 三叉神经

C. 面神经　　D. 展神经

E. 动眼神经

17. 关于躯体感觉核的说法，最正确的是（　　）

A. 发出脑神经中的感觉纤维

B. 三叉神经脑桥核可传导面部的痛觉冲动

C. 三叉神经脑桥核可延至延髓

D. 三叉神经脊束核可传导温度觉

E. 以上都不对

18. 关于孤束核的说法，正确的是（　　）

A. 位于脑桥

B. 传导躯体感觉

C. 传导味觉

D. 只传导咽喉部感觉

E. 不传导腹腔脏器的感觉

19. 薄束核、楔束核属于（　　）

A. 内脏运动核

B. 躯体运动核

C. 内脏感觉核

D. 躯体感觉核

E. 非脑神经核

20. 关于中缝核的说法，正确的是（　　）

A. 只位于延髓

B. 属大核团群

C. 与本体觉有关

D. 属 5-羟色胺能神经元

E. 可传导精细触觉

21. 关于锥体束的说法，正确的是（　　）

A. 从大脑脚发出

B. 在脑桥形成锥体

C. 可终止于脑干

D. 不终止于脊髓

E. 其纤维不发生交叉

22. 锥体交叉位于（　　）

A. 延髓上部

B. 延髓与脑桥交界处

C. 锥体下端

D. 锥体上端

E. 脑桥上部

23. 关于内侧丘系的说法，正确的是（　　）

A. 来自同侧的薄束核、楔束核
B. 来自同侧的后角细胞
C. 传导精细触觉
D. 是内侧丘系交叉前的纤维
E. 终止于三叉神经脑桥核

24. 关于内侧丘系交叉的说法，正确的是（　　）

A. 位于延髓中央管的腹侧
B. 位于延髓中央管的背侧
C. 位于中脑水管的腹侧
D. 由薄束和楔束的纤维左右交叉形成
E. 传导躯干四肢的浅感觉

25. 内侧丘系交叉是（　　）

A. 传导头面部痛、温觉纤维交叉
B. 传导头面部触觉纤维的交叉
C. 薄束、楔束纤维的交叉
D. 传导本体觉纤维的交叉
E. 脊髓丘脑束的交叉

26. 关于一侧三叉丘系的说法，正确的是（　　）

A. 发自同侧三叉神经脊束核
B. 发自同侧三叉神经脑桥核
C. 终止于同侧三叉神经脊束核
D. 终止于同侧三叉神经脑桥核
E. 传导对侧头面部的感觉

27. 关于小脑的说法，正确的是（　　）

A. 是感觉调节的中枢
B. 深面有基底核
C. 与小脑幕切迹疝形成有关
D. 传入纤维通过小脑下脚进入
E. 传入纤维经小脑上脚进入

28. 关于小脑扁桃体的说法，正确的是（　　）

A. 是腭扁桃体的一部分
B. 属于小脑蚓的一部分
C. 位于小脑半球下面的外侧部
D. 位于小脑半球上面靠近小脑蚓
E. 是椭圆形的隆起

29. 关于小脑三对脚的说法，正确的是（　　）

A. 小脑上脚与中脑相连
B. 小脑上脚与脑桥相连
C. 小脑中脚与延髓相连
D. 小脑下脚位于延髓腹面
E. 以上都不对

30. 关于间脑的说法，正确的是（　　）

A. 位于中脑的前下方
B. 外侧与大脑有明显的界限
C. 中间有一矢状裂隙
D. 不包括下丘脑
E. 以上都不对

31. 关于背侧丘脑的说法，正确的是（　　）

A. 是一灰质团块
B. 外侧紧贴大脑半球的豆状核
C. 内侧面是侧脑室的一部分
D. 只接受头面部痛温触觉
E. 从整脑观察只能见到它的腹侧

32. 关于终于背侧丘脑的纤维的说法，正确的是（　　）

A. 丘脑顶叶束
B. 视辐射
C. 内侧丘系
D. 薄束和楔束
E. 只有丘脑顶叶束和视辐射

33. 全身躯体感觉的中继站是（　　）

A. 背侧丘脑的前核群
B. 背侧丘脑的内侧核群
C. 背侧丘脑的中线核群
D. 背侧丘脑的板内核群

E. 背侧丘脑的腹后核

34. 关于下丘脑的说法，正确的是（　　）

A. 只有几个核团，界限清楚

B. 不包括弓状核

C. 包括视上核和室旁核

D. 分泌垂体激素

E. 以上都不对

35. 关于大脑半球的说法，正确的是（　　）

A. 只掩盖了间脑和中脑

B. 两半球间的联系纤维只有胼胝体

C. 中央沟是顶叶和枕叶的分界

D. 岛叶位于外侧沟的深处

E. 可分为上面、下面和内侧面

36. 运动中枢位于（　　）

A. 额叶的中央前沟

B. 顶叶的中央后沟

C. 整个中央旁小叶

D. 额叶的中央前回

E. 顶叶的中央后回

37. 中央后回位于（　　）

A. 顶叶　　B. 枕叶

C. 颞叶　　D. 额叶

E. 岛叶

38. 头面部肌的运动中枢位于（　　）

A. 中央旁小叶前部

B. 中央前回下部

C. 中央前回上部

D. 中央前回中部

E. 额肌运动中枢在中央前回最下部

39. 关于运动性语言中枢的说法，正确的是（　　）

A. 在额上回后 1/3 处

B. 位于额下回后部

C. 位于颞上回上部

D. 损伤后，发音的肌肉瘫痪

E. 损伤后，丧失说话能力，听不懂他人语言

40. 运动性语言中枢多位于（　　）

A. 左侧颞上回后部

B. 左侧额下回前 1/3 处

C. 左侧中央前回

D. 双侧额下回后 1/3 处

E. 左侧额下回后 1/3 处

41. 颞横回是（　　）

A. 躯体运动中枢

B. 听觉中枢

C. 视觉中枢

D. 听觉性语言中枢

E. 运动性语言中枢

42. 关于豆状核与尾状核的说法，正确的是（　　）

A. 二者合称为新纹状体

B. 豆状核位于背侧丘脑外侧

C. 壳是尾状核的外侧部分

D. 苍白球是纹状体进化较新的部分

E. 豆状核由大量神经纤维组成

43. 新纹状体包括（　　）

A. 豆状核与尾状核

B. 壳与尾状核

C. 苍白球与壳核

D. 下丘脑与尾状核

E. 背侧丘脑与苍白球

44. 大脑连合纤维是（　　）

A. 额桥束　　B. 大脑脚

C. 胼胝体　　D. 额桥束和大脑脚

E. 内囊

45. 关于内囊的说法，止确的是（　　）

A. 位于大脑脚和尾状核之间

B. 属尾状核、背侧丘脑和豆状核之间的灰质组成

C. 由连合纤维组成

D. 皮质核束通过其膝部

E. 以上都不对

46. 关于视神经的叙述，正确的是（　）

A. 由视锥细胞的轴突组成

B. 由节细胞的树突组成

C. 经眶上裂入眶

D. 由双极细胞的轴突组成

E. 由节细胞的轴突组成

47. 一病人眼睑下垂，眼球外斜视，瞳孔开大，受损的神经是（　）

A. 外展神经　　B. 动眼神经

C. 眼神经　　D. 面神经

E. 滑车神经

48. 关于动眼神经的说法，正确的是（　）

A. 在大脑脚外侧出脑

B. 经眶下裂入眶

C. 枕骨大孔疝时易压迫此神经

D. 能调节晶状体的厚度

E. 支配上斜肌

49. 左侧动眼神经损伤引起（　）

A. 左侧瞳孔缩小

B. 不能闭左眼

C. 左眼睑下垂

D. 左侧瞳孔转向内侧（内斜视）

E. 左侧瞳孔大小不变

50. 光照患者左眼引起双侧瞳孔缩小，而照射右眼时，双眼瞳孔均不缩小，其损伤部位是（　）

A. 右动眼神经核

B. 右视神经

C. 左视神经

D. 右眼神经

E. 左动眼神经

51. 滑车神经支配（　）

A. 上斜肌　　B. 内直肌

C. 外直肌　　D. 上直肌

E. 下直肌

52. 展神经支配（　）

A. 下斜肌　　B. 下直肌

C. 内直肌　　D. 外直肌

E. 上直肌

53. 关于三叉神经的说法，正确的是（　）

A. 三支都含有运动纤维

B. 三支都含有感觉纤维

C. 含内脏运动纤维

D. 第二支还含有运动纤维

E. 发自三叉神经脊束核

54. 关于三叉神经的说法，正确的是（　）

A. 三叉神经根和大脑脚相连

B. 经颈静脉孔出颅

C. 眼神经传导视觉

D. 下颌神经分布至舌

E. 全部纤维发自三叉神经节

55. 关于眼神经的说法，正确的是（　）

A. 只分布于眼球

B. 纤维发自三叉神经脊束核

C. 损伤时瞳孔对光反射消失

D. 还分布于鼻背的皮肤

E. 含有躯体运动纤维

56. 关于上颌神经的说法，正确的是（　）

A. 通过卵圆孔

B. 延为眶上神经

C. 分布于口裂以下的皮肤

D. 支配颞肌

E. 分布于上颌窦的粘膜

57. 管理舌粘膜一般感觉的神经（　）

A. 舌下神经　　B. 三叉神经

C. 动眼神经　　D. 迷走神经

E. 以上都不是

58. 关于面神经的说法，正确的是（　）

A. 经卵圆孔出颅

B. 一侧损伤，笑时口角可歪向损伤侧

C. 管理面部皮肤感觉

D. 支配颊肌

E. 不含内脏运动神经

59. 关于面神经的说法，正确的是（　　）

A. 内脏感觉纤维发自孤束核

B. 内脏运动纤维发自下涎核

C. 分布于泪腺和腮腺

D. 分布于下颌下腺和舌下腺

E. 分布于舌后 1/3 的味蕾

60. 支配眼轮匝肌的神经是（　　）

A. 三叉神经　　B. 面神经

C. 展神经　　D. 滑车神经

E. 眼神经

61. 关于前庭蜗神经的说法，正确的是（　　）

A. 前庭神经传导听觉

B. 蜗神经来源于蜗神经核

C. 前庭神经分布于耳蜗

D. 前庭神经节为双极神经元

E. 蜗神经分布于球囊斑

62. 关于舌咽神经的说法，正确的是（　　）

A. 经颈动脉管出颅

B. 可以调节血压和呼吸变化

C. 感觉纤维分布于舌前 2/3

D. 不分布于鼓室

E. 管理下颌下腺的分泌

63. 关于迷走神经的说法，正确的是（　　）

A. 副交感纤维起自疑核

B. 内脏感觉纤维起自孤束核

C. 经肺根前面下降

D. 分布于食管和支气管

E. 分布于腹腔的所有消化管

64. 副神经支配（　　）

A. 咽肌　　B. 喉肌

C. 口轮匝肌　　D. 胸锁乳突肌

E. 背阔肌

65. 关于舌下神经的说法，正确的是（　　）

A. 属混合神经

B. 管理舌的一般感觉

C. 管理舌的味觉

D. 支配舌肌运动

E. 一侧损伤，伸舌时舌尖歪向对侧

66. 关于躯干、四肢意识性本体感觉传导通路的说法，正确的是（　　）

A. 传导躯干、四肢的痛温觉

B. 交叉部位在脊髓

C. 交叉后的二级纤维组成内侧丘系

D. 第三级神经元的胞体位于后丘脑

E. 最终投射到中央后回的下 1/3

67. 左侧下肢精细触觉的传导通路是（　　）

A. 右侧腰骶段后角细胞

B. 左侧的楔束核

C. 左侧的薄束核

D. 左侧的内侧丘系

E. 左侧的丘脑顶叶束

68. 终止于一侧薄束核的本体觉纤维起始于（　　）

A. 同侧脊髓后角细胞

B. 对侧脊髓后角细胞

C. 同侧脊神经节细胞

D. 对侧脊神经节细胞

E. 以上都不是

69. 关于薄束和楔束的说法，正确的是（　　）

A. 传导对侧躯干、四肢的痛温觉

B. 传导同侧躯干、四肢的本体觉

C. 薄束发自同侧胸 4 以上脊神经节中枢突

D. 在延髓交叉

E. 终于丘脑

70. 关于脊髓丘脑侧束的说法，正确的是（　　）

A. 起自同侧脊神经节细胞

B. 起自同侧后角细胞

C. 传导来自同侧躯干、四肢的痛温觉

D. 是白质前连合交叉前的部分

E. 以上都不对

71. 传导躯干四肢浅感觉的第二级神经元位于（　）

A. 脊神经节

B. 下神经节

C. 脊髓后角

D. 薄束核和楔束核

E. 以上都不是

72. 一侧脊髓丘脑束损伤导致（　　）

A. 同侧肢体震动觉丧失

B. 不知道同侧肢体的位置

C. 同侧肢体痛温觉丧失

D. 对侧肢体痛温觉丧失

E. 以上都不对

73. 一侧下肢痛温觉障碍，触觉存在，病变可出现在脊髓胸 12 节段的（　　）

A. 同侧后根

B. 同侧后索

C. 同侧后角

D. 对侧的脊髓丘脑侧束

E. 对侧的脊髓丘脑前束

74. 关于头面部浅感觉传导通路的说法，正确的是（　　）

A. 只传导头面部的痛温觉

B. 第一级神经元的胞体位于三叉神经脊束核

C. 交叉后的二级纤维组成内侧丘系

D. 第三级神经元位于后丘脑

E. 投射至中央后回下部

75. 头面部痛温觉丧失，但触觉存在，损伤部位是（　　）

A. 三叉神经

B. 三叉丘系

C. 三叉神经脑桥核

D. 三叉神经脊束核

E. 三叉神经节

76. 关于视觉传导通路的说法，正确的是（　　）

A. 视神经由节细胞的轴突组成

B. 视神经纤维在视交叉处作完全交叉

C. 每侧视束含有来自双眼视网膜的对侧半的纤维

D. 多数纤维终于内侧膝状体

E. 投射至颞横回

77. 左侧视束损伤可出现的症状是（　　）

A. 左眼全盲

B. 右眼全盲

C. 双眼视野左侧半偏盲

D. 双眼视野右侧半偏盲

E. 右眼左侧半偏盲，左眼右侧半偏盲

78. 视交叉中间部受损时，可出现的症状是（　　）

A. 左眼全盲

B. 右眼全盲

C. 双眼颞侧视野偏盲

D. 双眼鼻侧视野偏盲

E. 以上都不对

79. 引起双眼视野颞侧偏盲的病变部位是（　　）

A. 一侧视神经

B. 视交叉的交叉纤维

C. 一侧视束

D. 一侧外侧膝状体

E. 一侧视辐射

80. 一侧视网膜节细胞的轴突（　　）

A. 投射到两侧的内侧膝状体

B. 投射到两侧的外侧膝状体
C. 全部投射到同侧的外侧膝状体
D. 全部投射到对侧的外侧膝状体
E. 以上都不是

81. 关于皮质脊髓侧束的说法，正确的是（　　）
A. 起自中央前回下 1/3
B. 不经过内囊后肢
C. 由不交叉锥体束纤维组成
D. 传导躯干、四肢痛温觉
E. 和脊髓前角细胞发生突触联系

82. 右侧皮质脊髓束在锥体处损伤可出现（　　）
A. 左侧上、下肢瘫痪
B. 左侧上、下肢肌张力增高
C. 左侧上、下肢腱反射亢进
D. 左侧病理反射阳性
E. 以上都是

83. 关于一侧皮质脑干（核）束的说法，正确的是（　　）
A. 起于同侧中央后回下 1/3
B. 只支配同侧动眼神经核
C. 支配双侧面神经核全部
D. 支配对侧舌下神经核
E. 以上都不对

84. 一侧皮质脑干束支配（　　）
A. 两侧的动眼神经核
B. 对侧的动眼神经副核
C. 单侧的面神经核上部
D. 两侧的面神经核下部
E. 两侧的舌下神经核

85. 一侧皮质脑干束支配的核团包括（　　）
A. 双侧的疑核
B. 双侧的三叉神经运动核
C. 对侧的面神经核下部
D. 双侧的面神经核上部
E. 以上都是

86. 一侧皮质核束损伤可引起（　　）
A. 双侧额肌瘫痪
B. 同侧眼球外斜视
C. 对侧眼球不能闭眼
D. 伸舌时，舌尖歪向损伤侧
E. 笑时，口角歪向损伤侧

87. 右侧内囊完全受损时可导致（　　）
A. 左侧听觉丧失
B. 双眼视野左侧偏盲
C. 右上肢运动障碍
D. 双下肢病理反射阳性
E. 左侧面上部肌肉瘫痪

88. 右侧内囊后肢损伤后，出现的体征是（　　）
A. 左侧肢体中枢性瘫
B. 伸舌时，舌尖偏向左侧
C. 伸舌时，舌尖偏向右侧
D. 右眼不能闭合
E. 右侧额纹消失

89. 脊髓半横贯损伤，出现的体征是（　　）
A. 同侧本体觉丧失
B. 同侧粗触觉丧失
C. 同侧痛温觉丧失
D. 对侧肢体瘫痪
E. 对侧精细触觉消失

90. 患者，说话时右侧口角上斜，左侧额纹消失，左眼不能闭合，左鼻唇沟变浅，伸舌无异常，病变部位可能位于（　　）
A. 右侧内囊后肢受损
B. 右侧内囊膝部受损
C. 右侧面神经核受损
D. 右侧动眼神经受损
E. 以上都不对

91. 口角偏向右侧，伸舌时舌尖偏向左侧，说明损伤在（　　）

A. 右侧内囊后肢
B. 右侧内囊膝
C. 左侧舌下神经核
D. 右侧面神经核
E. 右侧锥体

(二) A_2 型题

92. 在延髓腹面不能观察到的结构（　　）
A. 锥体
B. 锥体交叉
C. 橄榄
D. 小脑中脚
E. 舌下神经根

93. 不属于延髓背面的结构（　　）
A. 橄榄
B. 薄束结节
C. 楔束结节
D. 小脑下脚
E. 第四脑室底下部

94. 关于中脑的说法，错误的是（　　）
A. 腹侧有大脑脚
B. 两脚之间有动眼神经出脑
C. 背侧有四叠体
D. 内有中脑水管
E. 上丘是视觉的皮质下中枢

95. 不属于脑干的结构是（　　）
A. 基底部　B. 大脑脚
C. 顶盖　D. 外侧膝状体
E. 小脑下脚

96. 不属于延髓脑神经核的是（　　）
A. 迷走神经背核
B. 薄束核、楔束核
C. 疑核
D. 舌下神经核
E. 孤束核

97. 不属于躯体运动核的是（　　）
A. 动眼神经核
B. 舌下神经核
C. 迷走神经背核
D. 面神经核
E. 三叉神经运动核

98. 关于迷走神经背核的说法，错误的是（　　）
A. 位于延髓内
B. 与咽肌运动有关
C. 与心肌的运动有关
D. 可支配腹腔器官的平滑肌
E. 可支配腺体

99. 关于小脑的说法，'错误的是（　　）
A. 位于延髓和脑桥的背侧面
B. 由左右小脑半球和中间蚓部组成
C. 小脑扁桃体紧靠枕骨大孔
D. 灰质只以神经核的形式存在
E. 颅内压升高可引起小脑扁桃体疝

100. 关于间脑的说法，错误的是（　　）
A. 位于中脑的前上方
B. 外侧与大脑有明显的界限
C. 主要分为背侧丘脑、后丘脑和下丘脑
D. 后丘脑包括内、外侧膝状体
E. 两侧间脑间为第三脑室

101. 下列结构中，不属于间脑的是（　　）
A. 下丘脑
B. 内侧膝状体
C. 背侧丘脑
D. 外侧膝状体
E. 上丘

102. 关于背侧丘脑的说法，错误的是（ ）
A. 位于内囊的内侧
B. 接受内侧丘系的纤维
C. 接受脊髓丘系的纤维

D. 是全身躯体浅、深感觉的中继站
E. 一侧损伤，同侧半身感觉障碍

103. 关于背侧丘脑接受纤维的说法，错误的是（　　）
A. 内侧丘系
B. 三叉丘系
C. 视束
D. 脊髓丘系
E. 脊髓丘脑侧束

104. 关于外侧膝状体的说法，错误的是（　　）
A. 属于后丘脑
B. 接受视束的纤维
C. 接受视网膜节细胞的轴突
D. 发出轴突组成视辐射到颞叶的视觉中枢
E. 是视觉皮质下中枢

105. 下丘脑的范围不包括（　　）
A. 视交叉　B. 灰结节
C. 大脑脚　D. 乳头体
E. 漏斗

106. 额叶的沟、回不包括（　　）
A. 中央前回　B. 中央前沟
C. 额上回　D. 角回
E. 额下沟

107. 在大脑内侧面不可见到的沟和回是（　　）
A. 中央旁小叶
B. 距状沟
C. 颞横回
D. 海马旁回
E. 扣带回

108. 关于豆状核和尾状核的说法，错误的是（　　）
A. 二者合称纹状体
B. 是主要的基底核
C. 壳和尾状核为新纹状体
D. 苍白球是豆状核的外侧部
E. 是锥体外系的主要组成部分

109. 不通过内囊后肢的是（　　）
A. 皮质脊髓束
B. 皮质核束
C. 视辐射
D. 丘脑顶叶束
E. 听辐射

110. 关于内囊的说法，错误的是（　　）
A. 位于丘脑、尾状核和豆状核之间
B. 丘脑和豆状核之间为内囊后肢
C. 由投射纤维组成
D. 皮质脊髓束通过其膝部
E. 分三部分

111. 关于动眼神经的说法，错误的是（　　）
A. 含有躯体运动纤维和内脏运动纤维
B. 躯体运动纤维发自动眼神经核
C. 内脏运动纤维发自动眼神经副核
D. 经眶上裂入眶
E. 动眼神经副核的纤维支配瞳孔开大肌

112. 左侧动眼神经损伤不出现（　　）
A. 左眼睑下垂
B. 左眼外斜视
C. 左眼瞳孔变大
D. 左眼直接和间接瞳孔对光反射消失
E. 左眼不能闭合

113. 关于三叉神经的说法，错误的是（　　）
A. 第 1、2 支为感觉神经，第 3 支是混合性的
B. 眼神经分布至鼻背
C. 上颌神经管理鼻腔粘膜
D. 下颌神经支配咀嚼肌
E. 全部纤维发自三叉神经节

114. 眼神经不分布于（　）

A. 泪腺

B. 部分鼻腔粘膜

C. 下眼睑皮肤

D. 上眼睑皮肤

E. 额部的皮肤

115. 关于上颌神经分布部位的说法，错误的是（　）

A. 上颌牙龈

B. 鼻腔粘膜

C. 下眼睑

D. 耳颞部的皮肤

E. 上颌窦

116. 下颌神经不分布于（　）

A. 下颌牙龈

B. 耳颞部皮肤

C. 舌后 1/3 粘膜的一般感觉

D. 颊部的粘膜

E. 颏部的皮肤

117. 关于面神经的说法，错误的是（　）

A. 含味觉纤维

B. 含内脏运动纤维

C. 支配面肌的运动

D. 支配泪腺的分泌

E. 支配腮腺的分泌

118. 损伤哪个神经后不能闭眼（　）

A. 面神经　　B. 眼神经

C. 滑车神经　　D. 展神经

E. 三叉神经

119. 下列关于迷走神经说法，错误的是（　）

A. 属混合性神经

B. 运动纤维支配咽喉肌

C. 可分布于外耳道的皮肤

D. 内脏感觉纤维入孤束核

E. 喉返神经分布至全部喉粘膜

120. 关于左侧迷走神经的说法，错误的是（　）

A. 通过肺根后方

B. 发出喉返神经包绕主动脉弓

C. 在食管后面

D. 穿食管裂孔入腹腔

E. 发出胃前支

121. 躯干四肢本体觉传导通路不包括（　）

A. 脊神经节

B. 白质前连合

C. 薄束核

D. 内侧丘系

E. 背侧丘脑

122. 关于躯干四肢浅感觉传导通路的说法，错误的是（　）

A. 由三级神经元组成

B. 后角细胞属第二级神经元

C. 一侧脊髓丘脑束发自对侧后角细胞

D. 一侧脊髓丘脑束损伤导致对侧损伤节段内皮肤痛温觉丧失

E. 丘脑皮质束投射至中央后回

123. 关于脊髓丘脑侧束的说法，错误的是（　）

A. 起自对侧后角细胞

B. 起自同侧脊神经节

C. 传导对侧躯干、四肢的痛温觉

D. 损伤后对侧损伤平面 1～2 个脊髓节段以下感觉障碍

E. 终于丘脑

124. 针刺一侧“四白”穴痛觉传递不经过的结构是（　）

A. 同侧三叉神经节

B. 同侧三叉神经脊束核

C. 同侧三叉丘系

D. 对侧丘脑顶叶束

E. 对侧中央后回下 1/3

125. 关于视觉传导通路的说法，错误的是（　）

A. 一侧节细胞的轴突组成一侧视神经
B. 两眼颞侧半视神经纤维发生交叉
C. 每侧视束含有来自双眼视网膜的纤维
D. 视束终于外侧膝状体
E. 包括视辐射

126. 视网膜节细胞轴突不构成（　　）
A. 视神经
B. 视交叉的中间部
C. 视交叉的外侧部
D. 视束
E. 视辐射

127. 瞳孔对光反射的途径不包括（　　）
A. 视神经　　B. 面神经
C. 视束　　D. 顶盖前区
E. 动眼神经副核

128. 皮质脊髓束不经过（　　）
A. 内囊膝
B. 大脑脚
C. 脑桥基底部
D. 锥体交叉
E. 脊髓外侧索

129. 关于一侧皮质核束的说法，错误的是（　　）
A. 起于同侧中央前回下 1/3
B. 经内囊膝部下行
C. 支配双侧三叉神经运动核
D. 支配双侧舌下神经核
E. 支配双侧疑核

130. 一侧皮质核束损伤不引起（　　）
A. 双侧眼裂不能闭合
B. 对侧鼻唇沟变浅
C. 笑时，口角歪向病灶侧
D. 伸舌时，舌尖歪向病灶侧对侧
E. 鼓腮障碍

131. 右侧面神经核损伤不引起（　　）
A. 右眼角膜反射消失
B. 右眼瞳孔对光反射消失
C. 右眼不能闭合
D. 右侧额纹消失
E. 右侧鼻唇沟变浅

132. 右侧内囊完全受损时不导致（　　）
A. 左侧头面部感觉障碍
B. 双眼视野左侧偏盲
C. 吞咽困难
D. 左侧肢体中枢性瘫
E. 左侧肢体感觉障碍

133. 脊髓半横贯损伤的主要症状不包括（　　）
A. 对侧损伤平面 1 ~ 2 个脊髓节段以下痛温觉消失
B. 同侧损伤平面以下肢体中枢性瘫
C. 同侧损伤平面以内肌肉周围性瘫痪
D. 同侧损伤平面以下深感觉障碍
E. 同侧损伤平面以下粗触觉障碍

（三）X 型题

134. 关于上丘的说法，正确的是（　　）
A. 位于中脑
B. 是视觉皮质下反射中枢
C. 发纤维至形成听辐射
D. 是四叠体的一部分
E. 接受视觉纤维

135. 属于延髓脑神经核的是（　　）
A. 孤束核
B. 疑核
C. 薄束核
D. 舌下神经核
E. 面神经核

136. 关于孤束核的说法，正确的是（　　）
A. 属内脏感觉核
B. 位于延髓

C. 接受味觉

D. 发出迷走神经的内脏感觉纤维

E. 接受迷走神经下神经节的中枢突

137. 关于迷走神经背核的说法，正确的是（　　）

A. 支配咽喉肌的运动

B. 支配支气管平滑肌

C. 支配食管平滑肌

D. 支配胃平滑肌

E. 支配小肠平滑肌

138. 关于动眼神经核的说法，正确的是（　　）

A. 支配瞳孔开大肌

B. 支配外直肌

C. 支配内直肌

D. 支配上睑提肌

E. 支配上直肌

139. 属于脑桥或中脑的结构的是（　　）

A. 基底沟　　B. 下丘

C. 小脑上脚　　D. 薄束结节

E. 大脑脚

140. 关于三叉神经脊束核的说法，正确的是（　　）

A. 位于脑桥和延髓

B. 发纤维终于对侧背侧丘脑

C. 接受三叉神经节细胞的中枢突

D. 接受三叉神经的触觉纤维

E. 是面部触觉主要终止核

141. 三叉神经运动核支配的肌肉是（　　）

A. 口轮匝肌　　B. 颞肌

C. 喉肌　　D. 咬肌

E. 舌肌

142. 属于间脑结构的是（　　）

A. 内侧膝状体

B. 灰结节

C. 背侧丘脑

D. 外侧膝状体

E. 上丘

143. 关于外侧膝状体的说法，正确的是（　　）

A. 接受听觉纤维

B. 接受视网膜节细胞的轴突

C. 发纤维经内囊后肢

D. 只接受两眼视网膜鼻侧半的纤维

E. 发纤维投射至视觉中枢

144. 关于内侧膝状体的说法，正确的是（　　）

A. 位于后丘脑

B. 发出听辐射

C. 是听觉传导通路的中继站

D. 也是听觉的皮质下反射中枢

E. 接受听觉纤维

145. 在大脑上外侧面可见到的结构是（　　）

A. 外侧沟　　B. 中央沟

C. 颞横回　　D. 顶枕沟

E. 额下回

146. 属于大脑基底核的是（　　）

A. 豆状核　　B. 壳

C. 尾状核　　D. 齿状核

E. 腹后核

147. 属灰质结构的是（　　）

A. 小脑核　　B. 苍白球

C. 外侧膝状体　　D. 大脑皮质

E. 前角

148. 通过内囊后肢的纤维束是（　　）

A. 皮质核束　　B. 皮质脊髓束

C. 丘脑皮质束　　D. 听辐射

E. 视辐射

149. 一侧动眼神经损伤后，可出现（　　）

A. 上眼睑下垂

B. 同侧瞳孔散大

C. 同侧眼球内斜视

D. 同侧眼球直接瞳孔对光发射消失

E. 同侧眼球间接瞳孔对光反射存在

150. 动眼神经躯体运动纤维支配的肌是（　　）

A. 眼轮匝肌　　B. 上睑提肌

C. 上直肌　　D. 睫状肌

E. 内直肌

151. 关于三叉神经的说法，正确的是（　　）

A. 是纯感觉神经

B. 传导鼻粘膜的感觉

C. 眼神经分布至泪腺

D. 上颌神经分布于舌前 2/3 的粘膜

E. 下颌神经支配咬肌

152. 管理面部皮肤感觉的神经是（　　）

A. 眶上神经　　B. 面神经

C. 眼神经　　D. 眶下神经

E. 下齿槽神经

153. 面神经在颅外损伤出现的症状是（　　）

A. 损伤侧额纹消失

B. 损伤侧鼻唇沟变浅

C. 不能鼓腮

D. 损伤侧舌前 2/3 味觉丧失

E. 损伤侧泪腺分泌障碍

154. 迷走神经支配的结构是（　　）

A. 空肠平滑肌　　B. 心肌

C. 支气管平滑肌　　D. 咽喉肌

E. 胸锁乳突肌

155. 含副交感神经纤维的是（　　）

A. 动眼神经　　B. 迷走神经

C. 内脏大神经　　D. 鼓索

E. 舌咽神经

156. 关于薄束、楔束的说法，正确的是（　　）

A. 由同侧脊神经节细胞的中枢突构成

B. 在延髓交叉

C. 传导同侧本体觉和精细触觉

D. 止于对侧背侧丘脑

E. 经过内囊后肢

157. 一侧脊髓后索损伤出现的症状是（　　）

A. 不知道损伤侧肢体的位置

B. 损伤侧痛温觉仍然存在

C. 损伤侧震动觉消失

D. 损伤侧精细触觉障碍

E. 损伤侧运动障碍

158. 属躯干四肢深感觉传导通路成分的是（　　）

A. 脊神经节　　B. 背侧丘脑

C. 内侧丘系　　D. 丘脑皮质束

E. 中央后回下 1/3

159. 属于意识性本体觉传导通路的结构是（　　）

A. 脊髓后角

B. 薄束和楔束

C. 背侧丘脑

D. 内侧丘系交叉

E. 中央前回

160. 可引起躯干四肢浅感觉障碍的结构或部位（　　）

A. 脊髓丘脑束

B. 内侧丘系

C. 三叉丘系

D. 内囊膝部

E. 中央旁小叶

161. 刺激右侧足底皮肤时痛觉冲动传导经过的结构是（　　）

A. 右侧腓深神经

B. 右侧腰段 1～3 后角

C. 左侧脊髓丘脑束

D. 右侧坐骨神经

E. 左侧内侧丘系

162. 关于脊髓丘脑束的说法，正确的

是（　　）

A. 发自同侧的后角细胞

B. 是对侧后角细胞的轴突

C. 传导痛温觉

D. 在延髓交叉

E. 终止背侧丘脑

163. 属于感觉传导通路第二级神经元胞体所在地的是（　　）

A. 薄束核

B. 脊髓后角

C. 三叉神经脊束核

D. 背侧丘脑

E. 下神经节

164. 针刺右侧合谷穴（第1～2掌骨间）皮肤疼痛刺激可通过（　　）

A. 右侧脊髓胸段后角细胞

B. 左侧脊髓丘脑束

C. 右侧臂丛

D. 左侧背侧丘脑

E. 右侧尺神经皮支

165. 不在背侧丘脑中继的传导通路结构是（　　）

A. 薄束　　B. 脊髓丘脑束

C. 三叉丘系　　D. 内侧丘系

E. 视辐射

166. 损伤后可引起双眼右侧视野偏盲的结构是（　　）

A. 左侧视束

B. 左侧内侧膝状体

C. 左侧视辐射

D. 左侧内囊后肢

E. 左侧距状沟上、下皮质

167. 属瞳孔对光反射所经过的途径是（　　）

A. 视神经

B. 面神经

C. 动眼神经副核

D. 睫状神经节

E. 顶盖前区

168. 受一侧皮质核束直接支配的神经核是（　　）

A. 双侧动眼神经核

B. 同侧面神经核下部

C. 对侧舌下神经核

D. 双侧三叉神经运动核

E. 双侧面神经核上部

169. 皮质脊髓束经过的部位是（　　）

A. 大脑脚　　B. 内囊膝

C. 脑桥基底部　　D. 锥体

E. 橄榄

170. 右侧内囊膝损伤所产生的症状是（　　）

A. 左侧上、下肢感觉障碍

B. 伸舌时，舌尖偏向左侧

C. 右眼不能闭合

D. 说话时，口角歪向右侧

E. 左侧眼球向内斜视

171. 皮质脊髓束不经过的部位是（　　）

A. 大脑脚　　B. 内囊膝

C. 锥体　　D. 脑桥基底部

E. 脊髓后索

172. 关于皮质脊髓束的说法，正确的是（　　）

A. 发自中央前回上2/3的锥体细胞

B. 经内囊后肢下行

C. 不经大脑脚

D. 止于前角细胞

E. 不发生交叉

173. 左侧内囊膝和后肢损伤时可出现的症状是（　　）

A. 右侧肢体瘫痪

B. 伸舌时，舌尖偏向右侧

C. 口角向左侧歪

D. 双眼右侧视野偏盲

E. 右耳听力障碍

174. 上运动神经元损伤后的临床表现是（　　）

A. 肌张力增高

B. 腱反射亢进

C. 病理反射阴性

D. 肌萎缩不明显

E. 属痉挛性瘫痪

二、非选择题

（一）填空题

175. 脑干通常包括________、________和________。

176. 脑除脑干和小脑外，还包括________和________。

177. 在延髓腹面橄榄的背侧自上而下有________、________和________的根丝附着。

178. 脑桥腹侧面与延髓交界处从中线向外依次有________、________和________根附着。

179. 在延髓背面的薄束结节深面埋有________，腹侧面的锥体是由________形成。

180. 菱形窝上外侧界为________，下外侧界为________、________和________。

181. 中脑背面两对圆形隆起称________，上方的一对是________中枢，下方的一对是________中枢。

182. 疑核支配________，三叉神经运动核的轴突支配________。

183. 脑干内的内脏运动核属________核，它们主要包括中脑的________和延髓的________。

184. 小脑在外形上，可分为中间的________和两侧的________。

185. 间脑主要分为________、________和________三部分。

186. 下丘脑内界限清楚的核团有________和________，它们产生________和________。

187. 大脑半球的五个叶包括：________、________、________、________和________。

188. 视觉中枢位于大脑皮质的________，听觉中枢位于大脑皮质的________，运动性语言中枢位于大脑皮质的________。

189. 基底核包括________、________和________。

190. 纹状体包括________和________；________是旧纹状体。

191. 大脑白质的神经纤维可分为________、________和________三大类。

192. 连合左右大脑半球的纤维主要有________。

193. 内囊位于________、________与________之间。

194. 内囊后肢位于________与________之间。

195. 三叉神经含有________和________两种纤维成分。

196. 三叉神经的感觉纤维来源于________，入脑后终于________核和________核。

197. 管理上眼睑皮肤的神经是________，管理角膜的神经是________。

198. 管理舌前2/3一般感觉的神经是________，管理舌前2/3味觉的神经是________。

199. 右侧喉返神经勾绕________返至颈部，左侧喉返神经勾绕________返至颈部。

200. 与发音有关的神经是________。

201. 右侧舌下神经受损时，伸舌时舌尖偏向________侧。右侧皮质核束受损时，伸舌时舌尖偏向________侧。

202. 躯干四肢本体觉传导通路第一级神经元周围突分布于________，中枢突进入脊髓后索形成________。

203. 一侧脊髓丘脑束的纤维起于________，传导躯干四肢的________觉和________觉。

204. 视束的纤维多数直接投射到________，该处发出________经________至大脑皮质的视觉中枢。

205. 右侧视束损伤，双侧视野________侧偏盲。右侧视辐射损伤，双侧视野________侧偏盲。

206. 瞳孔对光反射的通路，经视网膜→视神经→视束→________→两侧动眼神经副核，再由此发出副交感纤维至________节换元，节后纤维分布到瞳孔括约肌和________。

207. 锥体系是管理________的系统，主要由上、下两级神经元组成。上运动神经元的胞体主要位于________和________；下运动神经元的胞体位于________和________。

208. 一侧皮质核束管理________侧面上部表情肌、管理________侧舌肌、管理________侧咀嚼肌。

（二）名词解释

209. 锥体

210. 菱形窝

211. 大脑脚

212. 三叉丘系

213. 内侧丘系交叉

214. 内侧丘系

215. 小脑扁桃体

216. 基底核

217. 纹状体

218. 投射纤维

219. 内囊

220. 连合纤维

221. 联络纤维

222. 视辐射

223. 感觉传导通路

224. 运动传导通路

225. 锥体系

226. 锥体外系

（三）简答题

227. 简述与脑干相连的脑神经的名称和部位。

228. 简述脑干内主要躯体运动核的名称和位置。

229. 间脑的位置和分部如何?

230. 简述大脑半球的分叶。

231. 简述大脑的基底核和纹状体。

232. 简述躯干四肢本体觉和浅感觉以及头面部浅感觉的三级神经元胞体的位置。

233. 简述锥体系中上、下神经元受损后临床表现的不同。

234. 分别简述面神经以及舌下神经核上瘫和核下瘫临床表现。

235. 简述锥体外系的组成及功能。

236. 脑干有哪些主要的脑神经核？其位置和功能如何?

237. 脑干内有哪些主要的非脑神经核?其位置和功能如何?

238. 延髓内有何交叉？各由何组成?

239. 什么是内侧丘系和三叉丘系?

240. 试述小脑扁桃体的位置和临床意义。

241. 试述大脑躯体运动中枢的位置和特点。

242. 试述躯体感觉中枢的位置和特点。

（四）论述题

243. 试述内囊的位置、分部、各部通过的主要纤维束及损伤后的典型症状。

244. 试述动眼神经的纤维成分、来源(胞体的位置)、走行和分布及损伤后的症状。

245. 试述三叉神经的纤维成分、来源、分支、走行和分布。

246. 试述迷走神经各种纤维成分的性质、来源及主要分布和作用。

247. 迷走神经在腹部是如何分布的?

248. 试述意识性本体觉传导通路的途径和损伤后的症状。

249. 试述躯干和四肢的浅感觉传导通路的途径和损伤后症状。

250. 试述头面部浅感觉传导通路的途径和损伤后症状。

251. 箭头表示针刺合谷穴（第 1、2 掌骨间皮肤）产生痛觉的传导通路。

252. 试述针刺四白穴（眶下孔处皮肤）产生痛觉的传导通路。

253. 详述视觉传导通路。

254. 瞳孔对光反射的通路如何? 怎样通过瞳孔对光反射判断视神经损伤或动眼神经损伤?

答案

一、选择题

（ ）A_1 型题

1.B　2.C　3.B　4.A　5.A
6.C　7.B　8.A　9.D　10.B
11.C　12.A　13.D　14.A　15.B
16.E　17.D　18.C　19.E　20.D
21.C　22.C　23.C　24.A　25.D
26.E　27.D　28.E　29.A　30.C
31.A　32.C　33.E　34.C　35.D
36.D　37.A　38.B　39.B　40.E
41.B　42.B　43.B　44.C　45.D
46.E　47.B　48.D　49.C　50.B
51.A　52.D　53.B　54.D　55.D
56.E　57.B　58.D　59.D　60.B
61.D　62.B　63.D　64.D　65.D
66.C　67.C　68.C　69.B　70.E
71.C　72.D　73.D　74.E　75.D
76.A　77.D　78.C　79.B　80.B
81.E　82.E　83.D　84.A　85.E
86.E　87.B　88.A　89.A　90.E
91.B

（二）A_2 型题

92.D　93.A　94.E　95.D　96.B
97.C　98.B　99.D　100.B　101.E
102.E　103.C　104.D　105.C　106.D
107.C　108.D　109.B　110.D　111.E
112.E　113.E　114.C　115.D　116.C
117.E　118.A　119.E　120.C　121.B
122.D　123.B　124.C　125.B　126.E
127.B　128.A　129.D　130.A　131.B
132.C　133.E

（三）X 型题

134.ABD　135.ABD　136.ABCE
137.BCDE　138.CDE
139.ABCE　140.ABC　141.BD
142.ABCD　143.BCE　144.ABCE
145.ABE　146.ABC　147.ABCDE
148.BCDE　149.ABD　150.BCE
151.BCE　152.ACDE　153.ABC
154.ABCD　155.ABDE　156.AC
157.ABCD　158.ABCD　159.BCD
160.AE　161.CD　162.BCE
163.ABC　164.ABCD　165.AE
166.ACDE　167.ACDE
168.ACDE　169.ACD　170.BD
171.BE　172.ABD　173.ABCD
174.ABDE

二、非选择题

（一）填空题

175. 延髓　脑桥　中脑
176. 间脑　大脑
177. 舌咽神经　迷走神经　副神经

178. 展神经　面神经　前庭蜗神经

179. 薄束核　锥体束

180. 小脑上脚　小脑下脚　楔束结节　薄束结节

181. 四叠体　视觉皮质下反射中枢　听觉皮质下反射中枢

182. 咽喉肌　咀嚼肌

183. 副交感　动眼神经副核　迷走神经背核

184. 小脑蚓　小脑半球

185. 背侧丘脑　下丘脑　后丘脑

186. 视上核　室旁核　催产素　加压素

187. 额叶　顶叶　枕叶　颞叶　岛叶

188. 距状沟上、下皮质　颞横回　额下回后部

189. 尾状核　豆状核　杏仁核

190. 尾状核　豆状核　苍白球

191. 连合纤维　联络纤维　投射纤维

192. 胼胝体

193. 豆状核　尾状核　背侧丘脑

194. 豆状核　背侧丘脑

195. 躯体感觉　躯体运动

196. 三叉神经节　三叉神经脊束　三叉神经脑桥

197. 眶上神经（眼神经）　眼神经

198. 三叉神经的下颌神经　面神经

199. 右锁骨下动脉　主动脉弓

200. 喉返神经或迷走神经

201. 右　左

202. 肌腱、关节感受器　薄束或楔束

203. 对侧脊髓后角细胞　痛温　粗触

204. 外侧膝状体　视辐射　内囊后肢

205. 左　左

206. 中脑顶盖前区　睫状神经　睫状肌

207. 骨骼肌随意运动　中央前回和旁中央小叶前部　前角　脑神经躯体运动核

208. 双　对　双

（二）名词解释

209. 延髓腹面前正中裂的两旁有纵行的隆起称锥体，它是由大脑皮质发出的锥体束构成。

210. 菱形窝为第四脑室底的菱形凹陷。它由延髓上部背面和脑桥背面共同构成。其上外侧界为小脑上脚，下外侧界为薄束结节、楔束结节和小脑下脚。

211. 中脑腹面有一对纵行粗大隆起，称大脑脚，有锥体束等纤维束通过。

212. 三叉神经脑桥核和脊束核发出的纤维越至对侧，上行组成三叉丘系。

213. 由薄束核、楔束核内的神经细胞发出的纤维，呈弓形走向延髓中央管的腹侧，在中线上左右交叉，称为内侧丘系交叉。

214. 由薄束核、楔束核内的神经细胞发出的纤维，在延髓中央管腹侧左、右交叉后上行组成内侧丘系。

215. 小脑半球下面凸隆，两半球下面靠近小脑蚓的椭圆形隆起，称为小脑扁桃体，它紧靠枕骨大孔，其腹侧邻近延髓，当颅内压增高时，小脑扁桃体可被挤入枕骨大孔内，压迫延髓而危及生命，临床上称为小脑扁桃体疝或枕骨大孔疝。

216. 基底核是埋藏在大脑底部白质内的灰质核团，包括尾状核、豆状核和杏仁体等。

217. 尾状核与豆状核合称纹状体。纹状体是人类锥体外系的重要组成部分，具有协调各肌群间的运动和调节肌张力等功能。

218. 投射纤维是大脑皮质与皮质下结构的上、下行纤维，大都经过内囊。

219. 内囊是位于尾状核、背侧丘脑与豆状核之间的上下行纤维密集而成的白质区。

220. 连合纤维为连接左、右大脑半球

皮质的横行纤维，如胼胝体。

221. 联络纤维是同侧半球皮质各部联系的纤维。

222. 由外侧膝状体细胞发出的轴突组成视辐射，经内囊后肢，投射到枕叶距状沟上、下皮质。

223. 由感受器经传入神经，各级中枢而至大脑皮质的神经通路称为感觉传导通路或上行传导通路。

224. 由大脑皮质经皮质下各级中枢、传出神经而至效应器的神经通路称为运动传导通路或下行传导通路。

225. 锥体系是管理骨骼肌随意运动的系统，主要由上、下两级神经元组成。

226. 锥体外系是指锥体系以外的控制骨骼肌活动的传导通路，为多级神经元链，涉及脑内许多结构，主要包括大脑皮质、纹状体、红核、黑质、网状结构以及小脑等。

（三）简答题

227. 有 10 对脑神经与脑干相连。

中脑：动眼神经（第三对）从脚间窝出脑；滑车神经（第四对）在下丘下方与中脑相连。

脑桥：三叉神经（第五对）在基底部和小脑中脚交界处，在延髓和脑桥的横沟内由内向外是展神经（第六对）、面神经（第七对）和前庭蜗神经（第八对）。

延髓：橄榄的外侧由上而下分别是：舌咽神经（第九对）、迷走神经（第十对）和副神经（第十一对），锥体外侧是舌下神经（第十二对）。

228. 中脑：动眼神经核，脑桥：三叉神经运动核、面神经核，延髓：疑核、舌下神经核。

229. 间脑位于中脑前上方，除腹面一部分露于表面之外，其它部分全被大脑掩盖，外侧壁与半球愈合，中间有一矢状裂隙，为第三脑室。主要分为：背侧丘脑、后丘脑和下丘脑三部分。

230. 大脑半球被 3 条较重要的沟，分为 5 个分叶。

3 条沟是中央沟、外测沟和顶枕沟。中央沟：在半球上外侧面，自半球上缘中点稍后，向下前斜行，几乎达外侧沟。外侧沟：位于半球的上外侧面，此沟较深，由前向后斜行。顶枕沟：位于半球内侧面的后部，由前下向后上，并略转至半球上外侧面。

5 个叶是额叶、顶叶、枕叶、颞叶和岛叶。额叶：在外侧沟以上和中央沟之前。顶叶：在中央沟与顶枕沟之间。枕叶：在顶枕沟以后。颞叶：在外侧沟以下。岛叶：在外侧沟的深处。

231. 基底核：是埋藏在大脑底部白质内的灰质核团，包括尾状核、豆状核和杏仁体等。尾状核与豆状核合称纹状体。

豆状核：位于岛叶的深部，背侧丘脑的外侧，它被白质分成内、外侧两部，内侧部色泽较浅由两块组成，称苍白球，是纹状体中古老的部分，又称旧纹状体。外侧部分色泽较深，称为壳。豆状核的壳和尾状核在进化上较新，合称为新纹状体。

纹状体是人类锥体外系的重要组成部分，具有协调各肌群间的运动和调节肌张力等功能。

232. 躯干四肢意识性本体觉传导通路：第 1 级神经元胞体位于脊神经节内，第 2 级神经元胞体位于延髓的薄束核和楔束核。第 3 级神经元胞体在背侧丘脑。

躯干和四肢的浅感觉传导通路：第 1 级神经元胞体位于脊神经节内，第 2 级神经元主要是脊髓后角神经元，第 3 级神经元胞体在背侧丘脑。

头面部浅感觉传导通路：第 1 级神经元的胞体在三叉神经节内，第 2 级神经元的胞体在三叉神经脊束核和脑桥核内，第 3 级神经元的胞体在背侧丘脑。

233. 上运动神经元（如大脑皮质的躯体运动中枢、锥体束）受损伤时，引起的骨骼肌瘫痪称为中枢性瘫痪或硬瘫，也称痉挛性瘫。由于下运动神经元失去了上运动神经元的控制，下运动神经元兴奋性增强可出现：腱反射亢进，肌张力增强，并出现病理反射阳性。

下运动神经元（如前角运动细胞、脑干躯体运动核、脊神经、脑神经）受损伤时，引起的骨骼肌瘫痪，称周围性瘫痪。腱反射减弱或消失，肌张力减弱或消失，肌肉变软，又因肌失去了下运动神经元的营养作用，肌萎缩明显。此种瘫痪也称弛缓性瘫或软瘫。

234. 中央前回下部皮质或皮质脑干束受损时，引起的对侧下部面肌和舌肌瘫痪，临床上称核上瘫。面神经核上瘫，其临床表现为：病灶对侧鼻唇沟变浅或消失，发笑时病灶侧口角斜向上，但两侧额纹存在，眼睑闭合正常。舌下神经核的核上瘫表现为伸舌时舌尖偏向病灶的对侧，舌肌不萎缩。

脑神经躯体运动核或脑神经受损时导致的瘫痪又称核下瘫。面神经核的核下瘫表现为病灶侧所有面肌瘫痪：额纹消失，眼睑不能闭合，鼻唇沟变浅或消失，发笑时口角斜向病灶侧对侧。舌下神经核的核下瘫表现为：伸舌时舌尖偏向病灶侧，舌肌萎缩。

235. 锥体外系是指锥体系以外的控制骨骼肌活动的传导通路，为多级神经元链，涉及脑内许多结构，主要包括大脑皮质、纹状体、红核、黑质、网状结构以及小脑等。它们之间有复杂的纤维联系，形成许多环路，最后主要通过红核脊髓束和网状脊髓束等影响脊髓前角细胞。锥体外系主要功能是调节肌张力和协调肌的活动等，在保持肌的协调和适宜的肌张力的情况下，锥体系得以进行精细的随意运动。

236. 脑神经核分为运动核和感觉核，运动核又分为躯体运动核和内脏运动核，它们分别相当于脊髓灰质的前柱和侧柱。感觉核相当于脊髓灰质的后柱，又分为躯体感觉核和内脏感觉核。这四种核都位于脑干的背侧部，其中躯体运动核在最内侧，向外依次为内脏运动核、内脏感觉核和躯体感觉核。

①躯体运动核：主要由躯体运动神经元的胞体组成，其轴突构成脑神经中的躯体运动纤维，分布到头颈部的骨骼肌，管理其随意运动。其主要者：中脑内有动眼神经核支配大部分眼球外肌；脑桥内有三叉神经运动核支配咀嚼肌，面神经核支配面肌；延髓内有疑核支配咽喉肌，舌下神经核支配舌肌。

②内脏运动核：脑干的内脏运动核皆属副交感核，它们的轴突组成脑神经中内脏运动副交感纤维，支配平滑肌、心肌和腺体，其重要者：中脑内有动眼神经副核支配睫状肌和瞳孔括约肌；延髓内有迷走神经背核支配颈部、胸腔和大部分腹腔器官的平滑肌或心肌和腺体。

③躯体感觉核：接受脑神经中的躯体感觉纤维。其重要者有位于脑桥内的三叉神经脑桥核，主要接受面部皮肤和口、鼻腔粘膜的触觉冲动；还有三叉神经脊束核，它是三叉神经脑桥核的延续，向下贯延髓全长，主要接受面部皮肤和口腔粘膜的痛、温度觉。

④内脏感觉核：为延髓内的孤束核，接受脑神经中的内脏感觉纤维。来自咽、喉及胸腹腔脏器的感觉纤维皆终止于孤束核，其中味觉纤维终止于孤束核的上端。

237. ①薄束核和楔束核：位于延髓背面的薄束结节和楔束结节内，接受薄束和楔束的纤维。它是传导意识性本体觉和精细触觉传导通路的第二级神经元胞体所在地。

②中缝核：位于脑干中线及其附近，是自延髓伸延至中脑上端的小核团群，主要包括中缝大核、中缝隐核、中缝苍白核、脑桥中缝及中缝背核等，是脑内5－羟色胺能神

经元的集中地，有广泛的传入、传出联系，与镇痛、睡眠等调节功能有关。由于中缝核与脑干网状结构关系密切，一些学者将它们归属于脑干网状结构。

③下橄榄核：位于延髓橄榄内，它主要接受大脑皮质、脊髓和中脑发来的纤维，它发出的纤维走向对侧，经小脑下脚入小脑。

④黑质：是紧靠大脑脚底的灰质带，是含黑色素的细胞团，细胞内富含多巴胺。黑质与纹状体之间有往返的纤维联系，黑质细胞合成的多巴胺，通过轴突输送到纹状体；黑质的多巴胺缺乏可导致运动减少、肌张力过高、震颤等症状，是引起震颤麻痹（帕金森病）的主要病因。

⑤红核：在中脑上丘水平，位于被盖部的中央，因富有血管，在新鲜脑干切面上显红色而得名。红核主要接受小脑的纤维，这些纤维主要构成小脑上脚。红核的传出纤维主要有红核脊髓束，交叉后下行，终于前角运动神经元。

238. 锥体交叉：由大脑皮质躯体运动中枢发出的锥体束（皮质脊髓束）在延髓大部分纤维交叉后在脊髓外侧索下降，逐渐和前角细胞发生突触联系，管理躯干、四肢骨骼肌。

内侧丘系交叉：由延髓的薄束核、楔束核发出的纤维在中央管前方左右交叉，然后上行组成内侧丘系，传导本体觉和精细触觉。

239. 内侧丘系：由薄束核、楔束核内的神经细胞发出的纤维，呈弓形走向延髓中央管的腹侧，在中线上左右交叉，称为内侧丘系交叉，交叉后的纤维折向上行，组成内侧丘系。先走在正中线两旁，继而偏向外侧，终止于背侧丘脑。

三叉丘系：三叉神经脑桥核和脊束核发出的纤维，越至对侧，转而上行组成三叉丘系。三叉丘系的位置与内侧丘系毗邻，它上行至背侧丘脑。

240. 小脑上面平坦，小脑半球下面凸隆，两半球下面靠近小脑蚓的椭圆形隆起，称为小脑扁桃体，它紧靠枕骨大孔，其腹侧邻近延髓，当颅内压增高时，小脑扁桃体可被挤入枕骨大孔内，压迫延髓而危及生命，临床上称为小脑扁桃体疝或枕骨大孔疝。

241. 躯体运动中枢是随意运动的最高中枢，位于中央前回和中央旁小叶前部。一侧大脑半球运动中枢的神经冲动，经该区发出的锥体束传到对侧的脊髓前角及对侧或双侧脑神经躯体运动核，再由脊髓前角或脑神经躯体运动核细胞发出的纤维经脊神经或脑神经传到骨骼肌。

特点：(1) 交叉性：支配身体对侧骨骼肌的随意运动，但这种交叉性不是绝对的，眼外肌、眼裂以上面肌、咀嚼肌和咽喉肌等都是双侧皮质支配的。

(2) 倒置性：中央前回上部及中央旁小叶前部支配下肢肌的运动；中央前回中部支配上肢、躯干肌的运动；下部支配头颈肌的运动。它与身体各部的关系，尤如一个头在下、脚在上的到置人形，但头面部的投影依然是正立。

(3) 身体各部在皮质的代表区的大小，与运动的精细复杂程度有关。如口和手在皮质所占的面积较其他部分（如躯干）相对地大得多。

242. 躯体感觉中枢位于中央后回及中央旁小叶后部。此中枢接受背侧丘脑发出的纤维，司躯体浅、深感觉。

特点：(1) 交叉性：接受对侧身体的感觉冲动。

(2) 倒置性：感觉传入的皮质投射也是倒置的，和躯体运动中枢相似。即下肢的代表区在中央后回上部及中央旁小叶的后部；上肢和躯干代表区在中间；头颈部代表区在中央后回下部。但头面部代表区的安排是正立。

(3) 代表区的大小与身体各部感觉的灵敏程度相关，如手指、唇、足等感觉灵敏的部位的代表区面积大，而躯干的代表区面积小。

(四) 论述题

243. 位置：位于尾状核、豆状核和背侧丘脑之间。在大脑半球的水平切面上呈“> <”形。

分部及通过的纤维束：

前肢：尾状核与豆状核之间称内囊前肢。主要有额桥束。

内囊膝：前、后肢相交处称内囊膝。内囊膝内通过有皮质脑干（核）束。

后肢：豆状核与背侧丘脑之间称内囊后肢。后肢内从前向后主要有皮质脊髓束、丘脑顶叶束（丘脑皮质束）、视辐射和听辐射。

损伤后的症状：三偏症状。对侧半身的偏瘫，包括对侧下部面肌、舌肌的核上瘫（皮质核束受损）和对侧上下肢的痉挛性瘫痪（皮质脊髓束损伤）；对侧偏身感觉障碍（丘脑皮质束损伤）；两眼对侧半视野同向偏盲（视辐射损伤）。

244. (1) 纤维成分：含躯体运动和内脏运动（副交感）两种纤维。

(2) 来源和走行：躯体运动纤维发自中脑的动眼神经核；副交感纤维发自动眼神经副核。两种纤维并行一起自脚间窝穿出，向前经眶上裂入眶内。

(3) 分布：其躯体运动纤维支配上睑提肌、上直肌、下直肌、内直肌和下斜肌。副交感神经纤维在视神经外侧的睫状神经节内交换神经元，由此节发出的节后纤维入眼球内支配瞳孔括约肌和睫状肌。

(4) 损伤症状：一侧动眼神经损伤，出现上述所支配的肌瘫痪、眼睑下垂、眼外斜视、瞳孔开大、瞳孔对光反射消失。

245. (1) 纤维成分：为混合神经，含有躯体感觉纤维和躯体运动纤维。

(2) 来源和走行：

1) 躯体感觉纤维起自三叉神经节。胞体内为假单极神经元，其中枢突进入脑桥止于三叉神经脑桥核和三叉神经脊束核，周围突出三叉神经节组成3支。第一支称为眼神经，第二支为上颌神经，第三支称为下颌神经。

2) 三叉神经的躯体运动纤维发自脑桥的三叉神经运动核，出脑桥后进入下颌神经内，支配咀嚼肌。

(3) 分布：

1) 眼神经：感觉性，在三支中最小，经眶上裂入眶，分布于泪腺、眼球、结膜、部分鼻腔粘膜以及上睑、鼻背和额顶部的皮肤，司感觉。眼神经的一个终支，称眶上神经，它经眶上切迹（孔）分布于额顶部皮肤。

2) 上颌神经：感觉性，穿圆孔出颅后，经眶下裂入眶内，为眶下神经，经眶下沟、眶下管、眶下孔，至面部，分布于睑裂与口裂之间的皮肤。上颌神经在穿出眶下孔之前，沿途分支至上颌窦和鼻腔的粘膜以及上颌牙齿和牙龈等处。

3) 下颌神经：是三支中最大的分支，含有躯体感觉和躯体运动两种纤维，经卵圆孔出颅后，分出许多分支。

躯体感觉纤维主要分布于下颌牙齿和牙龈、颊和舌前2/3的粘膜，以及耳颞部和口裂以下的面部皮肤。躯体运动纤维支配咀嚼肌运动。

246. (1) 副交感纤维：起于迷走神经背核，发纤维支配咽、喉腺体，胸腹腔器官的运动和腺体分泌。

(2) 内脏感觉纤维：起于迷走神经下神经节，其中枢突至孤束核；周围突分布至咽、喉、胸腹腔器官，司内脏感觉。

(3) 躯体运动纤维：起于疑核，支配咽

肌、喉肌运动。

（4）躯体感觉纤维：起于迷走神经上神经节，其周围突至耳部皮肤，中枢突至三叉神经脊束核，管理其一般感觉。

247. 迷走神经入腹腔后，左侧迷走神经形成迷走前干，发支分布至胃前壁、肝、胆囊和胆道。右侧迷走神经形成迷走后干至胃后壁，并发支至腹腔干及肠系膜上动脉周围与交感纤维一起形成腹腔丛，由此丛再分出许多分丛，随动脉的分支走行至肝、胰、脾、肾及结肠左曲以上的消化道。

248. 意识性本体觉传导通路能将本体觉传至大脑皮质而引起感知机体在空间的位置和运动的方向。此传导通路还传导精细触觉（包括辨别皮肤两点距离的两点辨别觉和辨别物体形状、大小、软硬和纹理粗细等的实体觉）。它由三级神经元组成。

第1级神经元胞体位于脊神经节内，为假单极神经元，其周围突组成脊神经的感觉纤维，分布至躯干、四肢的肌、腱、关节等处的本体觉感受器和皮肤的精细触觉感受器。中枢突经后根，进入脊髓同侧的后索上行，其中来自第4胸节段以下的纤维在后索中形成薄束，传导躯干下部及下肢的本体觉和精细触觉；来自第4胸节段以上的纤维，在薄束的外侧形成楔束，传导躯干上部及上肢的本体觉和精细触觉。薄束和楔束上升到延髓，分别止于薄束核和楔束核。

第2级神经元胞体位于薄束核和楔束核，它们发出的纤维呈弓形前行至中央管的腹侧，在中线与对侧纤维交叉，称为内侧丘系交叉，交叉后的纤维在中线两侧上行，称为内侧丘系，经过脑桥和中脑止于背侧丘脑。

第3级神经元胞体在背侧丘脑，它们发出轴突组成丘脑皮质束，经内囊后肢投射到中央后回的上$^{3}/_{2}$和中央旁小叶的后部。

此传导通路受损时，患者闭目不能确定其相应部位的位置姿势和运动的方向，震动觉消失，同时精细触觉也丧失。

249. 第1级神经元胞体位于脊神经节内，为假单极神经元，其周围突组成脊神经的躯体感觉纤维，分布至躯干和四肢皮肤内的感受器；中枢突经后根进入脊髓止于后角。

第2级神经元主要是后角神经元，它们发出轴突上升1～2个节段，经中央管前方的白质前连合交叉到对侧的外侧索和前索上行，组成脊髓丘脑侧束和脊髓丘脑前束，向上经延髓、脑桥和中脑止于背侧丘脑。脊髓丘脑侧束传导痛、温觉，脊髓丘脑前束传导粗触觉。

第3级神经元胞体在背侧丘脑，它们发出的轴突形成丘脑皮质束，经内囊后肢投射到中央后回上2/3和中央旁小叶的后部。

脊髓丘脑侧束和脊髓丘脑前束一侧受损，受伤平面下1～2节段以下的对侧皮肤痛、温度觉减弱或丧失，而粗触觉影响不大，因后索也传导触觉。

250. 第1级神经元的胞体在三叉神经节内，其周围突经三叉神经分布于头面部皮肤和口、鼻腔粘膜的感受器；中枢突组成三叉神经根入脑桥。其中传递痛、温度觉的纤维入脑后下降为三叉神经脊束，止于三叉神经脊束核。传递触觉的纤维终止于三叉神经脑桥核。

第2级神经元的胞体在三叉神经脊束核和脑桥核内，它们发出轴突交叉至对侧，组成三叉丘脑束（三叉丘系），伴随内侧丘系上升，止于背侧丘脑。

第3级神经元的胞体在背侧丘脑。它们发出轴突参与丘脑皮质束，经内囊后肢，投射到中央后回下部。

此通路在交叉以上损伤，对侧头面部出现浅感觉障碍，若在交叉以下损伤，则浅感觉障碍在同侧。

251. 桡神经浅支→臂丛后束→脊神经节细胞中枢突（后根）→后角细胞（轴突）→白质前连合→脊髓丘脑侧束（对侧）→背侧丘脑→丘脑皮质束→内囊后脚→中央后回上2/3。

252. 痛刺激→眶下神经→三叉神经第二支上颌神经→三叉神经节→三叉神经脊束核→对侧三叉丘系→背侧丘脑→丘脑皮质束→中央后回下部。

253. 视网膜→视杆细胞、视锥细胞→双极细胞→神经节细胞→视神经→视交叉（不完全交叉，来自视网膜鼻侧半纤维交叉、颞侧半不交叉）→视束→外侧膝状体→视辐射→大脑距状沟上、下的皮质。

254. 其通路是：光→视网膜→视神经→视交叉→视束→顶盖前区灰质交换神经元→双侧动眼神经副核→睫状神经节→双侧瞳孔括约肌。

一侧视神经损伤后，光照损伤侧眼球，两眼瞳孔对光反射都消失；光照健侧眼球，两眼瞳孔对光反射都存在。损伤侧眼球直接对光反射消失，间接对光反射存在。

一侧动眼神经损伤后，光照损伤侧眼球，损伤侧眼球对光反射消失，对侧眼球存在；光照对侧眼球，损伤侧眼球对光反射消失，健侧眼球瞳孔对光反射存在。损伤侧眼球直接和间接对光反射都消失。

第三节　内脏神经系统

习题

一、选择题

（一）A_1 型题

1. 交感神经的低级中枢位于（　　）
   A. 脑干内
   B. 全部胸髓和腰髓的侧角内
   C. 骶髓第2～4节段内
   D. 椎旁神经节内
   E. 脊髓 T_1～L_3 节段的侧角内

2. 椎旁神经节（　　）
   A. 共30对
   B. 颈部有7对
   C. 胸部有10～12对
   D. 腰、骶部各有5对
   E. 尾部有1对

3. 白交通支内含有（　　）
   A. 副交感神经的节前纤维
   B. 副交感神经的节后纤维
   C. 交感神经的节前纤维
   D. 交感神经的节后纤维
   E. 内脏感觉纤维

4. 腹腔神经节属于（　　）
   A. 交感神经节
   B. 副交感神经节
   C. 躯体感觉神经节
   D. 躯体运动神经节
   E. 椎旁神经节

5. 支配心肌、肝、肾和胃的副交感节前纤维发自（　　）
   A. 器官旁节
   B. 器官内节
   C. 迷走神经背核
   D. 脊髓第2～4骶节的侧角细胞
   E. 椎旁神经节

6. 支配瞳孔开大肌的纤维来自（　　）
   A. 动眼神经　　B. 交感神经
   C. 眼神经　　D. 视神经
   E. 面神经

7. 支配心肌的交感神经节前纤维发自

(　　)

A. 胸髓第1~4（或5）节段侧角细胞

B. 颈上、中神经节

C. 颈下神经节

D. 星状神经节

E. 第1~4（或5）胸交感神经节

8. 内脏大神经（　　）

A. 由交感神经的节前纤维组成

B. 由交感神经的节后纤维组成

C. 由副交感神经的节前纤维组成

D. 由副交感神经的节后纤维组成

E. 主要到主动脉肾神经节换元

9. 直接支配瞳孔括约肌的神经纤维发自（　　）

A. 动眼神经副核

B. 翼腭神经节

C. 睫状神经节

D. 膝神经节

E. 三叉神经节

（二）A_2 型题

10. 不含副交感神经节前纤维的神经是（　　）

A. 动眼神经　B. 三叉神经

C. 面神经　D. 舌咽神经

E. 迷走神经

11. 关于内脏运动神经的描述，哪项是错误的（　　）

A. 不直接受意志控制

B. 在大脑皮质和皮质下中枢的控制之下

C. 支配心肌、平滑肌和腺体

D. 包括交感神经和副交感神经

E. 从中枢发比后直达所支配的器官

12. 不属于椎前节的是（　　）

A. 腹腔神经节

B. 颈下神经节

C. 主动脉肾神经节

D. 肠系膜上神经节

E. 肠系膜下神经节

13. 关于盆内脏神经的描述，哪项是错误的（　　）

A. 发自全部骶髓

B. 随骶神经出骶前孔

C. 是副交感神经的节前纤维

D. 在器官旁节或器官内节中换元

E. 加入盆丛

14. 以下哪项不是副交感神经节（　　）

A. 睫状神经节

B. 耳神经节

C. 下颌下神经节

D. 三叉神经节

E. 翼腭神经节

（三）X 型题

15. 交感神经节后神经元的胞体位于（　　）

A. 脊神经节　B. 椎旁神经节

C. 器官旁节　D. 椎前神经节

E. 器官内节

16. 副交感神经的低级中枢位于（　　）.

A. 脑干副交感核

B. 脊髓胸1~腰3节段的侧角

C. 脊髓骶2~4节段

D. 内脏神经节

E. 下丘脑

17. 副交感神经节有（　　）

A. 脊神经节　B. 器官旁节

C. 耳神经节　D. 椎前神经节

E. 器官内节

18. 副交感神经核有（　　）

A. 动眼神经副核

B. 上泌涎核

C. 下泌涎核

D. 迷走神经背核

E. 面神经核

二、非选择题

（一）填空题

19. 内脏神经是指分布于________、________和________的神经。

20. 内脏运动神经又称________或________。

21. 内脏运动神经支配________肌和________肌的运动和________的分泌。

22. 交感神经的低级中枢位于________；副交感神经的低级中枢位于________和________。

23. 位于脑干或脊髓内的内脏运动神经元称________神经元，其轴突称________。

24. 内脏神经节内的神经元称________神经元，其轴突称________。

25. 按位置，交感神经节分为________节和________节。

26. 椎前神经节主要包括________、________、________和________。

27. 交感干是由同侧的________节借________相连而成。

28. 交感干的第1胸神经节往往与颈下神经节合并，称________节。

29. 来自胸髓5～12节段的部分节前纤维，穿过相应的椎旁神经节组成________神经和________神经。

30. 颅部副交感神经节前纤维走行于________神经、________神经、________神经和________神经内。

31. 内脏感觉神经元的胞体位于________神经节或________神经节内。

32. 内脏感觉神经元的周围突随________神经或________神经分布于各器官。

（二）名词解释

33. 节前神经元和节前纤维

34. 节后神经元和节后纤维

35. 白交通支

36. 灰交通支

37. 牵涉痛

（三）简述题

38. 交感神经节前纤维进入交感干神经节后有哪三种去向？

39. 由交感干神经节发出的节后纤维有哪三种去向？

40. 交感神经节包括哪些类型？

41. 简述交感神经的分布。

42. 写出在颅部与脑神经相联系的副交感神经节的名称及其节后纤维的分布。

43. 简述骶部副交感神经的走行及分布。

（四）论述题

44. 试述内脏运动神经和躯体运动神经在形态结构和生理功能上有何差别。

45. 内脏运动神经包括哪两部分？试比较它们的异同。

答案

一、选择题

（一）A_1 型题

1.E　2.C　3.C　4.A　5.C

6.B　7.A　8.A　9.C

（二）A_2 型题

10.B　11.E　12.B　13.A　14.D

（三）X 型题

15.BD　16.AC　17.BCE

18.ABCD

二、非选择题

（一）填空题

19. 内脏　心血管　腺体

20. 自主神经系统　植物神经系统

21. 心　平滑　腺体

22. 脊髓 $T_1 \sim L_3$ 节段侧角　脑干内的副交感神经核　脊髓 $S_{2\sim4}$节段的副交感神经核

23. 节前　节前纤维

24. 节后　节后纤维

25. 椎旁神经　椎前神经

26. 腹腔神经节　主动脉肾神经节　肠系膜上神经节　肠系膜下神经节

27. 椎旁神经　节间支

28. 颈胸神经（星状神经）

29. 内脏大　内脏小

30. 动眼　面　舌咽　迷走

31. 脊　脑

32. 交感　副交感

（二）名词解释

33. 内脏运动神经从脑干和脊髓的中枢到支配的器官有两个神经元。第一个神经元为节前神经元，其细胞体在中枢内，它发出的轴突称为节前纤维。

34. 内脏运动神经从脑干和脊髓的中枢到支配的器官有两个神经元。第二节神经元为节后神经元，其细胞体在内脏神经节，它发出的轴突称为节后纤维。

35. 白交通支是脊髓侧角细胞发出的节前纤维离开脊神经进入交感干神经节的通路。只见于全部胸神经和上3对腰神经与交感干之间。因纤维有髓鞘，故呈白色。

36. 灰交通支是交感干神经节发出的节后纤维进入脊神经的通路，存在于全部交感干神经节与全部脊神经之间。因纤维无髓鞘，故呈灰色。

37. 当某些内脏器官发生病变时，常在体表的一定区域产生感觉过敏或痛觉，这种现象称牵涉性痛。

（三）简述题

38. 三种去向为：①终止于相应的交感干神经节，并交换神经元。②在交感干内上升或下降，然后终止于上方或下方交感干神经节，并交换神经元。一般认为来自脊髓上胸段侧角的节前纤维，在交感干内上升至颈部，在颈部交感干神经节换元；中胸段者在交感干内上升或下降，至其它胸部交感干神经节换元；下胸段和腰段者在交感干内下降，在腰骶部交感干神经节换元。③穿过交感干神经节后，至椎前神经节换元。

39. 三种去向为：①由交感干神经节发出的节后纤维经灰交通支返回脊神经，随脊神经分布至头颈部、躯干部和四肢的血管、汗腺和立毛肌等。②攀附于动脉形成神经丛，并随动脉及其分支到达所支配的器官。③由交感神经节直接发支分布到所支配的器官。自椎前神经节发出的节后纤维主要是形成神经丛攀附动脉分布到腹、盆腔器官。

40. 交感神经节依其所在位置不同，可分为椎旁神经节和椎前神经节。

椎旁神经节又称交感干神经节：颈部交感干神经节有3对，分别称颈上神经节、颈中神经节和颈下神经节。胸部有10～12对。腰部有4～5对。骶部有2～3对。尾部为1个单节（奇神经节）。

椎前神经节：位于脊柱前方，腹主动脉脏支根部。主要有腹腔神经节、主动脉肾神经节、肠系膜上神经节和肠系膜下神经节等。

41. 交感神经的分布大致如下：自脊髓 T_{1-5}节段侧角细胞发出的节前纤维交换神经元后，其节后纤维支配头、颈、胸腔脏器和上肢的血管、汗腺及立毛肌；自脊髓 $T_{5\sim12}$节段侧角细胞发出的节前纤维交换神经元后，其节后纤维支配肝、脾、肾等实质性器官和腹腔内结肠左曲以上的消化管；自脊髓上腰节段侧角细胞发出的节前纤维交换神经元后，其节后纤维支配结肠左曲以下的消化管、盆腔脏器和下肢的血管、汗腺及立毛肌。

42. 与动眼神经联系的副交感神经节是睫状神经节，其节后纤维进入眼球分布至瞳孔括约肌和睫状肌。与面神经相联系的副交感神经节是翼腭神经节和下颌下神经节，前者发出的节后纤维至泪腺和鼻腔的粘膜腺，后者发出的节后纤维至下颌下腺和舌下腺。与舌咽神经相联系的副交感神经节是耳神经节，节后纤维分布至腮腺。与迷走神经相联系的神经节是胸、腹腔的器官旁节或器官内节，节后纤维分布与胸腹腔脏器（除结肠左曲以下的消化管）。

43. 骶部副交感神经的节前纤维由脊髓$S_{2\sim4}$节段副交感神经核发出，随骶神经前根、前支出骶前孔至盆腔，然后离开骶神经前支，组成盆内脏神经参加盆丛，随盆丛分支到降结肠、乙状结肠和盆腔脏器，在器官旁节或器官内节换神经元；节后纤维支配这些器官的平滑肌和腺体。

（四）论述题

44. 主要差别如下：

①支配的器官不同：躯体运动神经支配骨骼肌，一般都受意志控制；内脏运动神经支配平滑肌、心肌和腺体，在一定程度上不直接受意志控制。

②纤维成分不同：躯体运动神经只有一种纤维成分，即躯体运动纤维；而内脏运动神经则有交感和副交感两种纤维成分。人体的多数内脏器官同时接受交感和副交感神经的双重支配。

③神经元数目不同：躯体运动神经自脑干和脊髓的中枢发出后直达骨骼肌，中途不交换神经元。而内脏运动神经自脑干和脊髓的中枢发出后，要在周围部的内脏神经节交换一次神经元，由节内神经元再发出纤维到达效应器。

④分布形式不同：躯体运动神经以神经干的形式分布，而内脏运动神经的节后纤维则常攀附于脏器或血管的表面形成神经丛，由丛再发出分支至所支配的器官。

⑤纤维粗细不同：躯体运动神经纤维一般是比较粗的有髓纤维，而内脏运动神经纤维则是薄髓（节前纤维）和无髓（节后纤维）的细纤维。

45. 内脏运动神经包括交感神经和副交感神经两部分，其主要区别为：

①低级中枢的部位不同：交感神经低级中枢位于脊髓 $T_1\sim L_3$ 节段侧角；副交感神经低级中枢则位于脑干内的副交感神经核和脊髓$S_{2\sim4}$节段的副交感神经核。

②周围神经节的位置不同：交感神经节位于脊柱的两旁（椎旁神经节）和脊柱的前方（椎前神经节）；副交感神经节位于所支配的器官近旁（器官旁节）和器官壁内（器官内节）。因此，副交感神经节前纤维比交感神经节前纤维长，而节后纤维则较短。

③分布范围不同：交感神经在周围的分布范围较广，除至头颈部、胸腹腔脏器外，还遍及全身的血管、腺体、立毛肌等。副交感神经的分布不如交感神经广泛，一般认为大部分血管、汗腺、立毛肌和肾上腺髓质均无副交感神经支配。

④节前神经元与节后神经元的比例不同：一个交感节前神经元的轴突可与许多节后神经元组成突触；而一个副交感节前神经元的轴突则与较少的节后神经元组成突触。所以，交感神经的作用较广泛，而副交感神经的作用较局限。

⑤对同一器官所起的作用不同：交感神经与副交感神经对同一器官的作用往往是互相拮抗的。

第四节　脑和脊髓的被膜、血管及脑室、脑脊液

习题

一、选择题

(一) A_1 型题

1. 硬膜外隙（　　）
   A. 在硬膜与蛛网膜之间
   B. 在蛛网膜与软膜之间
   C. 在硬脊膜与椎骨骨膜之间
   D. 在硬脑膜与骨膜之间
   E. 在软膜与脊髓之间
2. 蛛网膜下隙（　　）
   A. 在硬膜与蛛网膜之间
   B. 在蛛网膜与软膜之间
   C. 在硬膜与骨膜之间
   D. 在蛛网膜与椎管骨膜之间
   E. 在软膜与脑之间
3. 脑脊液主要由（　　）
   A. 侧脑室脉络丛产生
   B. 第三脑室脉络丛产生
   C. 第四脑室脉络丛产生
   D. 蛛网膜下腔产生
   E. 软膜产生
4. 供应大脑的动脉主要来源于（　　）
   A. 大脑前 A　　B. 大脑中 A
   C. 大脑后 A　　D. 颈内 A
   E. 椎 A
5. 供应脑桥的动脉来源于（　　）
   A. 椎 A　　B. 基底 A
   C. 颈内 A　　D. 后交通 A
   E. 前交通 A
6. 供应内囊和纹状体的动脉来源于（　　）
   A. 大脑前 A　　B. 大脑后 A
   C. 大脑中 A　　D. 椎 A
   E. 颈内 A
7. 中脑水管连通（　　）
   A. 侧脑室与第三脑室
   B. 第三脑室与第四脑室
   C. 第四脑室与蛛网膜下隙
   D. 第四脑室与中央管
   E. 中央管与终池

(二) A_2 型题

8. 对侧脑室的叙述，错误的是（　　）
   A. 侧脑室分为中央部
   B. 侧脑室分为前角
   C. 侧脑室分为下角
   D. 侧脑室分为后角
   E. 侧脑室通中脑水管
9. 脑脊液不流经的是（　　）
   A. 上矢状窦　　B. 窦汇
   C. 海绵窦　　D. 横窦
   E. 乙状窦
10. 大脑动脉环不包括（　　）
    A. 大脑前 A　　B. 大脑中 A
    C. 大脑后 A　　D. 颈内 A
    E. 后交通 A
11. 不属于颈内 A 的分支是（　　）
    A. 大脑前 A　　B. 大脑中 A
    C. 大脑后 A　　D. 后交通 A
    E. 眼 A
12. 不属于椎 A 的分支（　　）
    A. 脊髓前 A　　B. 基底 A
    C. 大脑后 A　　D. 大脑中 A
    E. 小脑 A
13. 侧脑室分为四部分，错误的是（　　）
    A. 中央部位于额部
    B. 前角位于额叶

C. 后角位于枕叶

D. 下角位于颞叶

E. 中央部位于顶叶

(三) X 型题

14. 产生脑脊液是在（　）

A. 硬膜外隙内

B. 蛛网膜下隙内

C. 侧脑室内

D. 第三脑室内

E. 第四脑室内

15. 硬膜外隙内（　）

A. 有脊神经根

B. 有脑脊液

C. 有静脉丛

D. 腔内呈负压

E. 有脂肪组织

16. 硬脑膜形成的结构有（　）

A. 大脑镰　　B. 小脑幕

C. 上矢状窦　　D. 蛛网膜

E. 窦汇

17. 大脑动脉环的组成包括（　）

A. 大脑前 A　　B. 大脑中 A

C. 大脑后 A　　D. 前交通 A

E. 后交通 A

18. 对蛛网膜粒的叙述，正确的是（　）

A. 由硬膜形成

B. 由蛛网膜形成

C. 由软膜形成

D. 位于上矢状窦内

E. 与脑脊液回流有关

19. 供应脊髓的 A 来自（　）

A. 脊髓前 A　　B. 脊髓后 A

C. 肋间后 A　　D. 椎 A

E. 颈总 A

二、非选择题

(一) 填空题

20. 脑和脊髓的被膜由外向内以分为________、________、________。

21. 软膜与蛛网膜之间称________，内含________。

22. 硬脊膜与椎管骨膜间的窄隙称________。

23. 硬脑膜在某些部位，形成腔道，内含________与________，称为________。

24. 上矢状窦与直窦的汇合处称________。经横窦到________，移行于________。

25. 乙状窦在颈静孔处移行于________。

26. 脊髓下端至第 2 骶推水平之间，蛛网膜下隙扩大称________。

27. 蛛网膜下隙内的脑脊液经过________渗入________。

28. 脉络丛位于________，产生________。

29. 脑室包括________、________和________。

30. 侧脑室分为________、________、________和________四部分。

31. 第四脑室位于________、________与________之间的腔隙，向上通________，向下通________。

32. 供应脑的血管有________和________。

33. 供应大脑的血管有________、________和________。

34. 大脑动脉环包括________、________、________、________和________。

35. 供应脊髓动脉的来源________和________、________。

36. 位于脑桥基底沟的血管称

________，是由________合成。

37. 大脑中动脉供应大脑半球外侧面，还供应________。

38. 内囊的血液供应由________发出的________供应。

39. 脑的静脉分为浅、深两种，均汇入附近的________。

（二）名词解释

40. 硬膜外隙

41. 大脑镰

42. 硬脑膜窦

43. 海绵窦

44. 蛛网膜下隙

45. 终池

46. 蛛网膜粒

47. 脉络丛

48. 侧脑室

49. 大脑动脉环

50. 小脑涎髓池

（三）简答题

51. 试述脑的被膜名称及特点？

52. 脑室有哪些？各位于何处？

53. 脑脊液的产生及循环如何？

54. 脑的血液供应来源什么动脉，分布范围如何？

55. 叙述大脑动脉环的组成。

56. 大脑中动脉的分布范围与临床意义？

答案

一、选择题

（一）A_1 型题

1.C　2.B　3.A　4.D　5.B

6.C　7.B

（二）A_2 型题

8.E　9.C　10.B　11.C　12.D　13.A

（三）X 型题

14.CDE　15.ACDE　16.ABCE

17.ACDE　18.BDE　19.ABC

二、非选择题

（一）填空题

20. 硬膜　蛛网膜　软膜

21. 蛛网膜下隙　脑脊液

22. 硬膜外隙

23. 脑脊液　静脉血　硬脑膜窦

24. 窦汇　乙状窦　颈内静脉

25. 颈内静脉

26. 终池

27. 蛛网膜粒　上矢状窦

28. 脑室　脑脊液

29. 侧脑室　第三脑室　第四脑室

30. 中央部　前角　后角　下角

31. 延髓　脑桥　小脑　中脑水管　脊髓中央管

32. 颈内 A　椎 A

33. 大脑前 A　大脑中 A　大脑后 A

34. 后交通 A　大脑前 A　前交通 A　颈内 A　大脑后 A

35. 脊髓前 A　脊髓后 A　肋间后 A

36. 基底 A　左、右椎 A

37. 内囊

38. 大脑中 A　中央支

39. 硬脑膜窦

（二）名词解释

40. 硬脊膜与椎管内面骨膜之间的窄隙称硬膜外隙，其内含有静脉丛、疏松结缔组织和脂肪，脊神经根通过此腔隙。

41. 硬脑膜内层，伸入到左、大脑半球之间形成镰刀状的皱襞称大脑镰。

42. 硬脑膜在某些部位分为两层，内面衬以内皮细胞，内含静脉血，称硬脑膜窦，脑的静脉直接注入窦内。

43. 海绵窦位于颅中窝蝶骨体两侧，窦

内有颈内动脉和展神经通过，动眼神经、滑车神经、眼神经和上颌神经在窦的外侧壁内通过。前面接受眼静脉，向后注入横窦或乙状窦。

44. 位于蛛网膜和软膜之间的间隙，称为蛛网膜下隙，两层膜之间有许多细小的蛛网膜小梁联系着，腔内充满脑脊液。

45. 在脊髓末端与第 2 骶椎水平之间的一段蛛网膜下隙称终池，池内有马尾终丝和脑脊液。

46. 脑蛛网膜在上矢状窦两旁，形成许多小的突起，突入矢状窦内，称蛛网膜粒，蛛网膜下隙内的脑脊液经过蛛网膜粒渗入上矢状窦内。

47. 在脑室壁一定部位，软脑膜组织及其上的毛细血管与室管膜上皮突入脑室，形成脉络丛，产生脑脊液。

48. 侧脑室位于大脑半球内，分为四部分，前角位于额叶，中央部位于顶叶，后角位于枕叶，下角位于颞叶。

49. 大脑动脉环由大脑后 A、前交通 A、颈内 A、脑前 A、后交通 A 两侧的血管，在颅底中央形成一动脉环路。

50. 位于小脑与延髓之间扩大的蛛网膜下腔，称为小脑延髓池，可进行穿刺，抽取脑脊液，以助诊断。

（三）简答题

51. 脑的被膜分三层：外层为硬脑膜，中层为脑蛛网膜，内层为软脑膜。硬脑膜和颅盖骨疏松附着，和颅底骨紧密附着，还形成小脑幕、大脑镰、硬脑膜窦等。

脑蛛网膜透明，与软脑膜间形成蛛网膜下隙，在上矢状窦两旁形成蛛网膜粒。

软脑膜紧贴脑的表面，并伸入脑的沟裂之中，富有血管，在脑室形成脉络丛。

52. 脑室是脑内的腔隙，包括侧脑室、第三脑室和第四脑室，内含脑脊液。

侧脑室位于大脑半球内，左右各有一个，第三脑室位于左右丘脑和后丘脑下部之间，第四脑室位于脑桥、延髓和小脑之间。侧脑室以室间孔通第三脑室，第三脑室以中脑水管通第四脑室。

53. 脑脊液由脑室内脉络丛产生。侧脑室脉络丛产生 95% 脑脊液→侧脑室→室间孔→第三脑室，加上第三脑室脉络丛产生的脑脊液→中脑水管→第四脑室，加上第四脑室脉络丛产生的脑脊液→外侧孔、正中孔→蛛网膜下隙→蛛网膜粒→渗入硬脑膜窦。

54. 来自颈内动脉和椎动脉。

颈内动脉经颈动脉管入颅腔，主要分支有：

（1）眼动脉：分布眼球及其周围结构。

（2）大脑前动脉：向前进入大脑纵裂，沿胼胝体背侧后行，分布大脑半球内侧面顶枕沟以前的部分及上外侧面上缘。大脑前动脉间有前交通动脉。

（3）大脑中动脉：沿大脑外侧沟行向后上，分布大脑上外侧面及内囊附近。

（4）后交通动脉：向后与大脑后动脉相连。

椎动脉：起锁骨下动脉，穿上 6 个颈椎横突孔和枕骨大孔入颅腔，在脑桥下缘，左、右合成一条基底动脉，沿基底沟上行至脑桥上缘，分为左、右大脑后动脉。主要分布大脑半球枕叶内侧面及颞叶的下面。

55. 大脑动脉环由大脑后动脉、后交通动脉、颈内动脉、大脑前动脉和前交通动脉在脑底吻合而成。对保证大脑的血液供应起重要作用。

56. 大脑中动脉沿大脑外侧沟行向后上，主要分布于大脑半球的上外侧面大部。大脑中动脉的皮质支的分布区内有躯体运动、感觉和语言等重要中枢，阻塞可产生对侧面部和上肢的瘫痪及感觉障碍或语言障碍；大脑中动脉还发出中央支主要营养尾状核、状核和内囊等处，破裂出血，压迫内囊纤维而引起“三偏症状”。

第十章　模拟试卷

模拟试卷 A

习题

一、选择题

（一）A_1 型题（每题 1 分，共 15 分）

1. 通过肩关节囊内的结构有（　　）
   A. 胸大肌的肌腱
   B. 肩胛下肌的肌腱
   C. 冈上肌的肌腱
   D. 肱二头肌的长头腱
   E. 肱二头肌的短头腱
2. 相当于两个相邻椎弓根部之间形成的孔为（　　）
   A. 椎孔　B. 椎间孔
   C. 横突孔　D. 骶孔
   E. 椎管
3. 构成骨盆的所有骨是（　　）
   A. 左、右髂骨
   B. 左、右耻骨
   C. 左、右坐骨
   D. 骶、尾骨
   E. 包括上述所有的骨
4. 咽鼓管咽口位于（　　）
   A. 鼻后孔　B. 咽峡
   C. 鼻咽部　D. 喉咽部
   E. 口咽部
5. 结扎输精管，常选用的部位是（　　）
   A. 阴囊根部皮下
   B. 输精管的盆部
   C. 阴茎根部，前列腺下方
   D. 耻骨结节上方
   E. 腹股沟管内
6. 掌深弓由下列动脉构成（　　）
   A. 尺动脉终支和桡动脉终支
   B. 尺动脉掌深支和桡动脉终支
   C. 尺动脉终支和桡动脉掌深支
   D. 尺动脉终支和桡动脉掌浅支
   E. 尺动脉深支和桡动脉深支
7. 大隐静脉行走于（　　）
   A. 内踝后方　B. 内踝前方
   C. 外踝后方　D. 外踝前方
   E. 小腿后面
8. 睫状体（　　）
   A. 内面贴附有视网膜，可感光
   B. 收缩时可使瞳孔缩小
   C. 表面覆有结膜
   D. 内有睫状肌，可调节晶状体的屈光度
   E. 是眼球内膜最厚部分
9. 鼓室（　　）
   A. 内藏听小骨
   B. 与外耳道相通
   C. 前壁为颈静脉壁
   D. 内侧壁是耳蜗
   E. 借内耳门通颅腔
10. 舌的味觉神经纤维所属于（　　）
    A. 面神经和舌咽神经
    B. 三叉神经
    C. 舌下神经
    D. 迷走神经
    E. 舌神经
11. 右侧视束损伤可造成（　　）

A. 左眼全盲

B. 右眼鼻侧及左眼颞侧视野丧失

C. 右眼鼻侧及左眼颞侧视网膜视觉丧失

D. 右眼全盲

E. 左眼鼻侧及右眼颞侧视野丧失

12. 意识性本体感觉传导通路的交叉是在（　　）

A. 脊髓　　B. 延髓

C. 脑桥基底部　　D. 中脑

E. 内囊

13. 成人脊髓下端的位置在（　　）

A. 第一骶椎水平

B. 第五腰椎下缘水平

C. 第四腰椎下缘水平

D. 第三腰椎下缘水平

E. 第一腰椎下缘水平

14. 脑脊液主要由（　　）

A. 脉络丛产生

B. 蛛网膜产生

C. 蛛网膜粒产生

D. 软脑膜产生

E. 脑室壁上皮产生

15. $\overline{|4}$ 表示（　　）

A. 恒牙，左上第二前磨牙

B. 恒牙，左下第一前磨牙

C. 恒牙，左下第一侧切牙

D. 乳牙，左上第二磨牙

E. 乳牙，右上第一磨牙

（二）A_2 型题（每题 1 分，共 5 分）

1. 不构成胸廓的骨块是（　　）

A. 左、右锁骨　　B. 胸椎

C. 胸骨　　D. 肋骨

E. 剑突

2. 有关鼓膜的下列说法，不正确的是（　　）

A. 为椭圆形半透明的薄膜

B. 位于外耳道与鼓室之间

C. 鼓膜形似漏斗，其中心向内凹陷，称鼓膜脐

D. 鼓膜上 1/4 的三角区薄而松弛，称为松弛部

E. 在活体上呈灰白色，鼓膜前下方有一三角形反光区，称为紧张部

3. 关于蛛网膜下隙的下列说法，不正确的是（　　）

A. 位于脑脊髓的硬膜与蛛网膜之间的间隙

B. 该腔有些部位扩大者可称为池

C. 位于脑部的和位于脊髓部的互相通连

D. 其中充满脑脊液

E. 在上矢状窦处有蛛网膜粒

4. 维持肾的位置不包括下列哪项（　　）

A. 腹膜

B. 肾的毗邻器官

C. 支配肾脏的神经

D. 肾被膜

E. 肾血管

5. 关于门静脉侧支循环的不正确说法（　　）

A. 经直肠静脉丛回流

B. 经食管静脉丛回流

C. 经脐周静脉网回流

D. 经肝静脉丛回流

E. 门静脉血必须回流入心脏

（三）X 型题（每题 2 分，共 10 分）

1. 下列结构参与骨性胸廓的组成（　　）

A. 锁骨　　B. 胸骨　　C. 肋

D. 胸椎间盘　　E. 肋间内、外肌

2. 大肠具有的特点（　　）

A. 有结肠带

B. 有结肠袋

C. 有肠脂垂

D. 是形成和贮存粪便的场所

E. 管壁比空肠和回肠都薄

3. 面神经支配的肌肉是（　　）

A. 眼轮匝肌　　B. 口轮匝肌

C. 颊肌　　D. 额肌

E. 颞肌

4. 直接注入下腔静脉的血管（　　）

A. 左睾丸静脉

B. 右睾丸静脉

C. 左肾上腺静脉

D. 右肾上腺静脉

E. 右卵巢静脉

5. 由臂丛后束发出的神经有（　　）

A. 正中神经　　B. 腋神经

C. 尺神经　　D. 肌皮神经

E. 桡神经

二、非选择题

（一）填空题（每空 0.5 分，共 20 分）

1. 脑干由________、________和________三部分组成。

2. 咽分为________、________、________三部。

3. 结肠与盲肠的三个形态特征为________、________、________。

4. 胸导管在汇入静脉角处收纳________、________、________。

5. 胆总管由________和________汇合而成。

6. 胸神经前支有明显的节段性，其中 T_2 相当________平面，T_4 相当于________平面，T_6 相当于________平面，T_{10} 相当于________，T_{12} 则分布于________平面。

7. 脑脊液循环从侧脑室流出经过________、________、________、________、________、________、________到硬脑膜窦。

8. 肝门静脉的主要属支有________、________、________、________和________。

9. 肾上腺由外层的________和内层的________两部分组成。

10. 鼓膜上 1/4 部称________，下 3/4 称________。

11. 背阔肌起点是________、________、________和________，止点是________。

（二）名词解释（每题 2 分，共 10 分）

1. 喉室

2. 椎间盘

3. 蛛网膜粒

4. 静脉角

5. 咽峡

（三）简答题（每题 5 分，共 25 分）

1. 叙述膈上三个裂孔的名称、位置及通过的结构。

2. 肝门静脉有哪些属支？它收集哪些主要脏器的血液？

3. 一侧内囊膝部和内囊后肢出血受损伤后，下列情况有何变化？

（1）躯体运动____________；

（2）躯体感觉____________；

（3）双眼视野____________；

（4）两侧额纹____________；

（5）露齿时口角歪向____________。

4. 腕骨有几块？分别称什么骨？它们的排列关系如何？

5. 胃的位置、形态、分部如何？

（四）论述题（第 1 题 8 分，第 2 题 7 分）

1. 口服后，尿液呈黄色，试问黄连素经过哪些途径排出体外？

2. 针刺左侧小腿内侧面皮肤，其痛觉如何传到中枢？

答案

一、选择题

（一）A_1 型题

1.D　2.B　3.E　4.C　5.A
6.B　7.B　8.D　9.A　10.A
11.C　12.B　13.E　14.A　15.B

（二）A_2 型题

1.A　2.E　3.A　4.C　5.D

（三）X 型题

1.BCD　2.DE　3.ABCD
4.BDE　5.BE

二、非选择题

（一）填空题

1. 延髓　脑桥　中脑
2. 鼻咽　口咽　喉咽
3. 结肠带　结肠袋　肠脂垂
4. 左颈干　左锁骨下干　左支气管纵隔干
5. 肝总管　胆囊管
6. 胸骨角　乳头　剑突　脐　脐与耻骨联合中点
7. 室间孔　第三脑室　中脑水管　第四脑室　外侧孔　正中孔　蛛网膜下隙
8. 脾静脉　肠系膜上静脉　肠系膜下静脉　胃左、右静脉　附脐静脉
9. 皮质　髓质
10. 松弛部　紧张部
11. 全部胸椎的棘突　全部腰椎的棘突　骶正中嵴　髂嵴后部　小结节嵴

（二）名词解释

1. 喉中间腔向两侧突出的隐窝称为喉室。

2. 椎间盘位于相邻两椎体之间，由外部的纤维环和内部的髓核构成。纤维环有防止髓核脱出的作用，髓核有缓和冲击力作用。

3. 蛛网膜在上矢状窦两旁形成许多小突起，突入上矢状窦内，称蛛网膜粒。脑脊液经蛛网膜粒渗入上矢状窦内。

4. 同侧锁骨下静脉与颈内静脉之间的夹角，称为静脉角，左侧静脉角有胸导管注入，右侧静脉角有右淋巴导管注入。

5. 咽峡是口腔通向咽的门户，由腭垂、左右腭舌弓和舌根围成。

（三）简答题

1. 膈位于胸腔与腹腔之间，封闭胸廓下口，呈穹窿状。其周围为肌质部，各部肌束向中央移行于中心腱。膈上有三个裂孔：①主动脉裂孔在膈与脊柱之间，平第 12 胸椎高度，有主动脉及胸导管通过。②食管裂孔位于主动脉裂孔的左前方，平第 10 胸椎高度，有食管及迷走神经通过。③腔静脉孔位于食管裂孔右前方的中心腱内，平第 8 胸椎高度，有下腔静脉通过。

2. 肝门静脉的主要属支有肠系膜上静脉、脾静脉、肠系膜下静脉、胃左静脉、胃右静脉和附脐静脉。主要收集的脏器有胃、脾、食管下段、胆囊、十二指肠、空肠、回肠、盲肠、阑尾、结肠、直肠上部。

3. （1）对侧半身偏瘫；（2）对侧偏身感觉障碍；（3）双眼对侧半视野同向偏盲；（4）两侧额纹正常；（5）露齿时口角歪向病灶同侧。

4. 腕骨共有 8 块，分别称手舟骨、月骨、三角骨、豌豆骨、大多角骨、小多角骨、头状骨和钩骨。它们排成两列，每列各有 4 块；由桡侧向尺侧，近侧列依次为手舟骨、月骨、三角骨和豌豆骨，远侧列依次为大多角骨、小多角骨、头状骨和钩骨。

5. 胃是消化管最膨大的部分，有上、下两口，前、后两壁和大、小两弯。上口叫贲门，与食管相接；下口叫幽门，与十二指

肠相续。胃前壁朝向前上方；胃后壁朝后下方。胃的右上缘为凹缘，称胃小弯，该弯的最低点弯曲成角状，称角切迹；胃的左下缘为凸缘，称为胃大弯。胃可分为四部分：靠近贲门的部分叫贲门部；贲门平面以上，向左上方膨出的部分称胃底；中间大部分为胃体；角切迹至幽门之间的部分称幽门部。幽门部又分为幽门管和幽门窦。幽门管是紧接幽门而呈管状的部分；幽门窦是幽门管向左至角切迹之间稍膨大的部分。胃在中度充盈时，大部位于左季肋区，小部位于腹上区。贲门位于第 11 胸椎左侧，幽门位于第 1 腰椎右侧。

（四）论述题

1. 黄连素→口腔→咽峡→咽→食管→胃→小肠→肠系膜上静脉→肝门静脉→肝→肝静脉→下腔静脉→右心房→右心室→肺动脉→肺泡毛细血管→肺静脉→左心房→左心室→升主动脉→主动脉弓→胸主动脉→腹主动脉→肾动脉→肾→肾盂→输尿管→膀胱→尿道→体外。

2. 左侧小腿内侧面皮肤痛觉→左隐神经→左股神经→左腰丛→左脊神经节→左后角细胞→上升 1 ~ 2 个节段→白质前连合交叉至右侧→右脊髓丘脑侧束→延髓→脑桥→中脑→右侧背侧丘脑→右丘脑皮质束→右内囊后肢→右侧中央后回上 1/3 及中央旁小叶后部。

模拟试卷 B

习题

一、选择题

(一) A_1 型题（每题 1 分，共 15 分）

1. 脊髓半横断损伤，受损节段的平面以下可出现（　　）
   A. 同侧痛温觉障碍，对侧本体觉障碍
   B. 对侧痛温觉障碍，同侧本体觉障碍
   C. 对侧痛温觉障碍，对侧本体觉障碍
   D. 同侧痛温觉障碍，同侧本体觉障碍
   E. 两侧痛温觉障碍，触觉和本体觉正常

2. 令患者闭眼，发现其右眼裂不能完全闭合，考虑可能是（　　）
   A. 右侧面神经核上瘫
   B. 左侧视神经受损
   C. 右侧面神经核下瘫
   D. 右侧动眼神经受损
   E. 右侧三叉神经受损

3. 髋关节囊内的结构有（　　）
   A. 髂股韧带　　B. 耻股韧带
   C. 坐股韧带　　D. 股骨头韧带
   E. 耻骨梳韧带

4. 从一堆椎骨中鉴别胸椎根据的主要特征是（　　）
   A. 椎孔　　B. 肋凹　　C. 横突孔
   D. 棘突　　E. 椎体

5. 射精管开口于（　　）
   A. 膀胱三角
   B. 尿道前列腺部
   C. 尿道球部
   D. 尿道膜部
   E. 尿道海绵体部

6. 梨状隐窝存在于（　　）
   A. 鼻腔　　B. 咽峡　　C. 鼻咽
   D. 喉咽　　E. 口咽

7. 阑尾动脉来源于（　　）
   A. 腹腔干分支
   B. 回结肠动脉
   C. 肠系膜下动脉分支
   D. 右结肠动脉
   E. 中结肠动脉

8. 晶状体（　　）
   A. 位于角膜和虹膜之间，可感光
   B. 透明而无弹性
   C. 有血管和神经，呈双凸透镜
   D. 是眼球中最厚部分
   E. 表面覆有一层透明而有弹性的薄膜

9. 常见的尺神经损伤的部位是（　　）
   A. 腋窝内　　B. 上臂中部
   C. 肘部　　D. 前臂
   E. 任何部位

10. 使髋关节外展的肌肉是（　　）
    A. 臀中、小肌
    B. 梨状肌、股方肌
    C. 股四头肌
    D. 股二头肌和半腱肌
    E. 以上各组肌肉都不是

11. 开口于上鼻道的鼻旁窦有（　　）
    A. 蝶窦　　B. 上颌窦
    C. 额窦　　D. 筛窦后小房
    E. 矢状窦

12. 眼裂以上的皮肤一般感觉神经纤维

属于（　　）

A. 面神经和舌咽神经

B. 三叉神经

C. 舌下神经

D. 迷走神经

E. 舌神经

13. 三叉丘系交叉是在（　　）

A. 脊髓　　B. 延髓和脑桥

C. 脑桥基底部　　D. 内囊

E. 间脑

14. 肩关节外展时，下列何种肌肉参加运动（　　）

A. 大圆肌　　B. 冈下肌

C. 肩胛下肌　　D. 三角肌

E. 肱二头肌

15. 视交叉正中处损伤后可出现（　　）

A. 双眼鼻侧视野偏盲

B. 双眼颞侧视野偏盲

C. 双眼全盲

D. 左眼鼻侧半，右眼颞侧半视野偏盲

E. 左眼颞侧半，右眼鼻侧半视野偏盲

（二）A_2 型题（每题 1 分，共 5 分）

1. 维持人体直立的主要肌肉不包括（　　）

A. 竖脊肌　　B. 臀大肌

C. 股四头肌　　D. 大腿后群肌

E. 小腿三头肌

2. 硬脑膜窦不包括（　　）

A. 矢状窦　B. 乙状窦　　C. 横窦

D. 直窦　　E. 额窦

3. 下列关于动脉的不正确说法是（　　）

A. 动脉是输送血液离开心脏的管道

B. 其内均为动脉血流动

C. 动脉间可以吻合成动脉弓或动脉网

D. 终于毛细血管

E. 管腔内无瓣膜

4. 关于膈的描述，哪项错误（　　）

A. 起自胸廓下口内面及腰椎前面

B. 止于中心腱

C. 上面有壁胸膜覆盖

D. 收缩可助呼气

E. 受颈丛的分支支配

5. 眼球的屈光装置，包括下列各结构，但除外（　　）

A. 房水　　B. 角膜　　C. 瞳孔

D. 晶状体　　E. 玻璃体

（三）X 型题（每题 2 分，共 10 分）

1. 能屈膝关节的肌肉有（　　）

A. 股二头肌　　B. 半腱肌

C. 半膜肌　　D. 小腿三头肌

E. 长收肌

2. 下列器官属于腹膜外位的有（　　）

A. 肾　　B. 肾上腺　　C. 脾

D. 胰　　E. 输尿管

3. 与延髓相连的脑神经（　　）

A. 三叉神经　　B. 舌咽神经

C. 展神经　　D. 迷走神经

E. 面神经

4. 肠干收纳的器官淋巴管有（　　）

A. 腹腔干分支分布区域的淋巴管

B. 肠系膜上动脉分布区域的淋巴管

C. 髂内动脉分布区域的淋巴管

D. 肠系膜下动脉分布区域的淋巴管

E. 髂外动脉分布区域的淋巴管

5. 直接开口于男性尿道的有（　　）

A. 尿道球腺　　B. 输精管

C. 输尿管　　D. 射精管

E. 精囊

二、非选择题

（一）填空题（每空 0.5 分，共 20 分）

1. 口腔由________分为________和

________两部分。

2. 直肠有两个弯曲，即________和________。

3. 喉腔可分________、________和________三部分。

4. 肾的被膜有________、________和________三层结构。

5. 输精管可分为四部分，即________、________、________和________。

6. 掌浅弓是由________和________吻合而成。

7. 眼裂以下出血，可压迫________止血；颞部和头顶部出血，可压迫________止血。

8. 内耳感受直线变速运动刺激的感受器是________和________。

9. 神经元的突起可分为________和________两种。

10. 支配肱二头肌的神经是________，支配肱三头肌的神经是________，支配三角肌的神经是________。

11. 脑干边缘叶指________、________和________。

12. 大脑基底核主要是指________、________和________。

13. 大腿内侧群肌有________、________、________、________和________。

14. 关节的主要结构包括________、________、________。

（二）名词解释（每题 2 分，共 10 分）

1. 齿状线

2. （心）卵圆窝

3. 动脉

4. 蛛网膜下隙

5. 翼点

（三）简答题（每题 5 分，共 25 分）

1. 男、女性骨盆有哪些区别?

2. 临床上做胸膜腔穿刺时，常选在何处进针？穿刺依次经过哪些结构?

3. 具有生理狭窄的器官有哪些？这些狭窄部位分别位于何处?

4. 某病人高热后，发现左下肢肌肉瘫痪，肌张力低下，肌肉萎缩，膝跳反射消失，病理反射阴性。试问病变在何处，为什么?

5. 精子由何处产生？经过哪些管道排出体外?

（四）论述题（第 1 题 8 分，第 2 题 7 分）

1. 下肢大隐静脉内血栓脱落，最后梗塞于肺，试问此血栓通过哪些途径至肺?

2. 试述尺神经损伤后出现“爪形手”的形态学基础?

答案

一、选择题

（一）A_1 型题

1. B　2. C　3. D　4. B　5. B
6. D　7. B　8. E　9. C　10. A
11. D　12. B　13. B　14. D　15. B

（二）A_2 型题

1. D　2. E　3. B　4. D　5. C

（三）X 型题

1. ABCD　2. ABDE　3. BD
4. ABD　5. ABD

二、非选择题

（一）填空题

1. 牙弓　固有口腔　口腔前庭

2. 骶曲　会阴曲

3. 喉前庭　喉中间腔　声门下腔

4. 肾纤维囊　肾脂肪囊　肾筋膜

5. 睾丸部　精索部　腹股沟管部　盆部

6. 桡动脉的掌浅支　尺动脉终支

7. 面动脉　颞浅动脉

8. 椭圆囊斑　球囊斑

9. 树突　轴突

10. 肌皮神经　桡神经　腋神经

11. 扣带回　海马旁回　钩

12. 豆状核　尾状核　杏仁体

13. 耻骨肌　长收肌　短收肌　大收肌　股薄肌

14. 关节面　关节囊　关节腔

（二）名词解释

1. 各肛瓣和肛柱下端共同连成一锯齿状的环形线，称齿状线，是皮肤和粘膜的分界线。

2. 右心房内，房间隔下部有一卵圆形的浅窝称卵圆窝，为胎儿时期卵圆孔闭合后的遗迹。

3. 运送血液离开心脏的管道称动脉。

4. 蛛网膜与软膜之间的腔隙，称蛛网膜下隙，内有脑脊液。

5. 在颞窝内，额、顶、颞、蝶 4 骨的会合处，称翼点，此点内面有脑膜中动脉的前支经过，翼点骨折时，容易损伤该动脉，引起颅内血肿。

（三）简答题

1. 男性骨盆窄而长，骨盆上口较小，近似尖向前的桃形，骨盆腔呈漏斗状，耻骨弓的角度为 70°～75°；女性骨盆宽而短，骨盆上口较大，近似圆形，骨盆腔较大形似桶状，耻骨弓的角度为 90°～100°。

2. 胸膜腔穿刺点常选的在腋后线第 8 肋间隙或第 9 肋间隙进针。穿刺时由外向内依次经过皮肤、皮下浅筋膜、深筋膜、肋间隙（肋间外、内肌）、胸内筋膜、肋胸膜到达胸膜腔的最低处肋膈隐窝。

3. 具有生理狭窄的器官有食管、输尿管和男尿道。食管第一个狭窄为食管与咽相续处，第二个狭窄为与左主支气管交叉处，第三个狭窄为穿膈食管裂孔处。输尿管第一个狭窄为与肾盂相连处，第二个狭窄为与髂血管交叉处，第三个狭窄为穿膀胱壁内处。男尿道第一个狭窄为尿道内口，第二个狭窄为尿道膜部，第三个狭窄为尿道外口。

4. 病变在第 2 腰髓节段以下脊髓左侧前角细胞。左第 2 腰髓节段以下前角细胞的轴突参加骶丛，支配左下肢的肌肉，这是下运动神经元损伤，所以出现题中所述的症状。

5. 精子由睾丸内的精曲小管产生。其排出途径是：精曲小管→睾丸输出小管→附睾→输精管→射精管→尿道体外。

（四）论述题

1. 大隐静脉→股静脉→髂外静脉→髂总静脉→下腔静脉→右心房→右心室→肺动脉→肺。

2. 尺神经支配第 3、4 蚓状肌，蚓状肌的作用是屈掌指关节和伸指间关节，所以尺神经损伤后，第 4、5 指的掌指关节过伸和指间关节屈曲，形似鹰爪，故称爪形手。

模拟试卷 C

习题

一、选择题

(一) A_1 型题（每题 1 分，共 15 分）

1. 男尿道（　　）
   A. 仅是引导尿液排出体外的管道
   B. 穿过前列腺的一段为膜部
   C. 膜部为男尿道第二个狭窄处
   D. 膜部后壁上有射精管开口
   E. 上提阴茎可使男尿道的耻骨下弯消失

2. 子宫（　　）
   A. 位于耻骨联合与直肠之间
   B. 子宫下端称为子宫底
   C. 子宫口通向输卵管
   D. 子宫的整个内腔称子宫腔
   E. 成年未孕子宫的正常姿态为前倾前屈位

3. 第 12 肋与肾的关系（　　）
   A. 第 12 肋斜过两肾的中份
   B. 第 12 肋斜过两肾的上份
   C. 第 12 肋斜过右肾的上份，左肾的中份
   D. 第 12 肋斜过右肾的上份，左肾的下份
   E. 第 12 肋斜过右肾的中份，左肾的上份

4. 虹膜（　　）
   A. 为无色透明之膜，有折光作用
   B. 占外膜前 1/6
   C. 呈圆盘状，中央有瞳孔
   D. 位于晶状体与玻璃体之间
   E. 以上都不是

5. 声波传入外耳道后，正确的传导顺序是（　　）
   A. 鼓膜→锤骨→镫骨→砧骨→内耳
   B. 鼓膜→砧骨→锤骨→镫骨→内耳
   C. 鼓膜→锤骨→砧骨→镫骨→内耳
   D. 鼓膜→镫骨→锤骨→砧骨→内耳
   E. 鼓膜→锤骨→镫骨→砧骨→半规管

6. 巩膜静脉窦位于（　　）
   A. 虹膜与睫状体交界处
   B. 虹膜与巩膜交界处
   C. 巩膜与睫状体交界处
   D. 巩膜与角膜交界处
   E. 虹膜与角膜交界处

7. 肝门静脉（　　）
   A. 由肠系膜上静脉和脾静脉汇合而成
   B. 向右上斜行于肝胃韧带内
   C. 经胆总管左侧到肝门分为 2 支
   D. 经胆总管和肝固有动脉之间上行到肝门
   E. 是一条粗大的静脉，长约 15cm

8. 掌浅弓由下列动脉构成（　　）
   A. 尺动脉终支和桡动脉终支
   B. 尺动脉掌浅支和桡动脉终支
   C. 尺动脉终支和桡动脉掌浅支
   D. 尺动脉掌深支和桡动脉终支
   E. 尺动脉、桡动脉的掌浅支

9. 心脏收缩时，防止血液逆向流动的装置有（　　）
   A. 二尖瓣、三尖瓣
   B. 二尖瓣、主动脉瓣
   C. 肺动脉瓣、三尖瓣
   D. 主动脉瓣、肺动脉瓣
   E. 主动脉瓣、三尖瓣

10. 肺动脉口（　　）
A. 是右心室的入口
B. 附近有冠状动脉的开口
C. 运送含氧量高的血液
D. 口的周缘有三片半月形瓣膜
E. 以上均不是

11. 有关腹膜腔的概念，下述正确的说法是（　　）
A. 腹膜腔是个密闭的囊，与外界不通
B. 腹内脏都在腹膜腔的外面
C. 腹内脏都在腹膜腔的内面
D. 腹内脏有的在腹膜腔的外面，有的在内面
E. 上述都不正确

12. 脾脏（　　）
A. 是淋巴器官
B. 位于左季肋区
C. 上缘有脾切迹
D. 其长轴与第10肋一致
E. 以上叙述均正确

13. 为了避开坐骨神经，臀部肌肉注射的最佳部位是（　　）
A. 外上1/4内
B. 内上1/4内
C. 下外1/4内
D. 下内1/4内
E. 上述四个象限的交点处

14. 大脑半球分五叶所根据的沟裂是（　　）
A. 中央沟、外侧沟、距状沟
B. 中央沟、外侧沟、扣带沟
C. 中央沟、外侧沟、顶枕沟
D. 中央沟、中央后沟、顶枕沟
E. 中央沟、中央后沟、中央前沟

15. 距小腿关节（　　）
A. 由跟骨与胫骨组成
B. 关节囊外侧有坚韧的三角韧带
C. 关节囊内侧的韧带较薄弱
D. 主要是作足内翻和足外翻运动
E. 主要是作足背屈和足跖屈运动

（二）A_2 型题（每题1分，共5分）

1. 典型的颈椎不具备的特点是（　　）
A. 有一个分叉的棘突
B. 椎孔大，呈三角形
C. 横突宽，根部有一孔
D. 椎体上面有一对钩状突
E. 两侧各有一对上下肋凹

2. 关于阑尾，下述错误的是（　　）
A. 上端连通盲肠后内壁
B. 开口于盲肠内
C. 长约7~9cm
D. 阑尾尖端有一个明确的体表投影
E. 下端游离

3. 不穿过梨状肌下孔的神经是（　　）
A. 臀下神经　　B. 阴部神经
C. 股后皮神经　D. 坐骨神经
E. 臀上神经

4. 不属内分泌器官的是（　　）
A. 垂体　　B. 胸腺
C. 甲状腺　D. 肾上腺
E. 胰岛

5. 对心的外形描述，错误的是（　　）
A. 心象倒置的圆锥体，稍大于本人的拳头
B. 心可分为心尖、心底、两面、三缘
C. 右缘垂直向下，由右心室构成
D. 冠状沟是心房与心室在心表面的分界标志
E. 前、后室间沟是左、右心室在心表面的分界标志

（三）X型题（每题2分，共10分）

1. 上肢的动脉（　　）
A. 肱动脉是腋动脉的延续
B. 桡动脉在肘窝起自肱动脉

C. 尺动脉于肘窝起于肱动脉

D. 掌浅弓由尺动脉的掌浅支与桡动脉终支合成

E. 桡动脉下段为临床常用摸脉点

2. 上行纤维束有（　　）

A. 楔束

B. 薄束

C. 皮质脊髓前束

D. 红核脊髓束

E. 脊髓小脑后束

3. 内分泌器官有（　　）

A. 甲状腺　B. 肾上腺　C. 胰腺

D. 垂体　E. 胸腺

4. 关于耳（　　）

A. 外耳即是指耳郭

B. 耳郭下方 1/5 无软骨，称为耳垂

C. 外耳道为一弯曲管道

D. 中耳鼓室内有三块听小骨

E. 鼓膜中央向内凹陷，称为鼓膜脐

5. 胸锁乳突肌（　　）

A. 起于胸骨柄和锁骨内侧端

B. 止于乳突

C. 两侧收缩时头向后仰

D. 单侧收缩头歪向同侧，面转向对侧

E. 受颈丛神经的分支支配

二、非选择题

（一）填空题（每空 0.5 分，共 20 分）

1. 大网膜为最大的腹膜皱襞，它连于________和________之间，呈围裙状覆盖于________和________前方。

2. 食管全长有三个生理性狭窄，第一个狭窄位于________，距中切牙________ cm，第二个狭窄位于________，距中切牙________ cm，第三个狭窄位于________，距中切牙________ cm。

3. 甲状腺可分为________、________和________三部分。

4. 输卵管位于________两侧与________之间，临床上进行输卵管结扎手术，常在________进行。

5. 呼吸道包括________、________、________、________和________。

6. 椎间盘位于________之间，由________和________构成。成人的椎间盘除________与________之间缺如外，共有 23 块，最上一个在________和________之间，最末一个在________与________之间。

7. 心表面的环形横沟，称为________，是________与________的表面分界标志；心前面的纵形浅沟，称为________，是________与________在心前面的分界标志。

8. 交感干借交通支与脊神经相连，其中白交通支是由________发出的________纤维，灰交通支是由________发出的________纤维。

（二）名词解释（每题 2 分，共 10 分）

1. 肋弓

2. 颈动脉小球

3. 膀胱三角

4. 内囊

5. 硬膜外隙

（三）简答题（每题 5 分，共 25 分）

1. 试述颈、胸、腰椎的主要区别。

2. 简述食管的三个生理性狭窄部位及其距中切牙的距离。

3. 男性肾盂结石患者，结石排出体外的途径如何？依次经过哪些狭窄？

4. 试述脾的位置和形态特点。

5. 脑脊液的产生和循环如何？

（四）论述题（第 1 题 8 分，第 2 题 7 分）

1. 中脑右侧大脑脚底中部损伤并涉及同侧动眼神经根，将产生哪些表现？为什么？

2. 为什么左精索内静脉和大隐静脉易

发生静脉曲张？

答案

一、选择题

（一）A_1 型题

1.C　2.E　3.C　4.C　5.C

6.D　7.A　8.C　9.A　10.D

11.B　12.E　13.A　14.C　15.E

（二）A_2 型题

1.E　2.D　3.E　4.E　5.C

（三）X 型题

1.ABCE　2.ABE　3.ABDE

4.BCDE　5.ABCD

二、非选择题

（一）填空题

1. 胃大弯　横结肠　结肠　小肠

2. 与咽相续处　15　与左主支气管交叉处　25　穿膈食管裂孔处　40

3. 左叶　右叶　甲状腺峡

4. 子宫　盆侧壁　输卵管峡部

5. 鼻　咽　喉　气管　支气管

6. 相邻两椎体　纤维环　髓核　第 1 颈椎　第 2 颈椎　第 2 颈椎　第 3 颈椎　第 5 腰椎　骶骨底

7. 冠状沟　心房　心室　前室间沟　左心室　右心室

8. 脊髓侧角　节前　交感干神经节　节后

（二）名词解释

1. 第 8～10 对肋软骨不直接连于胸骨，而是依次连于上一个肋软骨，形成一对肋弓。

2. 颈动脉小球是一个椭圆形小体，借结缔组织连于颈内、外动脉分叉处的后方，为化学感受器，可感受血液中二氧化碳浓度的变化。当二氧化碳浓度改变时，可反射性地调节呼吸的频率和深度。

3. 在膀胱底内面，2 个输尿管开口和 1 个尿道内口形成的三角形区域，称膀胱三角。此处缺少粘膜下组织，天论膀胱充盈还是空虚，粘膜均保持平滑状态。

4. 内囊是位于背侧丘脑、尾状核与豆状核之间的上、下行投射纤维密集而成的白质区域，水平切面呈“> <”。分内囊前肢、内囊膝和内囊后肢。内囊损伤后，出现三偏症状，即偏身感觉障碍（丘脑皮质束受损）、对侧偏瘫（皮质脊髓束和皮质核束损伤）和偏盲（视辐射受损）。

5. 硬膜外隙是指硬脊膜与椎管内面的骨膜之间的疏松间隙，内含静脉丛、淋巴管、疏松结缔组织、脂肪，此隙略呈负压，有脊神经根通过。临床上硬膜外麻醉就是将药物注入此隙。

（三）简答题

1. 颈椎有横突孔。胸椎椎体侧面和横突尖端的前面有与肋骨相关节的肋凹。腰椎椎体肥大，棘突呈板状、水平后伸。

2. 食管全长有三个生理性狭窄。第 1 个狭窄位于咽与食管相接处，正对第 6 颈椎体下缘，距中切牙 15cm。第 2 个狭窄位于食管与左主支气管交叉处，约平第 4、5 胸椎之间，距中切牙 25cm。第 3 个狭窄位于食管穿过膈的食管裂孔处，约平第 10 胸椎平面，距中切牙 40cm。这些狭窄处也是肿瘤好发部位。

3. 男性肾盂结石随尿排出体外要经过肾盂、输尿管、膀胱和尿道。沿途结石要经过 6 处生理狭窄，即输尿管三个生理狭窄和尿道三个生理狭窄。分别是输尿管的起始处、跨过髂血管处、穿膀胱壁处和尿道内口、尿道膜部、尿道外口。

4. 脾位于左季肋区，与第 9～11 肋相对，其长轴与第 10 肋相一致，脾可分为膈、脏两面，前、后两端和上、下两缘。膈面凸隆光滑，脏面凹陷，中央有血管、神经等出入，称脾门。上缘较锐利，有2~3个切迹，称脾切迹，下缘较钝。

5. 脑脊液由脑室内脉络丛产生，95%脑脊液由侧脑室脉络丛产生。循环路径为：侧脑室脉络丛产生的脑脊液→侧脑室→室间孔→第三脑室，加上第三脑室脉络丛产生的脑脊液→中脑水管→第四脑室，加上第四脑室脉络丛产生的脑脊液→第四脑室外侧孔、正中孔→蛛网膜下隙→蛛网膜粒→渗入硬脑膜窦，最后流入颈内静脉。

（四）论述题

1. 表现为：（1）左侧上下肢瘫痪（皮质脊髓束损伤所致）；（2）右侧除外直肌及上斜肌外的所有眼外肌均麻痹（动眼神经根损伤所致）；（3）右侧瞳孔散大（动眼神经中副交感纤维损伤所致）。

2. 左侧睾丸静脉不直接注入下腔静脉，而是先注入左肾静脉，再由左肾静脉注入下腔静脉，因此左侧静脉血回流的途径较右侧长，血液易发生淤阻现象，造成左精索内静脉曲张。大隐静脉是下肢最长的浅静脉，注入股静脉的途径长，加上又要克服血液自身的重力作用，故大隐静脉易发生静脉曲张。

模拟试卷 D

习题

一、选择题

（一）A_1 型题（每题 1 分，共 15 分）

1. 关于纵隔的概念，正确的是（　　）
   A. 胸腔中除肺以外所有结构的总称
   B. 两肺之间所有结构的总称
   C. 它是两胸膜腔之间的一个间隙
   D. 即是心脏所占的位置
   E. 两侧纵隔胸膜之间所有器官和组织结构的总称

2. 蜗管（　　）
   A. 借蜗窗通乳突小房
   B. 借前庭窗通鼓室
   C. 与咽鼓管相移行
   D. 横切面呈三角形，位于前庭阶和鼓阶之间
   E. 以上都不是

3. 腓总神经损伤表现为（　　）
   A. 足不能跖屈和内翻
   B. 足不能背屈和内翻
   C. 足不能背屈和外翻
   D. 足不能跖屈和外翻
   E. 以上运动都不能

4. 管理舌肌运动的神经是（　　）
   A. 面神经　　B. 舌神经
   C. 舌咽神经　　D. 舌下神经
   E. 此处没有列出

5. 小脑幕切迹疝时，一侧瞳孔散大的原因是（　　）
   A. 动眼神经核受压
   B. 动眼神经受压
   C. 丘脑下部受压
   D. 展神经受压
   E. 交感神经受刺激

6. 脊神经后支的性质是（　　）
   A. 躯体运动性
   B. 躯体感觉性
   C. 内脏运动性
   D. 内脏感觉性
   E. 混合性

7. 在眼底部的视网膜上，黄斑和视神经盘两者的关系（　　）
   A. 黄斑在视神经盘的下方
   B. 黄斑在视神经盘的上方
   C. 黄斑在视神经盘的鼻侧
   D. 黄斑在视神经盘的颞侧
   E. 黄斑就是视神经盘中央的凹陷处

8. 支配肱二头肌的神经是（　　）
   A. 桡神经　　B. 尺神经
   C. 正中神经　　D. 肌皮神经
   E. 腋神经

9. 由腹腔干直接分支的是（　　）
   A. 胃网膜左动脉
   B. 胃网膜右动脉
   C. 胃右动脉
   D. 胃左动脉
   E. 胃短动脉

10. 腹壁下动脉起自（　　）
    A. 髂总动脉　　B. 髂内动脉
    C. 髂外动脉　　D. 肠系膜下动脉
    E. 腹腔干

11. 肺尖的位置（　　）
    A. 高出锁骨外侧段以上 2 ~ 3cm
    B. 高出锁骨中段以上 2 ~ 3cm
    C. 高出锁骨内侧段以上 2 ~ 3cm
    D. 高出胸锁关节以上 2 ~ 3cm
    E. 高出第一肋以上 2 ~ 3cm

12. 关于精囊的正确描述是（　　）
A. 贮存精子，分泌精液
B. 其排出管改名为射精管
C. 位于尿道膜部后外侧
D. 排出管与输精管壶腹下端合成射精管
E. 肥大时可压迫尿道

13. 胸骨角是由两部分骨的相连接处形成的，它们是（　　）
A. 胸骨体与剑突
B. 胸骨柄与胸骨体
C. 剑突与肋弓
D. 胸骨柄与锁骨
E. 胸骨柄与第一肋

14. 腹股沟韧带（　　）
A. 为腹内斜肌腱膜下缘的增厚
B. 附着于耻骨结节
C. 是腹壁深筋膜增厚形成的结构
D. 位于腹股沟管皮下环的上方
E. 没有上述特点

15. 脑的动脉（　　）
A. 来源于颈内动脉和椎动脉
B. 仅来源于椎动脉
C. 仅来源于颈内动脉
D. 来源于锁骨下动脉
E. 均分为皮质支和脑膜支

（二）A_2 型题（每题 1 分，共 5 分）

1. 不属于非脑神经核的是（　　）
A. 薄束核　　B. 楔束核
C. 红核　　D. 黑质
E. 孤束核

2. 关于胆囊的错误说法是（　　）
A. 位于肝下面的胆囊窝
B. 可分为底、体、颈三部
C. 有贮存和浓缩胆汁的功能
D. 胆囊管与肝总管汇合成胆总管
E. 右腹直肌外侧缘与右肋弓交角处为胆囊底的体表投影

3. 下列何动脉不是颈外动脉分支（　　）
A. 甲状腺下动脉
B. 舌动脉
C. 面动脉
D. 上颌动脉
E. 颞浅动脉

4. 不参与肩关节旋内的肌是（　　）
A. 胸大肌　　B. 背阔肌
C. 大圆肌　　D. 小圆肌
E. 肩胛下肌

5. 有关眼球壁的下列说法，不正确的是（　　）
A. 由眼球纤维膜、眼球血管膜和视网膜构成
B. 眼球纤维膜分角膜和巩膜两部
C. 眼球血管膜分虹膜和脉络膜两部
D. 视网膜后部称视部
E. 在视神经盘颞侧 3.5mm 处有黄斑

（三）X 型题（每题 2 分，共 10 分）

1. 腹膜内位器官的有（　　）
A. 胃　　B. 脾　　C. 卵巢
D. 阑尾　E. 肝

2. 脾（　　）
A. 位于左季肋区，与第 8 肋相对
B. 略呈椭圆形
C. 前缘锐利，有 2～3 个脾切迹
D. 脏面凹陷，中央处有脾门
E. 是体内重要的淋巴器官

3. 属于实质性器官的是（　　）
A. 肝　　B. 脾　　C. 肾
D. 喉　　E. 膀胱

4. 下列脑神经中具有感觉性纤维的是（　　）
A. 迷走神经　　B. 副神经
C. 三叉神经　　D. 面神经
E. 滑车神经

5. 股四头肌的四个头起于（　　）

A. 髂前下棘

B. 髂前上棘

C. 股骨粗线内侧

D. 股骨前面

E. 股骨粗线外侧

二、非选择题

（一）填空题（每空 0.5 分，共 20 分）

1. 骨性鼻中隔由________和________组成。

2. 喉腔分三部________、________、________。

3. 肾表面有三层被膜，由内向外依次为________、________、________。

4. 子宫的固定装置有________、________、________、________。

5. 胸导管下端起于________，自此上行穿________入胸腔，沿脊柱右前方上行，至第 5 胸椎水平转向左，出________至颈根部，呈弓状弯曲注入________。

6. 颈部的浅静脉是________，上肢的浅静脉主要有________、________和________，下肢的浅静脉主要有________和________。

7. 膜迷路可分为________、________、________和________。

8. 眼屈光系统包括________、________、________和________四部分。

9. 脑和脊髓表面均有三层被膜，即是________、________和________。

10. 第 1 颈椎又称________，第 2 颈椎又称________，第 7 颈椎又称________。

11. 输卵管由内侧向外侧依次可以分为________、________、________和________四部。

（二）名词解释（每题 2 分，共 10 分）

1. 骺软骨

2. 神经

3. 颈动脉窦

4. 大脑动脉环

5. 阑尾根部体表投影点

（三）简答题（每题 5 分，共 25 分）

1. 作阑尾切除术时，从腹前外侧壁的切口经过哪些层次结构？

2. 令患者张开口腔检查时，可见到哪些主要结构？

3. 试比较左、右主支气管及左、右肺的形态结构特点。

4. 既有关节内软骨又有关节内韧带的关节是什么关节？该关节的主要运动形式如何？其参与运动的肌肉有哪些？

5. 面神经在面神经管外或管内损伤后，各自表现如何？

（三）简答题（每题 5 分，共 25 分）

1. 右侧手背桡静脉点滴抗生素治疗阑尾炎，试问药物如何到达阑尾？

2. 肱骨中段骨折时易损伤什么神经？为什么？损伤后出现症状如何？

答案

一、选择题

（一）A_1 型题

1.E　2.D　3.B　4.D　5.B
6.E　7.D　8.D　9.D　10.C
11.C　12.D　13.B　14.B　15.A

（二）A_2 型题

1.E　2.B　3.A　4.D　5.C

（三）X 型题

1.ABCD　2.BDE　3.ABC
4.ACD　5.ACDE

二、非选择题

（一）填空题

1. 筛骨垂直板　犁骨

2. 喉前庭　喉中间腔　声门下腔

3. 肾纤维囊　肾脂肪囊　肾筋膜

4. 子宫阔韧带　子宫圆韧带　子宫主韧带　子宫骶韧带

5. 乳糜池　膈主动脉裂孔　胸廓上口　左静脉角

6. 颈外静脉　头静脉　贵要静脉　肘正中静脉　大隐静脉　小隐静脉

7. 椭圆囊　球囊　膜半规管　蜗管

8. 角膜　房水　晶状体　玻璃体

9. 硬膜　蛛网膜　软膜

10. 寰椎　枢椎　隆椎

11. 输卵管子宫部　输卵管峡部　输卵管壶腹部　输卵管漏斗部

（二）名词解释

1. 幼儿长骨干与骺之间有一层软骨，称骺软骨。骺软骨细胞能不断分裂增生、骨化，使骨不断长长。成年后，骺软骨骨化，其间留有一线状痕迹，称骺线。

2. 在周围神经，神经纤维集合成粗细不等的集束，由不同数目的集束再集合成一条神经。包绕在每条神经外面的为神经外膜，包绕每一神经束外面的为神经束膜，包绕每根神经纤维外面的为神经内膜。

3. 颈动脉窦为颈内动脉起始处的膨大部，壁内有压力感受器，可感受血液中压力的变化。当血压改变时，可反射性地改变心率和末梢血管的口径，以调节血压。

4. 大脑动脉环又名 Willis 环，由两侧颈内动脉末端、两侧大脑前动脉起始段、两侧大脑后动脉起始段借前、后交通动脉连通而共同组成的一动脉环路。

5. 阑尾根部体表投影点是指脐与右髂前上棘连线的中、外 1/3 交点处，阑尾炎时，此处有压痛或反跳痛。

（三）简答题

1. 通常在阑尾根部的体表投影作手术切口进行阑尾切除，手术所经过的层次结构为：皮肤、浅筋膜、深筋膜、腹外斜肌、腹内斜肌、腹横肌、腹横筋膜、腹膜外脂肪、壁腹膜、脏腹膜、阑尾。

2. 张口检查所见结构有：上、下牙弓，硬腭，软腭，腭垂，左、右腭舌弓，左、右腭咽弓，腭扁桃体，咽峡，舌，界沟，舌乳头等。

3. 左主支气管：细、长而较水平；右主支气管：粗、短而较垂直，因此异物易落入右主支气管、右肺内。左肺分上、下两叶，右肺分上、中、下三叶。左肺前缘有心切迹和左肺小舌，右肺近垂直。

4. 该关节是膝关节。运动形式主要为屈膝关节和伸膝关节。屈膝关节的肌肉有股二头肌、半腱肌、半膜肌、腓肠肌、缝匠肌和股薄肌，伸膝关节的肌肉有股四头肌。

5. 面神经管外损伤，会出现患侧面肌瘫痪，其症状表现为：患侧额纹消失，不能闭眼，鼻唇沟变浅；发笑时健侧口角向上歪斜，患侧角膜反射消失。面神经管内损伤，除有上述症状外，还可伴有舌前 2/3 味觉障碍以及下颌下腺和舌下腺分泌功能障碍。

（三）简答题

1. 右手背桡侧静脉→右头静脉→右腋静脉→右锁骨下静脉→右头臂静脉→上腔静脉→右心房→右心室→肺动脉→肺泡毛细血管→肺静脉→左心房→左心室→升主动脉→主动脉弓→胸主动脉→腹主动脉→肠系膜上动脉→回结肠动脉→阑尾动脉→阑尾。

2. 肱骨中段骨折时易损伤桡神经，因为桡神经紧贴肱骨体上的桡神经沟行走。损伤后，主要出现为桡神经深支支配的前臂肌瘫痪，不能伸腕和伸指，呈垂腕姿态，另外桡神经浅支所分布的手背桡侧半和桡侧 2 个半指节背面皮肤感觉障碍，以手背第 1、2 掌骨之间的皮肤最为明显。

模拟试卷 E

习题

一、选择题

(一) A_1 型题（每题 1 分，共 15 分）

1. 令患者闭眼，发现病人左眼裂大于右侧，考虑可能（　　）

A. 右侧面神经核上瘫
B. 左侧面神经核下瘫
C. 右侧动眼神经损伤
D. 右侧三叉神经损伤
E. 右侧交感神经损伤

2. 支配眼外肌运动的神经（　　）

A. 动眼神经、滑车神经、眼神经
B. 展神经、滑车神经、眼神经
C. 展神经、视神经、动眼神经
D. 展神经、眶下神经、动眼神经
E. 动眼神经、滑车神经、展神经

3. 在腋中线上，肋膈隐窝的投影位于（　　）

A. 第 6 肋与第 10 肋之间
B. 第 7 肋与第 11 肋之间
C. 第 8 肋与第 10 肋之间
D. 第 8 肋与第 11 肋之间
E. 第 9 肋与第 11 肋之间

4. 传导下肢本体觉和精细触觉的传导束是（　　）

A. 薄束　　B. 楔束
C. 脊髓小脑束　　D. 脊髓丘脑束
E. 皮质脊髓束

5. 具有腱划的肌肉（　　）

A. 竖脊肌　　B. 腹直肌
C. 腹外斜肌　　D. 腹内斜肌
E. 前锯肌

6. 小腿三头肌（　　）

A. 由比目鱼肌两个头和腓肠肌一个头合成
B. 向下集中成强大的肌腱，称为跟腱
C. 收缩可使足跖屈并内翻
D. 比目鱼肌又构成腘窝的下界
E. 损伤瘫痪后可致足不能内翻

7. 额顶部软组织外伤出血，临时止血可压迫（　　）

A. 面动脉　　B. 上颌动脉
C. 颈外动脉　　D. 颞浅动脉
E. 颈总动脉

8. 分布胃的动脉是（　　）

A. 胃左动脉的分支
B. 胃左动脉和脾动脉的分支
C. 胃左动脉、肝总动脉和脾动脉的分支
D. 胃左动脉和肠系膜上动脉的分支
E. 肝总动脉和脾动脉的分支

9. 眼房位于（　　）

A. 角膜与瞳孔之间
B. 角膜与晶状体之间
C. 角膜与巩膜之间
D. 角膜与睫状体之间
E. 角膜与血管膜之间

10. 螺旋器位于（　　）

A. 前庭阶　　B. 鼓界
C. 骨螺旋板　　D. 基底膜
E. 蜗底

11. 组成内囊的是（　　）

A. 连合纤维和发自于皮质的下行纤维
B. 投射纤维和联络纤维
C. 至皮质的上行纤维和连合纤维

D. 皮质发出的下行纤维和联络纤维

E. 起止于皮质的上、下行纤维

12. 咽鼓管咽口位于（　　）

A. 鼻咽部的后部

B. 鼻咽部的侧壁

C. 口咽部的后部

D. 口咽部的侧壁

E. 以上都不是

13. 关于腹膜腔的概念，下述正确的说法是（　　）

A. 腹膜腔是个密闭的囊，与外界不通

B. 腹内脏都在腹膜腔的外面

C. 腹内脏都在腹膜腔内

D. 腹内脏有的在腹膜腔内，有的在腹膜腔外

E. 上述都正确

14. 脊髓第 9 胸髓节段受损，可考虑何处椎骨损伤（　　）

A. 第 8 胸椎　B. 第 7 胸椎

C. 第 6 胸椎　D. 第 9 胸椎

E. 第 10 胸椎

15. 肱三头肌（　　）

A. 位于臂的前面

B. 可伸肘关节

C. 长头起自肩峰

D. 止于桡骨粗隆

E. 受腋神经支配

（二）A_2 型题（每题 1 分，共 5 分）

1. 肛管拥有以下结构，但何结构除外（　　）

A. 肛窦　B. 肛瓣

C. 肛梳　D. 直肠横襞

E. 齿状线

2. 有关眼球外肌的下列说法，不正确的是（　　）

A. 由运动眼球肌和上睑提肌构成

B. 上斜肌可使瞳孔转向下内

C. 下斜肌可使瞳孔转向上外

D. 上直肌可使瞳孔转向上内

E. 内直肌可使瞳孔转向内侧方

3. 下列有关腹股沟管说法，不正确的是（　　）

A. 为男性精索或女性子宫圆韧带所通过的裂隙

B. 位于腹前外侧壁的下部

C. 有腹股沟管深环

D. 小肠经过深环和浅环突出称为直疝

E. 上壁是腹内斜肌和腹横肌的弓状下缘

4. 关于坐骨神经的下列说法，错误的是（　　）

A. 于梨状肌下缘出骨盆

B. 行经大转子与坐骨结节之间

C. 位于臀中肌的深面

D. 于腘窝上角分为胫神经和腓总神经

E. 其分支分布于大腿后群肌

5. 有关胸导管的下列叙述，错误的是（　　）

A. 它仅收集左右腰干的淋巴

B. 始于乳糜池

C. 穿过膈的食管裂孔入胸腔

D. 成人长达 30～40cm

E. 它是淋巴的主要收集管

（三）X 型题（每题 2 分，共 10 分）

1. 在成人，具有造血功能的红骨髓存在于（　　）

A. 短骨的骨松质内

B. 长骨骺的骨松质内

C. 扁骨的骨松质内

D. 长骨的骨髓腔内

E. 不规则骨的骨松质内

2. 食管（　　）

A. 始于第 6 颈椎下缘平面

B. 成人全长 10～15cm

C. 紧贴左主支气管后方
D. 在颈部位于气管之前
E. 全长有三个狭窄

3. 中枢性瘫痪所具有的特点是（　　）
A. 肌张力增高
B. 皮肤或粘膜反射减弱或消失
C. 腱反射亢进
D. 肌不萎缩
E. 病理反射阴性

4. 男性尿道可分为（　　）
A. 前列腺部　　B. 盆部
C. 球部　　D. 膜部
E. 海绵体部

5. 腹腔干的第一级分支有（　　）
A. 肝总动脉
B. 胃网膜左动脉
C. 脾动脉
D. 胃右动脉
E. 胃左动脉

二、非选择题

（一）填空题（每空 0.5 分，共 20 分）

1. 胸廓上口由________、________和________围成。胸廓下口不整齐，由________、________、________和________围成。

2. 右心房的入口有________、________和________；左心房的入口有________个，即左右各________个________口。

3. 喉以软骨为支架，包括________、________、________和________。

4. 眼副器包括________、________、________和________等，它们对眼球具有________、________和支持等功能。

5. 臂丛的分支主要有________、________、________、________和________等。

6. 产生精液的主要器官是________、________、________和________。

7. 男性尿道分部是________、________、________。

8. 构成大脑动脉环的动脉有________、________、________、________、________。

（二）名词解释（每题 2 分，共 10 分）

1. 矢状面
2. 肋膈隐窝
3. 窦房结
4. 肾窦
5. 神经核

（三）简答题（每题 5 分，共 25 分）

1. 在颅底内面有哪些主要的孔裂。

2. 喉腔分几部？活体喉镜观察可见到哪些结构？怎样辨认声带？

3. 试比较一下男、女性尿道在结构和功能上的差别？

4. 心内血液定向流动的结构有哪些？各位于何处？当心脏收缩或舒张时，分别处于什么状态？

5. 肱骨干在三角肌止点以上和以下骨折时，骨折的近段和远段将如何移位？为什么？

（四）论述题（第 1 题 8 分，第 2 题 7 分）

1. 试述肝、胆、胃、脾、甲状腺、阑尾、大肠和子宫的动脉供应及来源。

2. 有一 60 岁男子，突然昏倒，意识恢复后，说话不清。经检查发现：右上下肢不能运动，肌肉强硬，膝跳反射和肱二头肌腱反射亢进，Babinski 征阳性，两侧额纹对等，均能闭目，右侧鼻唇沟变浅，口角歪向左侧，伸舌时舌尖偏向右侧；右半身痛觉丧失；双眼右半视野偏盲。问：病变位于何处？为什么出现上述症状？

答案

一、选择题

（一）A_1 型题

1.B　2.E　3.C　4.A　5.B
6.B　7.D　8.B　9.B　10.D
11.E　12.B　13.B　14.C　15.B

（二）A_2 型题

1.D　2.B　3.D　4.C　5.C

（三）X 型题

1.ABCE　2.ACE　3.ACD
4.ADE　5.ACE

二、非选择题

（一）填空题

1. 第1胸椎　第1对肋　胸骨柄上缘　第12胸椎　第11、12对肋　肋弓　胸骨剑突

2. 上腔静脉口　下腔静脉口　冠状窦口　4　2　肺静脉

3. 甲状软骨　环状软骨　杓状软骨　会厌软骨

4. 眼睑　结膜　泪器　眼球外肌　运动　保护

5. 正中神经　尺神经　桡神经　腋神经　肌皮神经

6. 睾丸　前列腺　精囊　尿道球腺

7. 前列腺部　膜部　海绵体部

8. 颈内动脉　大脑前动脉　前交通动脉　大脑后动脉　后交通动脉

（二）名词解释

1. 矢状面是指从前后方向将人体或器官纵切为左右两部分所形成的切面。若沿人体前后正中线方向，将人体切为左右完全对称的两部分的切面，则称正中矢状面。

2. 肋膈隐窝是指肋胸膜与膈胸膜返折形成呈半环形的间隙，即使深吸气时，肺的下缘也不能伸入其间，是胸膜腔的最低点，胸膜腔积液首先积于此。

3. 窦房结呈长椭圆形，位于上腔静脉与右心耳之间的心外膜深面，是心正常起搏点。

4. 肾门伸入肾实质内的腔隙称肾窦，内有肾盏、肾盂、肾血管及脂肪等。

5. 在中枢部神经内，包埋在白质内的灰质团块，称为神经核。

（三）简答题

1. 颅前窝有：筛板、筛孔；颅中窝有：视神经管、眶上裂、破裂孔、圆孔、卵圆孔、棘孔；颅后窝有：枕骨大孔、舌下神经管、颈静脉孔、内耳门和内耳道。

2. 喉腔可分喉前庭、喉中间腔和声门下腔三部分。喉镜检查可观察到的结构有：会厌结节、粉红色的前庭襞以及下方呈珠白色的声襞。向喉腔突出最明显且呈珠白色的条带状结构，应为声带。

3. 男性尿道：长约18～20cm，细、长、弯曲，排尿、排精。有前列腺部、膜部和海绵体部三个分部；有尿道前列腺部、尿道球部和尿道舟状部三个扩大；有尿道内口、膜部和尿道外口三个狭窄；有耻骨下弯和耻骨前弯两个弯曲。临床上插导尿管或膀胱镜时，需注意狭窄部位、插入深度以及插前将阴茎上提。

女性尿道：长约3～5cm，短、宽、直，排尿，易尿路感染。尿道外口与阴道口均开口于阴道前庭，尿道外口在阴道口的前方，导尿时，需注意。

4. 保持心内血液定向流动的结构有二尖瓣、三尖瓣、主动脉瓣和肺动脉瓣。二尖瓣位于左房室口周围，三尖瓣位于右房室口周围，主动脉瓣位于主动脉口周围，肺动脉瓣位于肺动脉口周围。当心脏收缩时，二尖瓣和三尖瓣关闭，主动脉瓣和肺动脉瓣开

放。当心脏舒张时，二尖瓣和三尖瓣开放，主动脉瓣和肺动脉瓣关闭。

5. 肱骨在三角肌止点以上骨折时，骨折近段因受胸大肌、背阔肌的牵拉而内收和旋内；骨折远段因受三角肌、肱二头肌的作用而向上并稍外展。

肱骨在三角肌止点以下骨折时，骨折近段因受三角肌、冈上肌和喙肱肌作用向外向前移位；骨折远段则因受肱二头肌、肱三头肌的作用，而向上内移位。

（四）论述题

1. 肝的动脉供应为左支和右支，来自肝固有动脉。胆的动脉供应为胆囊动脉，来自肝固有动脉分出的右支。胃的动脉供应为胃左、右动脉、胃网膜左、右动脉和胃短动脉，胃左动脉来自腹腔干，胃右动脉来自肝固有动脉，胃网膜左动脉来自脾动脉，胃网膜右动脉来自胃十二指肠动脉，胃短动脉来自脾动脉。脾的动脉供应为脾动脉的分支，来自脾动脉。甲状腺的动脉供应为甲状腺上、下动脉，甲状腺上动脉来自颈外动脉，甲状腺下动脉来自甲状颈干。阑尾的动脉供应为阑尾动脉，来自回结肠动脉。大肠的动脉供应有回结肠动脉、右结肠动脉、中结肠动脉、左结肠动脉、乙状结肠动脉、直肠上、下动脉，回结肠动脉、右结肠动脉、中结肠动脉来自肠系膜上动脉，左结肠动脉、乙状结肠动脉、直肠上动脉来自肠系膜下动脉，直肠下动脉来自髂内动脉。

2. 病变部位在左侧内囊。损伤了左侧内囊后肢皮质脊髓束，引起右半身痉挛性瘫痪；损伤了左侧内囊膝部皮质核束，引起右侧面肌和舌肌核上瘫；损伤了左侧内囊后肢丘脑皮质束，引起右半身痛觉丧失；损伤了左侧内囊后肢视辐射，引起双眼右半视野偏盲。

模拟试卷 F

习题

一、选择题

（一）A₁ 型题（每题 1 分，共 15 分）

1. 关于脊神经的描述，哪项是正确的（　　）
   A. 有 30 对
   B. 除胸神经前支外，其余各脊神经前支分别交织成丛
   C. 后支只含躯体感觉纤维
   D. 不管理脊髓被膜
   E. 各前支均借灰、白交通支与交感干相连

2. 只含感觉纤维成分的结构是（　　）
   A. 脊神经前根
   B. 脊神经后根
   C. 脊神经前支
   D. 脊神经后支
   E. 交通支

3. 皮质脊髓侧束纤维交叉的水平位于（　　）
   A. 内囊的白质密集区
   B. 中脑的大脑脚底
   C. 脑干的结合臂交叉
   D. 延髓的椎体下方
   E. 相应节段的脊髓白质前连合

4. 蝶窦开口于（　　）
   A. 上鼻道
   B. 上鼻甲的后上方
   C. 中鼻道
   D. 下鼻道
   E. 以上都不是

5. 可以摸到桡动脉搏动的位置是（　　）
   A. 腕上方、豌豆骨近侧
   B. 肱二头肌内侧沟内
   C. 桡侧腕屈肌与指浅屈肌之间
   D. 腕上方、桡侧腕屈肌腱外侧
   E. 此处未列出

6. 小隐静脉行于（　　）
   A. 内踝前方　　B. 内踝后方
   C. 外踝前方　　D. 外踝后方
   E. 小腿内面

7. 内耳（　　）
   A. 分耳蜗与半规管两部
   B. 三个半规管分别称为前、中、后半规管
   C. 耳蜗与蜗管之间有内淋巴
   D. 其外侧壁与鼓室相隔
   E. 以上都不对

8. 关于鼓膜的下列说法，正确的是（　　）
   A. 位于内耳道与外耳道之间
   B. 外观呈粉红色的不透明薄膜
   C. 分为上方的紧张部和下方的松弛部
   D. 鼓膜中心略向内凹陷，称鼓膜脐
   E. 以上都不是

9. 正确的男性尿道分部是（　　）
   A. 可分盆部、会阴部、海绵体部
   B. 可分耻骨下部和耻骨前部
   C. 可分根部、体部和头部
   D. 可分前列腺部、膜部、海绵体部
   E. 可分球部、壶腹部和舟状窝三部分

10. 下列属于副交感神经核团的是（　　）
   A. 三叉神经核

B. 前庭神经核
C. 迷走神经背核
D. 舌下神经核
E. 副神经核

11. 下颌神经通过颅的（　　）
A. 圆孔　　B. 卵圆孔
C. 棘孔　　D. 破裂孔
E. 枕骨大孔

12. 脊髓（　　）
A. 背侧有一条深的后正中裂
B. 新生儿脊髓下端平齐第一腰椎下缘
C. 在胸段大部分有侧角，小部分无侧角
D. 前、后外侧沟内有成排的脊神经根出入
E. 末端向下延伸为细长的马尾

13. 肱骨（　　）
A. 下端内侧有肱骨小头
B. 内上髁后下方有尺神经沟
C. 体的后面有由外上斜向内下的桡神经沟
D. 上端与体交界处有三角肌粗隆
E. 肱骨头前下方有突起为大结节

14. 使足外翻的肌肉是（　　）
A. 腓骨长肌、腓骨短肌
B. 腓骨长肌、胫骨后肌
C. 胫骨前肌、腓肠肌
D. 胫骨前肌、胫骨后肌
E. 以上各肌均不是

15. 肺下缘的体表投影（　　）
A. 在锁骨中线与第 8 肋相交
B. 在腋中线与第 10 肋相交
C. 在肩胛线与第 11 肋相交
D. 近脊柱处平第 10 胸椎棘突
E. 在腋前线与第 10 肋相交

（二）A_2 型题（每题 1 分，共 5 分）

1. 关于肺不正确的说法是（　　）
A. 右肺有水平裂
B. 肺底位于膈的上面
C. 肺门位于肺的纵隔面
D. 位于胸膜腔内
E. 左肺分二叶，右肺分三叶

2. 门静脉不收集哪个脏器的静脉血（　　）
A. 胃　　B. 肝　　C. 胆囊
D. 脾　　E. 阑尾

3. 眼球的屈光装置，不包括下列哪个结构（　　）
A. 房水　　B. 角膜
C. 瞳孔　　D. 晶状体
E. 玻璃体

4. 不参与桡腕关节组成的骨是（　　）
A. 手舟骨　　B. 月骨
C. 三角骨　　D. 尺骨下端
E. 桡骨下端

5. 下丘脑的范围不包括（　　）
A. 视交叉　　B. 灰结节
C. 大脑脚　　D. 乳头体
E. 漏斗

（三）X 型题（每题 2 分，共 10 分）

1. 胸导管所收纳的淋巴区域是（　　）
A. 整个头颈部
B. 整个下半身
C. 胸部及左上肢
D. 左、右上肢
E. 左侧头颈

2. 不成对的脑颅骨有（　　）
A. 额骨　　B. 顶骨　　C. 枕骨
D. 筛骨　　E. 蝶骨

3. 与近视有关的是（　　）
A. 瞳孔　　B. 巩膜
C. 晶状体　　D. 睫状肌
E. 虹膜

4. 在人的神经系统中，植物神经具有下列特征（　　）

A. 不随意控制，有一定的“自主性”

B. 周围部有节前、节后纤维之分

C. 又可分布于骨骼肌

D. 发自中枢后，要经上、下运动神经元才能到达效应器

E. 分布于心肌、平滑肌和腺体

5. 甲状腺所具有的特点是（　）

A. 呈“H”形

B. 是不成对的腺体

C. 分为左、右叶和中间的甲状腺峡

D. 有时可向上伸出锥状叶

E. 甲状腺峡位于第 2～4 气管软骨环的前面

二、非选择题

(一) 填空题（每空 0.5 分，共 20 分）

1. 输尿管的三个狭窄为________、________、________。

2. 大唾液腺有________、________、________。

3. 成年人所具有的内分泌腺主要有________、________、________、________等。

4. 淋巴系统由________、________和________组成。

5. 眼球的折光装置包括________、________、________、________。

6. 大脑半球可分五叶________、________、________、________和________。

7. 颈外动脉的分支有________、________、________、________、________。

8. 心脏的体表投影在胸部的四点位置是________、________、________、________。

9. 骶丛的神经分支有________、________、________、________、________。

10. 腹前外侧壁的肌肉，根据肌纤维的方向，可以分为________、________和________。

(二) 名词解释（每题 2 分，共 10 分）

1. 腱鞘

2. 乳糜池

3. 肝门

4. 蛛网膜下隙

5. 黄斑、中央凹

(三) 简答题（每题 5 分，共 25 分）

1. 鼻旁窦有哪几对？其开口如何？

2. 试述胆汁产生和排出途径。

3. 列举具有门的器官，并指出各门中通过的结构。

4. 房水由何处产生？其循环途径如何？房水循环障碍时，会产生什么后果？

5. 试述肩关节的构成、结构特点和运动方式。

(四) 论述题（第 1 题 8 分，第 2 题 7 分）

1. 腓骨颈骨折易损伤哪条神经？该神经损伤后有哪些表现？为什么？

2. 胆囊炎患者，于右侧臀部注射抗菌素后，药物经过哪些途径到达胆囊？（用箭头表示）

答案

一、选择题

(一) A_1 型题

1. B　2. B　3. D　4. B　5. D

6. D　7. D　8. D　9. D　10. C

11. B　12. D　13. B　14. A　15. D

(二) A_2 型题

1. D　2. B　3. C　4. D　5. C

(三) X 型题

1. BE　2. ACDE　3. CD

4. ABE　5. ABCDE

二、非选择题

（一）填空题

1. 与肾盂相连处　与髂血管交叉处　膀胱壁内段

2. 腮腺　下颌下腺　舌下腺

3. 甲状腺　甲状旁腺　肾上腺　垂体

4. 淋巴管道　淋巴器官　淋巴组织

5. 角膜　房水　晶状体　玻璃体

6. 额叶　顶叶　枕叶　颞叶　岛叶

7. 甲状腺上动脉　舌动脉　面动脉　颞浅动脉　上颌动脉

8. 第3肋上缘，距胸骨外侧缘1cm　第2肋下缘，距胸骨外侧缘1.2cm　第6胸肋关节处　第5肋间隙，左锁骨中线内侧1～2cm

9. 坐骨神经　臀上神经　臀下神经　股后皮神经　阴部神经

10. 腹直肌　腹外斜肌　腹内斜肌　腹横肌

（二）名词解释

1. 腱鞘是套在长腱周围的鞘管，由腱纤维鞘和滑膜鞘构成，多位于手足摩擦较大的部位，如腕部、踝部、手指掌侧和足趾跖侧。有约束肌腱、减少摩擦作用。腱鞘损伤后，局部疼痛，临床上称为腱鞘炎。

2. 乳糜池在第12胸椎下缘至第1腰椎体的前面，由左、右腰干和肠干的汇集而成的梭形膨大。

3. 肝门是指肝脏面的横沟，有肝左右管、肝固有动脉、肝门静脉、神经和淋巴管等结构出入。

4. 蛛网膜与软膜之间的腔隙称蛛网膜下隙，内有脑脊液。

5. 视神经盘外侧约3.5mm处，有一黄色小区，称为黄斑；黄斑的中央凹陷处，称中央凹，是感光最敏锐的地方。

（三）简答题

1. 颅骨中额骨、蝶骨、筛骨、上颌骨内有鼻旁窦。依据鼻旁窦所在骨的名称，分别称额窦、蝶窦、筛窦和上颌窦。额窦开口于中鼻道。上颌窦也开口于中鼻道。蝶窦开口于上鼻甲的后上方（蝶筛隐窝）。筛窦因由许多不规则的小房组成，可分前、中、后三组小房，其中前、中小房开口于中鼻道；而后小房则开口于上鼻道。

2. 胆汁由肝分泌的。当未进餐时，肝分泌的胆汁，经肝左右管→肝总管→胆总管→胆囊管→胆囊，最后贮存在胆囊内，并浓缩。当进餐时，肝分泌的胆汁，直接由肝左右管→肝总管→胆总管→肝胰壶腹（Oddi括约肌）→十二指肠大乳头，流入十二指肠内；另外，由于进餐，刺激胆囊，引起胆囊收缩，将胆汁挤压出去，经胆囊管→胆总管→肝胰壶腹（Oddi括约肌）→十二指肠大乳头，流入十二指肠内。

3. 具有门的主要器官有肝门、肺门和肾门。肝门内有肝左右管、肝固有动脉、肝门静脉、神经和淋巴管等结构出入。肺门内有左右主支气管、肺动脉、肺静脉、神经和淋巴管等结构出入。肾门内有肾盂、肾动脉、肾静脉、神经和淋巴管等结构出入。

4. 房水由睫状体产生。房水循环路径为：睫状体产生房水→后房→瞳孔→前房→虹膜角膜角→巩膜静脉窦→眼静脉。若回流受阻，房水过多，眼内压升高，造成青光眼。

5. 肩关节由肱骨头与肩胛骨的关节盂构成。

结构特点：①肱骨头大，关节盂浅而小，关节盂周缘有关节盂唇加深，关节窝只能容纳1/4～1/3的肱骨头。②关节囊薄而松弛，囊内有肱二头肌长头腱通过。③囊的上部、后部和前部都有肌腱纤维加强，而囊的前下部没有肌腱加强，所以临床以向前下方脱位多见。④关节囊的上方有喙肩韧带架在肩峰与喙突之间。

运动形式：肩关节在冠状轴上可作屈、伸运动，在矢状轴上可作内收、外展运动，在垂直轴上可作旋内、旋外运动。除此之外，还可作环转运动。

（四）论述题

1. 腓骨颈骨折易损伤腓总神经，腓总神经自坐骨神经发出后，自腘窝上外侧缘向外下方行，绕腓骨颈到小腿前面，故此处骨折易伤及腓总神经。主要症状有：足不能背屈，不能外翻，不能伸趾。出现足下垂并内翻，走路呈跨阈步态，小腿前外侧面下部和足背皮肤感觉障碍。腓总神经分为腓浅神经和腓深神经，腓浅神经肌支支配腓骨长、短肌，皮支分布于小腿前外侧面下部和足背皮肤；腓深神经支配小腿肌前群和足背肌。腓总神经损伤后，因腓骨长、短肌以及胫骨前肌瘫痪，而胫骨后肌拮抗，故出现内翻；又因踇长伸肌、趾长伸肌以及胫骨前肌瘫痪，而小腿肌后群拮抗，故出现足下垂；皮支损伤后，会出现分布区域的小腿前外侧面下部和足背皮肤感觉障碍。

2. 右臀部→右臀上、下静脉→右髂内静脉→右髂总静脉→下腔静脉→右心房→右心室→肺动脉→肺泡毛细血管→肺静脉→左心房→左心室→升主动脉→主动脉弓→胸主动脉→腹主动脉→腹腔干→肝总动脉→肝固有动脉→右支→胆囊动脉→胆囊。